지금부터 다르게
나이 들 수 있습니다

지금부터 다르게 나이 들 수 있습니다

찬란한 인생 후반기를 준비하는 당신을 위한 인생 안내서

THE END

OF

OLD AGE

마크 아그로닌 지음
신동숙 옮김

한스미디어

더 길고 의미 있는 삶을 살기 위해

우리 주변에 연세가 지긋하지만 여전히 현명하고 존경스러운 분들을 떠올려보자. 그리고 그분들의 지식과 경험, 가족과 공동체에서의 역할과 영향에 대해 생각해보자. 이런 관점에서 보면 '나이 듦'에는 우리가 생각했던 것보다 더욱 큰 힘이 있다. 그렇다면 젊을 때부터 이러한 힘을 갖추고 키워 나가려면 어떻게 해야 할까? 그것이 바로 이 책에서 함께 살펴볼 내용이다.

가장 먼저 할 수 있는 일은, 나이 들어가는 것을 쇠퇴와 상실의 시기로만 생각하지 않고, 다양한 장점을 발달시키는 데 도움이 되는 중요한 시기로 받아들이는 것이다. 현대 의학의 발전으로 이제는 나이가 들어서도 건강하고 튼튼한 체력을 유지할 수 있게 됐다. 한국을 비롯한 많은 국가에서 고령자들이 갈수록 느는 것도 그 덕분이다.

잘 알다시피 한국은 세계에서 고령화가 가장 빠른 속도로 진행되고 있는 나라 중 하나다. 실제로 한국에서 65세 이상인 사람들은 전체 인구의 14%에 이른 것으로 알고 있다. 사람들 대다수가 이런 상황을 우려 섞인 눈으로 바라보지만, 나는 이 같은 상황이 우리에게 이로운 긍정적인 변화라고 생각한다. 노인들에게는 이 세상에 보탬이 되는 중요한 강점이 있기 때문이다.

그렇다면 노인들에게는 어떤 강점이 있을까? 나는 이 책에서 그런 강점을 '지혜, 회복탄력성resilience, 창의성', 이 세 가지로 나누어 제시하고자 한다.

지혜는 지식, 기술, 판단력, 리더십, 타인에 대한 배려, 호기심, 영성 등 다양한 형태로 나타난다. 우리에게는 모두 이런 지혜의 특성이 하나 이상씩 있으며, 이런 특성은 나이가 들면서 더욱 빛을 발한다. 인생을 살면서 경험을 통해 끊임없이 배우고, 그 경험을 바탕으로 여러 요소를 더욱 조화롭게 활용할 수 있게 되기 때문이다.

회복탄력성은 스트레스에 대처하고 기초적인 기능을 회복하는 능력으로, 노년에 들어서면 이 능력이 다방면으로 증진된다. 우선 나이가 들면 충동이나 감정적인 반응이 줄어들어 더 현명한 결정을 내릴 수 있다. 또 삶에서 가장 의미 있는 가치와 가족, 공동체를 중요시하게 된다. 그리고 전통의 중요성을 깨닫고 보존하게 되며, 그런 전통을 미래에 적용할 방법을 찾을 수 있게 된다.

창조성은 나이가 들면서 더욱 발달한다. 나이가 들면 엉켜 있는 문제를 해결하고 새로운 활동이나 관계를 형성하는 데 더 능숙해진다. 이런 창조성은 평생 갈고 닦은 기술이 있으면서, 시도해본 적 없는 새로운 것들을 탐색할 자유가 자신에게 있다는 것을 깨달았을 때 발견할 수 있다. 위대한 화가, 작곡가, 작가들 중에 노년에 창조력이 폭발하는 사람들이 그토록 많은 이유도 바로 거기에 있을 터이다.

어떻게 해야 이런 강점을 우리 것으로 만들 수 있을까? 물론 단순히 나이가 든다고 이런 능력이 저절로 생기지는 않는다. 그래서 첫 번째로 필요한 요건이, 나이 듦을 긍정적으로 받아들이는 자세다. 실제로 마음 자세가 바람직한 노년 생활과 수명에 직접적인 영향을 끼친다는 연구 결과들이 이미 숱하게 밝혀져 있다. 두 번째는, 자신만의 강점을 인식하고, 그런 힘과 능력을 키울 방법을 생각해보는 것이다.

책의 후반부에 이를 실천할 간단하면서도 효과적인 몇 가지 훈련 요령을 소개한다. 그래서 이 책을 다 읽고 자신의 것으로 소화한다면 비로소 나이 듦의 강점을 잘 활용할 수 있게 될 것이다.

독자들 중에 아직 나이가 비교적 젊은 사람들이 있을 것이다. 그 사람들에게 해주고 싶은 이야기는 지금부터 긍정적인 태도로 미래의 토대를 쌓아나가야 한다는 것이다. 한 해 한 해 나이가 들어, 청년에서 노년에 가까워져 갈수록 앞으로 내가 들려주는 이야기들을 몸소 느낄 수 있게 될 것이다.

이미 노년에 일찍이 접어든 독자들에게는 아직 시간과 기회가 충분하다는 이야기를 하고 싶다. 누구에게나 각자의 장점이 있고, 누구나 이를 활용하여 의미 있고 행복한 노년을 보낼 수 있다. 더 오래 살면서, 더 잘 사는 방법을 이 책이 여러분 앞에 제시할 것이다.

노년을 어떻게 바라볼 것인가

젊었을 때에도 지금과 같은 작업을 할 수 있었을지 모르지만, 그때는
엄두를 내지 못했을 것이다.[1]

–앙리 마티스Henri Matisse

이 책이 전하는 메시지는 단순하다. 바로 '나이가 들면 더 강해지는
능력이 있다'는 것이다. 이 메시지가 얼마나 진실한 것인지를 깨닫는다
면 그때야 비로소 우리는, 나이 들면서 스스로 한계를 만들고, 또 스스
로를 폄하하며, 노인들을 차별하는 사회 분위기가 여전하도록 나도 모
르게 동조했던 것에서 차츰 벗어날 수 있을 것이다. 또 '나이 듦'에 관한
고리타분하고 틀에 박힌 생각에서도 차츰 벗어날 수 있다.

그리고 그런 이해에 도달하려면 노년의 엄청난 잠재력을 깨달아야
한다. 예기치 못한 어려움에 직면하게 되더라도 말이다. 또 창조적인
방식으로 나이 드는 법을 배워서, 마냥 자신을 가라앉히는 '늙었다'는
기분에서 벗어나도록 하자.

그런데 이 책을 쓰는 과정에서 이런 메시지를 뒷받침할 여러 개념과

주제를 설명할 마땅한 용어를 찾기가 힘들었다. 아동에서 성인으로의 성장 발달 과정을 설명하는 언어는 완전히 구색이 갖추어져 있지만, 노년을 설명하는 언어는 마땅히 규정되어 있지 않은 상태다. 그나마 있는 용어들은 멸시적인 표현으로 퇴색됐다. 그러다보니 내가 펼치려는 주장을 전개하려면 노년에 관한 핵심적인 용어를 재정립해야 했고, 일부는 새로이 만들어내야 했다. 이런 용어들이 이 책에 국한하지 않고 한층 폭넓은 논의의 일부가 되어야 한다고 제안하려는 건 아니다. 다만 나이 듦에 관한 이 책의 긍정적인 견해와 뜻을 같이하는 새로운 논의가 활성화된다면 반가울 것 같다.

내가 인터뷰하고 이 책에서 소개한 사람들 대부분은 실명을 사용해도 된다고 허락했고, 개인적인 경험을 나와 이 책의 독자들에게 기꺼이 나누고자 했다. 이미 세상을 뜬 지 한참 지난 사람들은 익명성을 보장하기 위해서 이름이나 그 밖의 신상 정보를 바꾼 경우가 많다. 이 책을 통해 이 너그러운 사람들에게서 나이 듦과 삶의 지혜를 나누며 축복할 수 있었으면 한다.

이 책의 발단은 2010년 늦여름 워싱턴 D.C. 근교에서, 진 코헨Gene Cohen 박사와 그들이 드리운 현관 베란다에 앉아 몇 시간에 걸쳐 노화 과정에 관해 이야기 나누는 일생일대의 기회를 누린 어느 날이었다. 당시 나는 전혀 몰랐지만, 그는 사실 삶을 마무리할 날이 몇 달 안 남은 상황이었다. 고통과 근심이 가득했을 터였건만, 그는 그 소중한 시간을 할애해서 자신의 지식을 나누고 나의 연구 방향을 잡아주었다.

그날의 만남을 계기로 그의 집 현관을 찾았던 젊은 의사(나)는 몇 시간 뒤에 완전히 다른 사람이 되어 돌아갔다. 내가 그의 유산을 계승하기를 바라는 마음과 더불어 그의 삶의 동반자 웬디 밀러가 진행 중인 연구에 동참해서 창조적인 노화를 이해하고 고취했으면 하는 소박한 소망과 함께, 이 책을 코헨 박사에게 헌정한다.

Contents

1부
왜 나이가 들까?

1장 나이 듦에 관한 심판 35

왜 나이가 들까 • 노화는 생존에 도움을 준다 • 나이가 들면 지혜가 생긴다 • 나이가 들면 긍정적인 태도와 목적의식이 생긴다 • 나이가 아주 많아지면 어떻게 될까? • 혼란 속에 세운 목표

2장 비축분을 키우고, 지혜를 활용하기 69

나이 듦이 어떻게 도움이 되는가 • 지혜는 뿔 다섯 개짜리 왕관이다 • 학자: 나이들었어도 여전한 슈퍼 히어로 • 현자: 일상의 평화를 찾아내는 사람 • 관리자: 다음 세대를 마음으로 껴안는 수호인 • 창조자: 마지막에 다다를수록 더욱 화려하게 만개하는 꽃 • 예지자: 죽음을 초월하여 우주의 섭리를 내다보는 자 • 스스로 가진 지혜를 발굴하기

늙음이 문제라면
나이 듦은 해결책이다

우리 대부분은 오래도록 장수하는 삶을 꿈꾸며, 그 방법을 궁리하고 계획한다. 그럼 이렇게 한번 상상해보자. 내가 그 목표를 달성하는 데 도움이 될지 모를 비법이 몇 가지 있다고 말하면서, 덮개 씌운 은쟁반 세 개를 사람들 앞에 내놓는다면 어떨까.

첫 번째 쟁반의 덮개를 벗기니 '청춘의 샘'이라 불리는 전설적인 샘에서 뜬 물이 담긴 유리병이 놓여 있다. 두 번째 쟁반에는 '수명을 연장시키는 특효가 있다'는 광고 문구가 적힌 약이 있다. 마지막으로 세 번째 쟁반의 덮개를 벗기니, 놀랍게도 담배 두 개비와 포트와인 한 잔, 프랑스산 초콜릿 몇 조각이 놓여 있다.

당신이라면 그중 어느 쪽을 선택하겠는가? 청춘의 샘에서 뜬 물을 신기하게 여기면서 한 모금 마셔본다면, 당신은 이것이 그저 사람들의 관심을 끌기 위한 술책에 불과했음을 곧 알아차릴 것이다. 수명을 늘려준다는 신묘한 약은 그 효과를 떠들썩하게 설명하는 상표가 붙어 있더라도, 그 근거가 될 확실한 증거는 없으며 잠재적인 효과도 모두 추정에 불과하다. 그리고 가장 기이한 방법인 흡연·음주·초콜릿의 경우, 이런 것들을 탐닉하면 분명 짧은 순간이나마 기쁨이 느껴지겠지만, 이것들이 과연 장수에 도움이 될까? 아무래도 그럴듯하지 않다. 하지만 이 마지막 물건들에는 물론 나름의 사연이 있다.

잔 루이즈 칼망Jeanne Louise Calment이라는 프랑스인 여성의 이름을 아마 들어본 적이 있을 것이다. 그녀는 1997년에 122년 164일을 일기로 사망했다. 어린 시절에는 에펠탑이 건축되는 과정을 지켜보았으며, 아버지가 운영하는 포목점에 빈센트 반 고흐Vincent van Gogh라는 이름의 꾀죄죄하고 불친절한 미술가가 자주 드나들었던 것을 기억한다. 칼망 부인이 90세였을 때, 사업가 기질이 있는 47세의 변호사 래프리 씨는 그녀가 사망하면 그녀의 땅을 양도받는 조건으로 매달 월급을 지불하기로 계약했다. 하지만 불쌍한 래프리 씨는 칼망 부인이 수퍼센테네리언supercentenarian(110세 이상 생존한 사람을 뜻하는 말—옮긴이²)이 되어, 자기가 먼저 세상을 뜰 때까지 꼬박 30년이 넘는 세월 동안 월급을 지불하게 되리라고는 전혀 상상하지 못했던 듯하다. 칼망 부인이 래프리 씨보다 장수하여 래프리 씨가 사망한 뒤로도 그의 부인이 2년 동안이나 더 지불 의무를 이행해야 했다.

장수의 비결이 무엇이냐고 사람들이 물었을 때 칼망 부인은 자신의 생활 방식을 들었다. 그녀는 포트와인과 초콜릿을 꾸준히 즐겼으며, 117세까지 날마다 담배를 두 개비씩 피웠다. 꽤나 활동적으로 움직였지만 광적으로 운동에 매달리지는 않았다. 그녀가 계획했던 것이든 아니든 이런 방법은 꽤 특이한 것이고 믿을만하지도 못하지만, 110세를 훌쩍 넘겨 사는 다른 노인들에게서도 이와 비슷하게 기이한 방법이 흔히 발견되곤 한다.

그 대표적인 사례로 네덜란드 여성인 헨드리케 반 안델 시퍼Hendrikje van Andel-Schipper가 있다. 헨드리케는 112세에 실시한 종합적인 인지 검사에서 자신보다 40세나 어린 사람들의 평균보다도 높은 점수를 받았다. 그로부터 4년 뒤에 세상을 뜰 때까지 그녀는 비범하게 또렷한 정신력을 유지했다. 사후에 뇌를 해부한 결과, 혈관이 좁아지고 경화하거나, 알츠하이머병과 관련 있는 독성 아밀로이드 단백질이 나타나는 등 노년기 뇌에 흔히 나타나는 증상을 거의 찾아볼 수 없었다.

예상하겠지만 헨드리케는 술을 전혀 입에 대지 않는 사람도 아니었고, 철인 3종 경기를 뛸 만큼 운동을 많이 한 사람도 아니었다. 엄격하게 채식을 하거나 식사량을 조절하지도 않았고, 널리 알려진 건강 비법을 따르거나 노화 방지에 특효가 있는 약을 복용하지도 않았다.

장수의 비결을 물었을 때 헨드리케는 앞서 언급했던 칼망 부인과 아주 비슷하게 단순하면서도 놀라운 습관을 들었는데, 그녀는 날마다 일정량의 청어회와 오렌지 주스 한 잔씩을 꾸준히 섭취했다고 한다. 117세로 일본 역대 최고령자로 기록되었던 오카와 미사오는 오래 살 수 있었던 장수 비결로 스시와 수면을 꼽았다. 마찬가지로 117세까지 살았던 이탈리아의 엠마 모라노는 날달걀과 브랜디를 장수 비결로 꼽았으며, 116세까지 살았던 미국의 수잔나 무샤트 존스는 술과 담배는 멀리했지만 매일 베이컨을 네 조각 이상 먹었다고 한다.

이런 선례가 있으니 오래 살려면 러닝머신은 내다 치우고 날마다 달걀과 베이컨을 먹어야 하는 걸까? 그야 당연히 아니다. 장수의 비법으로 제시된 이런 방법들은 신뢰성이 없으며, 이런 요령 말고도 분명히 다른 요인이 있었을 것이다. 100세 넘게 사는 사람들과, 소위 블루존 Blue Zone이라 불리는 장수 마을들을 연구한 보고서를 보면[3] 모두 규칙적인 운동, 단란한 가족이나 공동체와 함께하는 건강한 생활 방식, 풍부한 생선·과일·채소·올리브오일과 소량의 포도주 등 지중해식 식이 요법 등을 장수의 근거로 들었다. 수많은 책들이 이런 방법들을 면밀히 조사해서, 노화 방지 효과를 보려면 어느 정도의 양을 적용해야 적합한가를 제시하기도 했다.

그러나 결국 장수를 보장하는 확실한 비책이나 타고나는 유전성은 없다는 사실이 확인됐다. 그리고 오래 산다고 해서 무조건 좋은 것만은 아니며, 대다수가 노년이 되면 육체·정신적 기능 감퇴, 날로 쇠약해지는 건강 등 무수히 많은 어려움을 겪는다. 결국 많은 이들이 나이 듦을 해결해야 할 문제로 받아들이는 것이다.

· · ·

하지만 우리는 장수를 목표로 하다 보니 오히려 중요한 부분을 놓치고 있는 것인지도 모른다. 나는 인구 노령화의 중심인 플로리다 남부에서 노인정신의학과 전문의로 오랜 세월 근무해온 덕분에 장수하는 사람들이 삶을 마무리하는 시점을 지켜보고, 사람들이 과연 뿌린 것을 실제로 수확하는지를 확인하는 특별한 기회를 누렸다. 마이애미에서 노화에 관해 연구하는 것은 스쿠버 다이버가 그레이트 블루홀Great Blue Hole을 순례하는 것과 마찬가지다. 중앙아메리카 바다에 자리한 그레이트 블루홀은 형형색색의 빛깔, 모양, 단층에 오랜 세월의 흔적을 고스란히 간직한 경이로운 심연이다.

나는 그간 노년의 최선과 최악의 모습을 모두 목격했다. 부유한 사람들과 궁핍한 사람들, 활기찬 사람들과 소심한 사람들, 강건한 사람들과 노쇠한 사람들을 두루 만났다. 어떠한 한 가지 성향이 그 사람을 전적으로 규정하는 특성이 되는 경우도 있었지만, 대체로 겉보기에 상충되는 듯한 여러 특성이 뒤섞여 있는 경우가 더 많았다.

그간 이 일을 해오면서 나는 노년과 관련한 방대한 의견과 자료, 주장들을 읽고 연구했으며 나를 포함한 많은 이들이 날마다 한 발짝씩 다가서는 노년이라는 큰 주제를 더 잘 파악하고 이해하기 위해 노력했다. 내가 노년에 관한 글을 쓰기에 유리한 건 내 나이가 지긋해서가 아니라 직업상 이 문제를 생생하게 경험해왔기 때문이다. 그래서 나는 내가 배운 것을 이 책에서 이야기하려고 한다.

내가 소개하는 이야기는 오래전 옛날의 일이 아니다. 심지어 20여 년 전에 내가 노인의학 전문의로 진료를 시작했을 시절의 일도 아니다. 내가 진료하는 환자들은 평균 80대 중후반에서 90대 초반 사이다. 대부분 신체 건강이나 정신 건강 측면에서 문제를 많이 겪고 있지만 이들은 오래 사는 것보다는 목적과 의미에 충실한 삶을 사는 데 관심이 더 많다. 사람들은 신체와 두뇌를 젊게 하는 데에만 관심을 기울여왔지만, 고령자들의 선례를 통해서 나이가 들어서만 얻을 수 있는 노화의 실질적인 강점에 대해 배울 수 있을지 모른다.

예를 들어 내 환자인 레아는 마이애미에서 유명한 정치 활동가였다. 그녀는 뉴욕 브루클린 자치구에서 무일푼으로 삶을 시작해 장애가 있는 딸을 돌보며 젊은 시절을 보냈다. 젊은 시절엔 많은 것을 하지 못해 아쉬운 마음이 들었지만, 그녀는 나이가 들고 노년에 이르면서 활동가로서의 전성기를 맞았다. 선거가 있을 때마다 자기가 좋아하는 후보를 열렬히 지지했고, 지역구에서 선거운동을 이끌었으며 신문과 텔레비전 인터뷰에서 경쟁 당의 무능함을 성토했다. 레아는 나이가 지긋해지면서 한층 활발하고 고집스럽게 자기 목소리를 냈는데, 90대에 들어서 그 어느 때보다 열정적으로 정치 활동에 전념했다. 이후로도 좀처럼 수그러들지 않았던 그녀의 열정은 106세의 나이로 세상을 뜰 때까지 계속됐다.

내 환자 중에 또 다른 예로 에드와도도 있다. 그는 매달 있는 심리치료 시간이 되면 청바지에 유명 디자이너의 셔츠를 차려입고 참석했다. 그는 자신이 50년 전에 시작한 사업을 80대까지 경영하면서 사업이 커가고 변화하는 과정을 모두 함께했다. 그는 90대에도 그의 뒤를 이어 경영 일선에 나선 아들, 손자들에게 사업 감각을 조언하기도 했다.

이런 이야기를 듣고 레아나 에드와도가 특별히 뛰어난 사람들이며 예외적인 사례라고 주장하는 사람들도 있을지 모르겠다. 하지만 나는 주위에서 레아나 에드와도 같은 사람들을 갈수록 많이 만난다. 물론 그중에는 레아와 에드와도보다 나이가 더 많거나, 건강 상태가 그들만큼 좋지 못한 사람들도 있다.

하지만 우리가 젊은이의 시선을 통해서만 인식하는 전형적인 '노인'이라는 허상을 지워 내고 보면, 그 안에는 깊이 있고 다양하며 생명력 넘치는 노년의 문화가 존재한다. 그들은 사회적인 영향력 면에서도 우리 지역과 비즈니스에 놀라울 정도로 큰 영향력을 미친다. 또한 우리가 믿는 편협하고 부정적인 '나이 듦'의 전형적인 예가 더 이상 들어맞지 않는다는 사실을 증명한다. 진정한 노화의 과정을 재규정하며 새로운 의미를 만들어 나가고 있는 것이다.

노년에 대한 진부한 생각과 견해에서 벗어나려면, 우리 사회 곳곳에서 중요한 역할을 맡아 열심히 살아가고 있는 원기 왕성한 노인들이 갈수록 늘어나는 현실에 눈을 뜨기만 하면 된다. 나는 미국에서 65세 이상 인구 비율이 가장 높은 카운티 10곳 중 4곳이 있는 플로리다 주에 산다. 이곳에서는 노인들이 많이 사는 동네가 급증하고 있다. 플로리다에는 '청춘의 샘Fountain of Youth'이라 이름 붙은 샘이 실제로 존재하기도 한다. 세인트오거스틴의 한 작은 공원에 있는 이 샘은 정복자 폰세 데 레온Ponce de León이 1513년에 처음으로 발을 들여놓았다고 알려져 있다.

그러나 오늘날의 고령자들이 바라는 것은 마법의 물도, 젊음을 되찾아준다는 약속도 아니다. 으레 사람들이 자신의 노후를 그려왔던 것처럼 퇴직 후에 고단한 몸을 추스르면서 죽기 전 몇 년 동안 편하고 행복하게 지내는 것도 아니다. 오히려 그 정반대에 가깝다. 그들은 나이가 많아진 덕분에 누릴 수 있게 된 삶을 알차게 경험하고자 한다. 그러다 보면 그들에게는 노년이 으뜸이고, 젊음은 단순히 거쳐 가는 과정이 되기도 한다.

노년의 역설과 패러다임

"만약 칼망 부인이나 헨드리케 반 안델 시퍼처럼 100세가 넘도록 살수 있다면, 과연 그렇게 하기로 결정하시겠습니까?"

전국을 순회하며 강연을 할 때 이 질문을 던지면 청중들은 대체로 비슷한 반응을 보인다. 아무 거리낌 없이 즉시 손을 드는 사람은 손에 꼽을 정도로 드물고, 대부분은 묵묵히 앉아서 그렇게까지 오래 살게 된다면 어떠할지 곰곰이 생각해본 뒤에, 몇 가지 어려운 조건이 갖춰진 다면 '그럴 수도 있다'고 망설이며 답한다.

한 강연에서는 어떤 중년 남성이 "제 이빨이 그때까지 온전히 남아 있다면 그렇게 하겠습니다"라고 큰 소리로 대답했다. 그러나 그는 바로 생각을 바꿔서, '그것 말고도 부인을 알아보고, 운전도 할 수 있어야겠다'고 덧붙였다. 다른 사람들도 '기억력이 나빠지지 않고, 두 다리가 튼튼하고, 배변 활동에 무리가 없어야 한다'는 등 나름의 조건을 댄다. 그런 조건을 듣다보면 사람들이 일반적으로 나타나는 노화 현상을 어쩔 수 없는 일로 받아들이고 있다는 사실을 깨닫는다. 뭔가 좋은 이유나 의견을 말하는 청중은 좀처럼 눈에 띄지 않는다.

내가 던졌던 그 질문에는 장수에 관한 몇 가지 분명한 역설이 드러난다. 우리는 모두 장수하는 삶을 희망하지만, 노년의 변화와 징후는 두려워한다. 최대한 오래 살고 싶어 하면서도 동시에 젊어 보이고 싶고, 젊은 기분을 느끼고 싶다. 또 지나온 삶을 자신의 정체성의 기반으로 중요하게 여기면서도 때로는 과거는 훌훌 털어 버리고 새로운 변화를 받아들이고 수용하고 싶어 한다. 노화는 필연적으로 편도 여행일 수밖에 없는데, 우리는 한 번뿐인 여행길에서 걱정으로 속을 태우며, 장애물이나 충격을 피하거나 완화할 온갖 방법을 생각해낸다.

그런데 일반적인 노년의 삶에도 나름의 구조적인 성장이나 긍정적인 발달이 분명히 존재한다. 그런데도 우리는 구태의연한 두 가지 지배적인 관점에서 벗어나지 못하고 있다. 하나는 삶이라는 본질적인 비극과 준엄한 현실을 품위 있게 받아들여야 한다는 것이고, 다른 하나는 노화 방지에 효험이 있다고 알려진 온갖 방법을 써보면서 해결책을 찾을 때까지 굴하지 않고 싸워야 한다는 것이다. 그런데 이 두 가지 견해 모두 노년을 확고한 '적'으로 생각하는 인식 체계에 갇혀 있다. 심지어

'성공적인 노화'라는 명칭만 보아도, 일상에서 얻은 성공을 나이 듦이라는 필연적인 결과에 맞서 싸워 얻은 성과로 본다.

하지만 이 책에서 내가 주장하는 바는 그와 다르다. 나는 노화를 문제가 아닌 해결책으로 본다. 우리는 나이가 들면서 고난, 상실, 생각의 변화 등 위기에 내몰려 마음의 평정을 잃고 결국 삶을 완전히 뒤바꾸는 결정을 내릴 수밖에 없는 필연적인 시점에 직면한다. 이 같은 연령적인 시점은 아동기나 청소년기의 주요 단계와 마찬가지로 예측이 가능하며 성인의 주요한 발달 과정의 일부이다. 이런 시점을 나이가 들고 기력이 쇠퇴하는 조짐으로 보기보다는, 이 시기를 거치는 동안 다가오는 변화에 자연스럽게 대처한다면 노년기야말로 새로운 삶의 방식을 창조해가는 데 도움이 되는 시기라고 받아들일 수 있다. 시대를 초월한 강점이 발현되고 유지되는 시기로 말이다.

이 주제를 다룬 전작 『우리는 어떻게 늙는가: 노화의 한복판을 파고든 한 의사의 여정How We Age: A Doctor's Journey into the Heart of Growing Old』에서 나는 노인들을 더 가치 있게 받아들이고, 노인들이 질병과 치매의 고통 속에서도 보다 나은 삶을 살아갈 수 있도록 해야 한다고 설명했다.[4] 그 책을 내면서 나는 독자들이 노화를 예전과 다른 한층 희망적인 관점으로 받아들이게 되기를 희망했다. 그렇다고 나는 노년을 그저 신성하게 바라보는 것으로 만족하지는 않는다. 그건 베이비붐 세대를 포함한 다른 모든 이들도 마찬가지일 것이다. 그들은 무언가를 하고 싶어 하며, 그것도 지금 당장 하고 싶어 한다. 나이가 들기를 기다리고, 무력하게 죽음을 맞이하기 전에 말이다.

이 세상에 존재하지 않으며 앞으로도 조만간은 나오기 힘든 기적의 노화 방지제를 찾아다니는 것을 이제는 그만두었으면 한다. 대부분 별다른 근거가 없는 노화 방지법에 더 이상은 눈독 들이지 않았으면 좋겠다. 이 책의 핵심은 새로이 알려지고 있는 노년의 강점을 조사하고, 그 힘을 보다 나은 노년을 위한 실질적이고 의미 있는 실행 계획으로 승화시키는 것이다.

• • •

물론 이런 목표에 의구심을 갖는 사람들도 있을지 모른다. 나이 들어가는 스스로의 모습을 돌아보거나, 나이가 더 많은 주위 사람들이 겪는 노화 현상을 보면 저절로 주눅이 드는 것이 보통이다. 노인정신의학과 의사인 나는 중병을 앓거나 심신이 극도로 쇠약해진 노인들을 진료하면서, 노년에 맞는 최악의 상황을 일상적으로 접한다. 우리가 그토록 간절히 원하며, 노화 방지와 건강에 수조 달러를 쏟아붓는데도 불구하고, 노화를 피해 간 사람은 아무도 없으며, 모든 사람은 결국 죽는다. 그렇기 때문에 우리가 상상하는 노년의 유익함이란 대부분 헛된 것이며 기껏해야 잠시 동안일 뿐이라고 주장하는 사람들이 많을 것이다. 심지어 다음 세대를 위해서, 이른바 묵은 때를 벗겨 낸다는 차원에서 자연 발생적인 한계 이상으로 삶을 연장시키는 데 반대해야 한다는 윤리적인 논의를 펴는 사람도 있다.

나이 듦을 특정 시점에 이를 때까지에 한해서만 찬미하는 많은 저명인사들도 그런 현실주의를 반영한다. 작가인 수전 저코비Susan Jacoby는 "노년의 전형적인 문제가 지나치게 많이 발현되지만 않는다면, 나이 드는 건 기분 좋은 일이다"라고 말했다.[5] 그녀는 지금과 같이 젊은이를 중심으로 돌아가는 문화에서 장수하는 삶은 대다수 노인들에게 질병, 가난, 궁핍만 가져다줄지 모른다고 이야기한다. 저코비는 노화의 유익함으로 알려진 지혜를 비롯한 많은 부분에 의문을 제기하고, 건강한 습관이라고 알려진 방법들이 더 나은 미래를 가져다줄 것이라는 믿음의 위험성을 지적한다. 저코비는 "나이가 많아져서 열정이 모두 사라졌다면, 너무 오래 산 것이다"라고 주장했는데, 결국 모두가 언젠가는 이런 나이 듦의 현실에 직면하게 된다.

마찬가지로 의료 윤리학자 에제키엘 이매뉴얼Ezekiel Emanuel은 물론 죽음도 손실이지만 "너무 오래 사는 것 역시 손실이다"라고 주장했다.[6] 그는 〈내가 75세에 죽기를 바라는 이유〉라는 도발적인 제목의 글에서, 자신은 75세까지 인생의 목표를 이루고 삶에서 중요한 임무를 완수할 것이기 때문에, 그 나이 이후로는 구명 조치나 회생 치료를 받지 않겠다고 선언했다. 그는 75세가 넘었다고 의도적으로 수명을 단축하거나 스스로 삶을 마감하려는 건 아니지만, 노화는 "활력이 아닌 쇠약해진 기력이 기억의 틀을 형성하게" 만듦으로써 야망과 기대를 모두 제한한다고 주장하면서, 죽음은 비극이 아니라고 주장한다. 이매뉴얼은

75세 이후 자신은 눈에 띄게 "약하고, 능력이 부족하며, 심지어 한심한" 존재가 될 것이라고 예측했다.

나이 듦에 관한 사람들의 대중적인 견해는 대부분 쇠약해진 심신으로 힘겹게 노력해야 하는 상황을 중심으로 한 냉혹한 패러다임에 맞춰져 있다. 실제로 대부분의 노인들은 각자가 가장 소중히 여기는 능력이 심각하게 감퇴되는 상황을 겪는다. 그리고 우리들 중 상당수는 노년에 가장 흔히 발생하고 가장 큰 고통을 낳는, 치매라는 질환을 피하기 힘들 것이다. 실제로 노년의 유익함, 혹은 그에 반하는 의견을 논의하는 과정에서 기초가 되는 명백한 사실 중 하나는, 85세 전후의 노인 50퍼센트 이상에서 알츠하이머병이나 그 밖의 유형의 치매(참고로 최근에는 신경인지장애라는 용어로 불린다)가 발생하고, 그 발생 비율이 갈수록 증가해서 가공할만한 사회·경제적 비용이 발생한다는 점이다. 이런 인지 장애는 독립성, 정체성 등 우리가 평생에 걸쳐서 각자를 규정하며 의미 있는 역할을 지속하게 했던 능력을 소멸시키는 '게임 체인저game changers'다.

작가인 켄트 러셀Kent Russell은 〈우리는 알츠하이머병의 시대로 진입하고 있다〉라는 글에서, 알츠하이머가 본연의 인간성을 앗아가고, "여전히 인간의 형상을 하고 있으면서도 생각과 자의식이 없는 비논리적인 존재로 만든다… 머리 없이 몸뚱이만 어기적거리며 돌아다니는 편이 나을 판이다"라고 제법 직설적으로 진술하기도 했다.[7] 그는 노년을 노인병과 세계 전쟁을 벌이는 일종의 좀비의 대재앙으로 묘사했다. 대단히 강력한 주장이지만, 사실 새롭거나 참신한 의견은 아니다.

저코비와 이매뉴얼은 로마의 정치가이자 철학자인 키케로Cicero가 기원전 44년에 했던 이런 말을 바꾸어 진술한 데 불과하다. "노년은 삶의 마지막 장이다. 그래서 극이 슬슬 지루해지면 그만 자리에서 일어나야 한다. 연극은 이미 한껏 즐겼으니 말이다."[8] 그리고 러셀이 노년의 쇠퇴에 관해 묘사한 내용은 놀랍게도 이집트 파라오 이세시Isesi 밑에서 재상으로 있었던 프타호테프Ptah-Hotep가 4000여 년 전에 설명했던 내용과 일맥상통한다. "삶의 종말이 가까이에 있다. 노년의 내리막이 내게도 왔다. 몸이 약해지고, 다시 어린아이가 된 듯하다. 늙은 사람은 날마다 참담함으로 자리에 눕는다. 눈이 작아지고, 귀가 막힌다… 그리고 어제 일도 기억하지 못한다… 이런 상황은 '모든 것'에 악영향을 끼치며 인간의 노년을 덮친다."[9]

이들이 특히 어두운 면을 부각시키기는 했지만, 다들 잘 알고 있듯이 이들이 묘사한 내용은 모두 노화 과정의 일부이다. 하지만 그러면서도 저코비와 이매뉴얼, 그리고 키케로는 모두 노년의 잠재적인 유익함을 반박하지는 않는다. 그들은 그저 경험적 증거가 없거나, 거의 모든 사람들이 직면하는 고질적인 문제와 어려움을 무시하거나 부인하는 고정 관념에 반대하는 것이다. 그들은 노년에 관한 의견을 제시하는, 나를 포함한 모든 사람을 향해 그런 강력한 일침을 놓았다.

그렇다면 어떻게 접근해야 할까? 인간의 생물학적인 운명을 어떻게 받아들여야 할 것인가? 영국의 노인학자 오브리 드 그레이Aubrey de

Grey와 생명 연장을 주창하는 많은 이들은 나이 듦과 관련한 어려움을 논의하는 데에서 한 발 물러나서, 노화는 치료해야 할 끔찍한 질병일 뿐이라고 못박는다.[10] 드 그레이는 발전이 제한되는 주요한 요인은 노화에 관한 연구가 기초적인 수준에 머물러 있는 데다가, 운명론적이고 방어적인 태도가 확산되어 사람들이 노화를 자연적인 만고불변의 현상으로 보게 되었기 때문이라고 믿는다. 따라서 드 그레이를 비롯해서 노화를 막을 수 있다고 믿는 사람들은, 수명을 무한히 연장하기 위해 세포 노화를 재설계하는 법을 배운다면 결국 노년의 비극적인 미스터리를 풀 수 있을 것이라고 주장한다.

미래학자 레이 커즈와일Ray Kurzweil과 그의 동료 테리 그로스먼Terry Grossman도 그에 동조하고, 그런 미래로 이끌 세 단계 절차를 제시한다. 그 첫 번째는 오늘날의 식사와 건강 전략이다. 두 번째는 곧 눈앞에 다가오기도 한 육체 재건에 기여할 수 있는 생명공학 혁명이다. 세 번째는 두뇌 재건에 기여할 대망의 나노테크놀로지와 인공지능 혁명이다. 노령 인구 중에서도 젊은 축에 드는 사람들은 그 첫 번째 단계에 몰려 있으면서, 신체와 두뇌를 단련하고 장수에 도움이 된다고 선전하는 여러 방법을 시도해오고 있다. 이 같은 기존의 방식에는 분명한 장점과 상당히 과학적인 뒷받침이 있다. 하지만 내가 앞서 강조했던 것처럼, 그런 방법이 긍정적인 결과를 보장해주지는 않는다.

우리 모두가 겪는 노화 과정에는 이 같은 영구적인 불확실성이 존재한다. 피해갈 수 없을 것 같은 이런 곤경을 앞에 두고 우리는 계속해서 편협하고 단순한 방식으로만 노년을 분석하고 해석한다. 그런 분석 중에 널리 알려진 한 연구 모델은 젊음을 기계적으로 분석한 것을 토대로 한다.[11] 생물학자이자 노인학 연구원인 로버트 알킹Robert Arking은 이여정을 그에 부합하는 과학 용어로 풀어서, "누적되고, 점증적이고, 본질적이고, 유해하며, 시간의 흐름에 좌우되는 일련의 기능적·구조적 변화로, 일반적으로 생식 능력이 완성되는 시기에 나타나기 시작해서 죽음에 이르러서야 끝이 난다"고 정의했다.

노화에 대한 이런 정의는 정확하며 우리의 실제 경험에 부합한다. 우리는 중년 무렵부터 누적된 신체 변화, 건강 문제, 손상의 징후를 느끼기 시작한다. 그러면서 청춘의 꿈은 달성하기가 힘들어 보이고, 서서히 줄어드는 능력과 기회에 좌절하는 경험을 갈수록 많이 한다. 하지만 바로 그 시기야말로, 노화를 경험하는 방식이 바뀌면서 나이 듦의 의미 자체를 다르게 받아들일 수 있는 중대한 국면이다. 나이 든다는 것이, 우리가 일반적으로 바라보던 것과 완전히 다르게, 아름다운 변화를 불러일으키는 방식으로 펼쳐지기 시작하는 것이다. 즉 영광, 파괴, 기쁨, 절망과 같은 경험들이 아주 복잡하게 엮이며 다가온다. 그 결과 더 나은 사람이 될 수 있도록 인큐베이터 역할을 하는 대단히 깊고 전염성 있는 노화의 문화가 형성된다.

이 책에서는 지금까지와는 다른 노화의 패러다임을 제안한다. 또한 그에 덧붙여 '나이 듦'에 관한 부정적인 편견을 퇴출하자는 메시지를 전한다. 그리고 미래의 새로운 희망을 담아, 나이 들어가는 우리 스스로의 여러 상황을 고려한 실천 계획을 함께 제시한다. 이 패러다임은 우리에게 훗날 통제 불가능한 노년으로 곤두박질치는 것만 있는 것이 아니라는 것을 보여준다. 또, 어떻게 하면 창조적인 노년을 맞이하면서 활발하게 살아갈 수 있지를 보여준다.

나이가 우리를 규정하는 수단이 되거나, 우리의 삶을 제한하고 부정적인 영향을 끼치는 요인으로만 작용해서는 안 된다. 우리는 나이 드는 것을 스스로 무엇보다 가치 있게 여겨야 한다. 그리고 나이 드는 것을 축하해야 한다. 그렇게 함으로써 우리는 우리를 옭아매는 세상의 낡은 방식들을 초월할 수 있다. 그리고 그렇게 될 때, 평생에 걸쳐 탐색하고 성취해왔던 것들을 비로소 재미있는 것으로 여길 수 있을 것이다.

● ○ ○ ●

당신이 다시 젊어졌다고 한번 상상해보라. 마법의 약을 먹고 신비로운 통로를 거쳐 젊음, 활력, 활기가 정점일 때의 나이로 돌아간 것이다. 지나온 삶으로 다시 돌아가, 전과는 다른 선택을 하고 실수를 바로잡고, 전에 무시했거나 방치했던 인간관계나 목표를 추구하면서 인생을 다시 살아갈 수 있다. 큰 변화를 도모해서 새로운 미래를 만들 수도 있고, 지금 가치 있게 느껴지는 모든 것들을 가져다준 여정을 똑같이 밟을 수도 있다. 물론 현실적으로는 불가능한 일이지만, 모든 이들이 가끔 꿈꾸고, 특히 남은 날보다 살아온 날이 더 많아질 때면 부쩍 자주 떠올리게 되는 흥미로운 상상이다.

그런데 이러한 사색을 가능하게 하는 필수적인 요소를 간과하기 쉽다. 이러한 사색의 커튼을 젖히면, 버튼을 누르고 레버를 당기면서 이런 반추의 경험을 주도하는 주체인 노년의 자기 자신이 있다. 삶을 그런 예리한 시각으로 돌아볼 수 있는 건 세월과 연륜의 유산인 지식, 경험, 완숙함, 균형, 지혜 덕분이다. 오늘날 어떤 결정을 내려야 할 때 지금 자기 자신의 모습을 21세 당시의 모습으로 정말로 되돌리고 싶은가? 그렇게 되면 젊음은 손에 넣겠지만, 그 외에 잃게 될 것이 너무 많을지도 모른다.

우리는 보다 나은 노년을 영위하기 위한 방법을 잘 안다고들 생각한다. 그런 방법들은 보통 적절한 신체 운동과 두뇌 운동을 하고, 제대로 먹고, 물을 충분히 마시고 잠을 푹 자며, 너무 짜거나 자극적인 음식을 먹지 않는 것 등이다. 사람들은 이런 방법이 몸과 정신을 젊은 사람들처럼 만들어줄 것이라 믿지만, 이 책에서 소개하는 비범한 노인들 중에 이런 요소들을 지키면서 사는 사람은 아무도 없다. 운동이나 다른 습관들이 건강 상태를 개선해서 더 오래 살 수 있게 할지도 모르지만, 더 나은 삶을 보장하지는 않는다. 사실 진정한 비법은 나이 그 자체다.

그렇다면 스스로에게 이런 가장 근본적인 질문들을 던져봐야 한다. 첫째 왜 나이가 들까? 나이가 들면 무엇을 얻을 수 있을까? 둘째, 왜 생존해야 할까? 그런 벅찬 상황을 눈앞에 두고 살아야 하는 이유는 무엇일까? 셋째, 왜 성장해야 할까? 굳이 변화하려 애쓰지 않고 그냥 안정된 상태를 유지하는 게 더 쉽지 않을까? 이런 질문의 답은 최근 알려진 나이 듦의 세 가지 강점인 지혜, 목적의식, 창조성에서 찾을 수 있다. 이런 특성들은 나이 든 사람들의 상실감을 경감시키고 앞길을 인도하는 지침이 된다. 이 특성들은 의미 있는 실천 계획을 세울 수 있게 만들 뿐 아니라, 심각한 신체·인지 장애나 질병으로 고생하는 사람들에게까지 적용할 수 있다. 이런 강점들에 대해 살펴보면서, 과연 나이 듦이 어떻게 인생에 더 많은 생명력을 부여하는지, 또 어떻게 사랑하는 사람들과 앞으로 함께하게 할 것인지를 명확히 확인할 수 있다.

왜 나이가 들까?

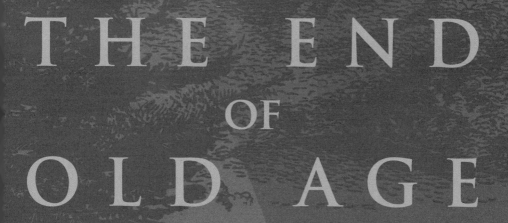

THE END
OF
OLD AGE

늙은이란 하찮은 것,
막대기에 걸친 남루한 외투일 뿐이라···.[12]

—W. B. 예이츠W. B. Yeats, "비잔티움으로의 항해*Sailing to Byzantium*"

노년은 지나온 삶의 나날을,
완전한 한 벌의 옷처럼 입을 수 있게 해준다.
이런 관점에서 본 노화는 자아의 해체와는 정반대다.[13]

—매티스 와인버그Matis Weinberg, 『체계*Frame Works*』

1장

나이 듦에 관한 심판

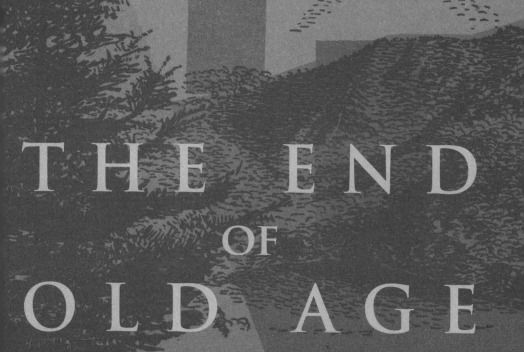

THE END
OF
OLD AGE

The
End
of
Old
Age

•

　내가 마이애미에 있는 한 대규모 장기 요양시설에 정신 보건 책임자로 부임했던 첫해 가을의 일이다. 밤 10시경, 관리 사무실 전화벨이 울렸다. 마침 늦게까지 사무실에 남아 일을 하고 있던 간호 책임자 로스메리가 전화를 받았다. 수화기 너머로 들려오는 목소리는 침착하고 담담했다. "508호로 좀 와주세요. 저희 엄마가 방금 돌아가셨어요."

　예기치 못한 소식이었지만 딱히 의심할만한 이유가 있는 것도 아니었으므로, 로스메리는 간호 보조사 마리를 대동하고 여느 때처럼 단호한 걸음걸이로 사무실을 나섰다. 508호 앞에 도착해서 방문을 열고 들어서는 순간 로스메리는 놀라서 숨이 턱 멎는 듯했다. 그 방의 주인인 나이 든 여인이 머리에 비닐봉지를 꽁꽁 싸맨 채로 의자에 꼿꼿이 앉아 있었기 때문이다. 가까이 다가가서 살펴보니 어스름한 푸른빛이 감도는 얼굴이 비닐 밖으로 비쳐 보였지만, 그것 말고는 평온한 모습이었다. 그 여인의 딸은 옆에서 굳은 표정으로 양손을 뒤로 모아 꽉 움켜쥐고 서 있었다. 한쪽에 있는 작은 테이블에는 자살 지침서로 널리 알려진 데릭 험프리Derek Humphrey의 저서 『마지막 비상구Final Exit』가 놓여 있었다.

현장을 접하고 어안이 벙벙해 있던 로스메리와 마리는 곧바로 일을 수습해 나갔다. 할머니의 몸을 땅에 눕히고 얼굴에 뒤집어쓴 비닐봉지를 푼 다음 혹시라도 숨이 붙어 있는지를 살폈다. "소용없어요." 곁을 서성이던 딸이 말했다. "본인 결정으로, 한 시간 전에 평온하게 숨을 거두셨어요." 구명조치는 필요하지도 않을뿐더러 가족들도 원치 않는 것이 분명해 보였다. 로스메리가 막 그런 명백한 결론에 이르렀을 때쯤 시설 관리 책임자가 도착했다. 그는 상황을 살피고 신속히 마이애미 경찰에 신고 전화를 걸었다.

몇 분도 지나지 않아 마이애미 시내와 시외의 중간 지역인 그 근방으로 사이렌 소리가 점점 가까워졌다. 그리고 어느 새인가 방안은 사망자를 둘러싸고 영어와 스페인어로 시끄럽게 떠들며 지시를 주고받는 건장한 구급 대원들과 푸른색 셔츠를 입은 경찰관들로 가득 찼다. 이런 어수선한 와중에 사망자의 남편은 그 방과 통하는 문이 달린 옆방에 앉아서 침울한 표정으로 침묵을 지키고 있었다. 로스메리가 그의 곁으로 가서 위로하며 무슨 일이 있었는지를 물었지만 그는 '작별인사'를 건넸다고만 이야기했을 뿐, 더 이상 자세한 설명은 보태지 않았다.

다음 날이 되어 이 여인의 자살 소식이 요양시설 전체에 퍼졌다. 거주하는 사람들은 대부분 충격을 받고 혼란스러워했다. 사람들은 그녀가 어째서 스스로 목숨을 끊은 것인지, 그리고 그런 결정을 내리기 전에 어떤 형태로든 도움을 받았던 것인지를 궁금히 여겼다.

그 시설에 있는 정신과 전문의는 내가 유일했기 때문에, 나는 이 사건에 큰 우려를 느끼며 서둘러 조사에 착수했다. 조사한 바에 따르면 사망한 여성은 80대 초반이었으며, 비교적 최근에 노인 복지 설비를 갖춘 이 요양시설로 남편과 함께 들어왔다. 보건실의 다른 직원들은 고사하고 의사인 나조차도 그녀를 만나 진료했던 적이 한 번도 없었다. 특별한 위험 징후도 없었고, 힘들어하거나 절망스러운 심정을 드러낸 적도 없고, 심상치 않은 행동이 목격되었던 경우도 없었다. 그녀의 딸과 남편에게서 자초지종을 듣기까지는 그야말로 뜬금없는 사건처럼 보였다.

가족의 설명에 따르면 그녀는 최근 몇 년 동안 기억력 감퇴를 크게 염려해왔다고 한다. 그 외에는 대체로 건강한 편이었으며 우울증이나 불안 증세, 그 밖의 정신 질환 병력은 없었다. 이후에 신경과 전문의를 찾았고 잠정적으로 알츠하이머 진단을 받았다. 그녀는 일정 기능이 쇠퇴하고 독립적으로 살아갈 능력을 잃으면, 그녀가 평생 그동안 중요하게 여겨왔던 가치에 어긋나는 삶을 살게 될 것이라고 믿었기 때문에, 자신이 선택한 시기에 고통 없이 삶을 마감하겠다고 결심했다.

그녀는 평생 살아왔던 방식과 똑같이 단호하고 꼼꼼한 태도로 죽음을 계획했다. 삶의 대단원이 순조롭게 마무리되어야 하며, 노화라는 피할 수 없는 현실에 직면해도 인생과 자유에 관한 자신의 견해를 명확히 드러내야 한다고 생각했다. 그래서 실행을 몇 달 앞두고, 자기가 세상을 뜬 뒤에 남편이 홀로 지낼 수 있도록 노인 생활지원 서비스를 제공하는 이 시설로 주거지를 옮겼다.

그리고 다양한 자살 방법을 조사했고, 책 『마지막 비상구』에서 마음에 드는 방법을 골랐다. 신경안정제인 바르비투르를 다량 복용하면 머리에 묶은 비닐봉지가 질식사를 일으킬 때까지 깊은 잠에 빠져 있을 터였다. 그녀는 자신의 생각과 계획을 그곳 직원들에게는 알리지 않았지만 가족과 친구들 앞으로 편지를 남겼으며, 계획을 수행하기 전후에 딸이 자신을 찾아올 수 있게 해두었다. 그리고 결국 계획한 대로 완벽히 실행에 옮겼다.

마이애미 경찰은 사인의 특성상 통상적인 수사에 착수했다. 당시 플로리다 주에는 오리건 주와 같은 안락사 법이 없었음에도 경찰은 남편이나 딸을 따로 기소하지 않았다. 하지만 사건이 벌어진 시설 내에서 동요가 일었다. 그곳에 거주하는 거주자들은 정확한 사건 개요를 알지 못해서인지 벌어진 일을 실제보다 더 끔찍하게 받아들였다. 직원들 중에서는 이런 일이 버젓이 일어났다는 데 경악했고, 남아 있는 남편을 더 작은 아파트로 옮겨달라는 사망자 가족의 뻔뻔한 요구에 분개하는 사람들이 많았다. 이 일에 어떤 식으로든 대응할 필요가 있다는 사람들의 요구가 거세지면서 결국 윤리위원회가 소집되었고 이 사건은 정식적인 심판을 받게 됐다.

윤리위원회는 우선 사망한 여인의 남편이 이 시설에 계속 머무르도록 허용할 것인지를 결정하는 문제부터 다루었다. 남편이 부인의 계획을 미리 알았을 가능성도 있었기 때문이다. 시설에 근무하는 모든 부서 직원들이 참석하면서 회의 참석자는 평소보다 세 배 가까이나 늘었다. 한 사회복지사는 사망한 여인에 관해 증언하면서, 오랜 세월에 걸쳐 자신만의 확고한 원칙을 많이 쌓아둔 존경받는 행동주의자로 그녀를 묘사했다. 그리고 그녀는 정당하다고 믿는 것을 워낙 투철하게 지키기 때문에 일단 그녀가 어떤 결심을 했다면 남편, 자녀, 주치의, 그 누가 되었든 절대 말리지 못했을 것이라고 주장했다. 그 사회복지사는 그녀가 스스로 목숨을 끊는 데 남편이 어떤 식으로든 기여했을 가능성은 전혀 없다고 확신했다. 뒤따라서 그에 동의하는 사람들과 반박하는 사람들이 모두 의견을 냈다.

차분하게 시작되었던 논쟁은 '남편을 계속 머물게 할 것인가, 아니면 떠나보내야 할까'에 대한 문제가 제기되면서 점차 격해졌다. 그리고 '정신의 파멸과 죽음에 직면한 상황에서 노화는 어떤 의미가 있는가?, 그런 상황에서 목숨을 끊는 것이 과연 정당화될 수 있는가?'라는 한층 심오하고 까다로운 질문으로 바뀌어갔다. 의사, 간호사, 사회복지사, 시설 관리자, 목사 등 모든 집단의 사람들이 논의에 개입했다. 각자의 견해를 차분히 말하고 반박하던 분위기는 이내 고함지르고 손가락질하는 떠들썩한 싸움으로 변질됐다.

회의 참석자들의 감정이 격해지면서 남편의 시설 거주를 허용할 것인가의 문제에 합의를 도출하기가 힘들어졌고, 다른 깊은 질문들도 해소되지 못했다. 삶과 죽음, 노화와 삶의 종결이라는 복잡한 문제를 둘러싼 논의는 서서히 잠잠해졌으며, 몇 주 뒤에는 사람들의 격했던 감정도 사그라졌다. 결정에 이르지 못하면서 자연스레 그 남편의 임대 계약은 연장되지 않았고 그는 다른 곳으로 거주지를 옮겼다.

그 뒤로 18년의 세월이 흘렀지만, 이 경험은 지금까지도 내가 하는 일에 생생히 살아 있다. 나는 지금도 스스로 목숨을 끊었던 그 여인과 같은 심각한 병을 진단받는 사람들을 날마다 대면하고, 어째서 인간은 늙을 수밖에 없는가라는 근본적인 질문을 제기하는 상황과 문제에 직면한다. 이 질문의 답을 모색하기 위해서, 우선 위의 사건으로 돌아가 그녀의 감정을 더 깊이 분석해보려고 한다.

그 사건을 처음 접하고 고민해보던 시절에 비하면 나도 이제는 나이가 제법 많이 들었다. '노년'에 훌쩍 가까워진 지금 내 생각은 전과 어떻게 달라졌을까? 나는 마이애미에서 처음 진료를 시작한 이후 지금까지 인생의 연륜과 상처를 공유하며 동일한 딜레마에 처해 있는 많은 이들의 생각을 들어왔다. 그런 견지에서 나는 잠시 위의 사건의 여성에게 이런 염려가 있지 않았을까 추측하면서, 그녀의 입장을 변호해보려고 한다.

"제 입장이라면 어땠을지 생각해보세요. 저는 가족과 제 목표에 최선을 다하며 살아왔어요. 튼튼한 두 팔로 자식들을 안아 키우고 보살피며 아이들이 커서 아장아장 걷고, 더 커서 학교에 들어가는 걸 지켜보았지요. 저는 아이들이 10대가 되고 더 커서 어른이 될 때까지, 아이들이 하는 이야기를 늘 비판 없이 성심껏 들어주는 현명하고 사려 깊은 엄마였어요. 흑인인권운동이 한창이던 시절에 저는 거실 소파에 앉아 텔레비전으로 사람들이 고통 받는 상황을 무심하게 바라보기만 한 것이 아니라, 모멸과 괴로움을 겪는 사람들과 함께 앉아 식당에서 점심을 먹으면서 잔혹한 인종 차별을 겪는 사람들의 수모를 함께 느끼며 공감했습니다. 그리고 자식들을 길렀던 팽팽하고 완강한 근력으로 억압당하는 이웃들에게 힘을 보태는 데에도 두 팔을 걷어붙였지요. 저는 더 나은 세상을 만드는 데 기여했어요. 그런 변화를 만든 것은 단순한 육체의 힘이 아니라, 몸을 이끄는 정신과 지성이었어요. 거기서 저는 진정한 자부심을 느꼈지요. 제가 존재하는 건 제 스스로 결정할 힘이 있기 때문이었어요."

"지금 제 입장이라면 어떨지 생각해보세요. 기억, 단어 인식, 추상적인 사고같이 제가 가장 소중히 여기던 능력이 모두 조금씩 약해져가고 있어요. 날마다 새롭게 충격을 받아요. 몸과 머리가 내 뜻을 따라주지 않으니 분노가 치밀 수밖에요! 이제는 이런 퇴보가 일시적인 현상이 아니며, 고칠 방법도 없다는 걸 알아요. 시간이 갈수록 악화

돼서 결국에는 정체성을 완전히 잃고 다른 사람의 도움에 전적으로 의존하게 될 거예요. 알아들을 수 없는 말로 고함지르고, 내 손으로 키운 자식을 더 이상 알아보지 못하고 그 자식들과 다투고, 온통 흘리며 먹어서 식탁을 난장판으로 만들고, 대소변도 제대로 못 가리고, 존엄을 잃고, 내 목소리도 잃어버리게 될 거고요. 제 진정한 면모는 퇴색하고, 남편·가족·사회에 저를 돌보고 뒷바라지하도록 만들고, 그들에게 인내해야 할 짐을 떠넘기게 될 겁니다."

"그러니 왜 이대로 나이를 먹겠어요? 어째서 이런 운명을 받아들여야 하지요? 저는 받아들이지 않을 거예요. 모든 인생은 결국에는 끝을 맺게 되어 있고, 저도 언젠가는 삶을 마감하게 될 거예요. 그리고 저는 그 시기를 스스로 정하려고 해요. 지금껏 늘 그래왔듯이 제 운명은 제 손으로 결정할 겁니다. 그것이 제 힘이자 제 본질이니까요."

내가 상상으로 적어본 이런 답변의 저변에는, 장기간에 걸쳐 비참한 심신의 퇴화를 눈앞에 둔 할머니가 느꼈을 공포가 깔려 있다. 그녀는 평생 애지중지했던 모든 것이 송두리째 무너지는 위기를 느꼈다. 탈출구를 찾지 않고서는 버티기 힘든 괴로운 상황이었다. 그녀가 느꼈을 기분을 이해하지 않을 수 없다. 물론 보통 사람들로서는 그와 같은 상황에서 그녀처럼 대담하고 치밀하게 행동하기 힘들었을 테지만 말이다.

나이가 들면서 우리 모두는 이 할머니가 처했던 것 같은 상황과 여러 모로 비슷한 상황에 처한다. 심각한 스트레스나 도전에 직면했을 때 정상적인 기능이나 능력이 제대로 작용하지 않는 듯 보이면 우리는 어떻게든 해보면서 희망을 잃지 않으려고 버둥거린다. 그런 심각한 스트레스에는 질병 혹은 부상, 사랑하는 가족이나 친구의 죽음, 인생에서의 역할 상실, 우리의 힘과 자원을 앗아가는 자연재해 등이 해당한다. 이런 상황에 직면하면 처음에는 어떻게 대처해야 할지 모르며 변화에 맞춰 조절할 수 있는 능력이 없는 것처럼 느껴진다. 나는 이런 결정적인 상황을 '연령점age point'이라고 부르고, 이런 연령점은 성인의 인생에서 노년의 유형과 결과(뿌리고 수확한 것)를 결정하는 데 도움이 되는 핵심적인 지표가 된다고 주장한다.

스스로 목숨을 끊은 그 할머니 입장에서는 자율성과 흠 없는 완전함이 자신이 가장 소중하게 여기는 자산이자 일상의 존재 이유였다. 가장 소중히 여기던 가치를 잃을 처지에 놓이자, 그녀는 삶의 의미를 잃고 출구를 찾았다. 그녀는 의료 윤리학자인 에제키엘 이매뉴얼이 말한 것처럼 서서히 그렇지만 꾸준하게, 연약하고 노쇠한 상태에 이르렀고, 주위 사람들이 슬퍼하거나 불쌍히 여기게 되는 비참한 노년을 앞두고 있었다.

이런 입장에서는 심지어 최선의 상황에서조차 노년의 삶을 종신의 비극적인 상실로 받아들인다. 또 질병과 상실에 따른 고통과 괴로움에 초점을 맞추고 부각시키기 때문에, 상황을 완화시킬 수도 있는 방안이나 개선책이 개입할 여지가 없다. 이매뉴얼은 자기가 정한 나이를 넘어섰다고 스스로 목숨을 끊지는 않겠지만 노년의 물살을 늦추려고 일부러 개입하지는 않을 것이라고 진술했다. 물론 실제로 고통과 괴로움을 겪고 있지 않을 때는, 이런 주장을 말하기는 쉽지만 실천하기는 어렵다. 25년 가까이 의사로 일한 내 경험에 비추어보면, 사람들 대부분은 문제를 해결하려고 애쓰는 건 물론이고 더 새롭고 나은 해결책을 절실히 갈구하게 될 것이다. 그럼에도 불구하고 우리는 나이 듦의 고통을 인식하고 '왜' 나이 들어야 하는지, 각자의 근거를 마련해야 한다.

왜 나이가 들까?

'왜 나이가 들까'라는 질문이 어째서 그렇게 중요한 걸까? 좋든 싫든 우리는 모두 나이가 드는데, 그런 당연한 사실을 굳이 정당화하고, 평가하고, 가치를 분석해야 하는 이유는 과연 무엇일까? 그냥 일이 벌어지면 벌어지도록 내버려 두라고 주장하는 사람도 있을지 모른다. 물론 그런 주장도 일리가 있다. 그리고 언젠가는 청춘을 되돌리는 비법이 실제로 개발되어서 이런 논쟁을 벌일 이유가 아예 사라질지도 모른다(물론 그렇게 되면 수명이 지금보다 훨씬 길어지면서 엄청나게 복잡한 개인적·사회적 문제들이 발생하고, 우리는 그 문제를 해결하기 위해 고심해야 할 테지만 말이다!). 사실 이 질문이 이토록 중요한 이유는 모든 사람들이 중년기에 접어들면서부터 다양하고 점진적인 형태로 이 질문과 맞닥뜨리게 될 것이기 때문이다. 능력, 강인함, 도덕성의 상실의 위기에 직면했을 때 이 질문은 콩알만큼 작게 느껴질 때도 있지만 때에 따라서는 눈덩이만큼 커지기도 한다. 그리고 이것은 본질적으로 우리 삶의 의미와 목적을 파고드는 질문이다.

이와 관련해서 사람들 사이에 널리 퍼져 있지만 오해의 소지가 있는 믿음이 있다. 바로 노화는 기력을 약화시키고 우리를 죽음으로 몰고 가기 때문에 본질적으로 나쁘거나 악하다는 생각이다. "노년은 모든 측면에서 악"[14]이라고 경고했던 고대 이집트 시대 프타호테프의 경고, 그리고 현대에 접어들어 "노화는 우리에게 정말로 나쁜 일이다"[15]라고 했던 오브리 드 그레이의 주장은 이런 관점을 대변한다. 여러 방식으로 제시할 수 있지만 요점은, 삶이라는 여정의 결말은 우리가 이해하기 힘들다는 점이다.

그렇다면 이와 반대되는 주장을 펼쳐서, 노화는 삶이라는 과정에서 목적을 찾기 위한 것이라고 정당화할 수도 있지 않을까? 그런 생각에 이르고 보니, 그동안 끊임없이 제기되어온, 신이 만든 세상에 어째서 악悪이 허용되는가라는 (혹은 왜 선한 사람에게 나쁜 일이 벌어지는가라는) 철학적이고 신학적인 질문을 다시 꺼내게 된다. 19세기 독일 철학자 고트프리트 라이프니츠Gottfried Leibniz는 이 문제를 깊이 고심한 끝에, 악의 존재를 신의 섭리라고 보는 신정론神正論을 제시했다.[16] 그 이론에 따르면 우리는 신이 만들 수 있는 가능한 최선의 세계에서 살고 있으며, 악 또한 신이 만든 완벽한 세계에서 숨겨진 기능이 있다는 것이다. 나아가 우리에게는 자연적으로나 영적으로 각자의 의미에 맞게 필요한 방식으로 진행되는 정해진 과정이 있을지 모른다. 다행히도 우리는 이를 통해 왜 나이가 들어야 하는지의 근본적이고 필수적인 이유를 몇 가지 찾을 수 있다.

노화는 생존에 도움을 준다

우리는 스스로를 나이가 들고 죽는 존재로 받아들이지만, 생물의 우주에는 그 외의 방식도 존재한다.

예를 들어 작은보호탑 해파리Turritopsis dohrnii라는 조그만 상자 모양의 해파리는 미성숙한 상태인 폴립과 성체 사이를 반복적으로 오가면서 무한히 생명을 유지할 수 있다. 그런가 하면 미국 콜로라도의 트렘블링 자이언트Trembling Giant와 판도Pando라고 불리는 숲의 사시나무들은 130년 주기로 싹이 트고, 자라고, 죽는 과정을 반복하는데, 그 나무들은 모두 8만 년 이상 된 하나의 거대한 뿌리에서 나온 것들이다.

하지만 인간의 진화 과정은 그와는 상당히 다르다. 인간의 원시 시대 조상은 공룡들 사이에서 위태롭게 살면서 단명했던, 보잘것없는 뒤쥐 같은 존재였다. 자연선택에 따라 번식 성공률이 높고 빨라야만 생존할 수 있었다. 생식과 기본적인 양육이 가능한 나이 이후의 삶은 쓸모가 없었기 때문에 노년은 존재하지 않았다. 육체가 조금이라도 느려지거나 약해지면 날카로운 이빨이 달린 무시무시한 포식자들에게 잡아먹히기 때문에 삶의 여정이 단축됐다. 이런 자연의 세계에서 노년이라는 존재는 오로지 안정적인 식량 공급원만 필요로 했다. 노년 그 자체로는 아무런 목적이 없었던 것이다.

이처럼 작고 보잘것없던 포유동물은 공룡이 멸종한 뒤로 굴 밖으로 나와서 번성했고, 수백 년의 진화를 거치는 동안 호모 사피엔스를 비롯한 다수의 포유류로 발달한다. 하지만 이 세계에서도 노년은 이전 세대보다 아주 미미하게 덜 위험했을 뿐이며, 이렇다 할 목적은 여전히 없었다. 자연선택에 따라 생식을 개선하고 촉진하는 형질이 유전됐다. 하지만 노화의 진화 이론에 따르면, 오래 사는 것은 번식의 성공에 아무런 영향을 주지 못하기 때문에, 자연선택은 장수의 유전자가 축적되는 쪽으로는 기울지 않으며, 노화를 재촉하는 변이를 제거하지도 않는다고 추측한다.[17]

일부 유전자들 중에는 노년에 부정적인 영향을 유발하지만 유년기 발달에 도움이 되는 형질을 축적하기도 했다. 심지어 발달 초기 인류가 살던 혼전의 세상에서는 젊은이들이 장성하고 번식하는 데 필요한 자원을 놓고 다투는 가운데 노인들이 부족에 짐이 되었다고 주장하는 사람도 있을지 모른다. 이런 입장에서 생각하면 구성원들의 나이가 젊고 민첩하며 수명이 짧은 부족이 나이가 많은 부족보다 더 많이 번식하고 번창했을지 모른다.

그러나 현대 인류의 출현 이후 나이의 계산이 바뀌었다. 나이가 들수록 더 많은 지식과 경험을 축적할 수 있어서, 부족이나 씨족, 마을의 연장자들은 꼭 필요한 지식과 경험의 보고寶庫였다. 인류학자인 타냐 루어만Tanya Luhrmann은 나이 많은 이런 어른들이 생존에 대단히 중요한 역할을 했다고 말한다. 정신과 의사인 조지 베일런트George Vaillant는 그런 사람들을 '의미의 책임자'이자 '수호자'라 칭했다.[18] 그들은 주술사이자, 치료사이자, 족장이었다. 그들은 어디에 가면 약초를 구할 수 있는지, 어떻게 영혼을 불러내는지, 언제 전쟁을 일으키고 언제 평화를 추구해야 하는지를 알았다.

즉 고대에는 백발을 한 노인들이 마치 오늘날의 검색엔진 애플리케이션이 되어 공동체의 화합을 도모하고 나아갈 방향을 정했다. 진화생물학자들조차 노령의 사회 구성원들의 가치를 인정하며, 그들이 젊은 부모들이 후손을 건강하게 키울 수 있도록 도왔으며 실질적으로 집단 전체적인 번식 성공률을 높이는 데 기여했다고 설명하기도 했다. '할머니 가설grandmother hypothesis'이라고 불리는 이 현상은 인간을 대상으로 한 인류학 연구에서뿐 아니라 범고래와 들쇠고래 연구에서도 나타났다.[19]

그렇다면 '왜 나이가 들까'라는 질문에 과학은 우리를 무참히 공격하기도 하고 우리를 구해주기도 한다. 나이가 들면서 우리는 약해지고 번식력이 떨어지지만, 분명히 한 세대에서 다음 세대로 전해지는 것들이 있으며, 그것은 여러 세대에 걸쳐 축적되어온 지혜의 결실이다.

나이가 들면 지혜가 생긴다

노년의 육신이 생존에 필요한 가치를 제공하는 데 기여한다면, 노년의 정신은 어떨까? 나는 '왜 나이가 들까'라는 질문의 답을 모색하기 위해, 수많은 신자들에게 가르침을 전하는 고령의 종교 지도자들을 조사해보기로 마음먹었다.

그 첫 대상은 랍비(유대교의 사제—옮긴이)인 솔로몬 시프Solomon Schiff다. 그는 40여 년 동안 마이애미 랍비 연합을 이끌어왔기 때문에, 비공식적으로 마이애미를 대표하는 랍비라고 보아도 좋을 듯하다. 그는 마이애미에서 거주해온 58년간 줄곧 권위 있는 성직자로, 그리고 명망 있는 조언자로 내가 일하는 병원과 연계한 활동을 지속해왔다.

내가 솔로몬 시프 랍비와 알고 지낸 지는 18년이 조금 넘었지만, 이미 100년 가까이 전부터 그는 우리 집안과 인연을 맺고 있었다. 그의 아버지는 1900년대 초에 폴란드 롬자에 있는 유명 예시바yeshiva(정통파 유대인 전문학교—옮긴이)에서 공부했는데, 그때 내 모계의 고조부 밑에서 지도를 받았다. 고조부는 그 학교에서 유대교 율법인 토라와 그 밖의 유대 경전을 가르치던 스승이었다.

그리고 세월이 흘러, 어느 오후 내 진료실에서 시프 랍비와 마주보고 앉아 이야기를 나누었다. 나는 우리가 나이 드는 이유와 관련해서, 유대교의 가르침과 그가 살아온 87년간의 인생에서 무엇을 배웠느냐고 질문했다.

시프 랍비에게는 화제가 어떤 것이든 상관없이 재치 있는 농담을 섞어가며 술술 이야기를 풀어내는 탁월한 재주가 있어서(이디시어로 '소금과 후추'라고 표현한다고 한다), 설교하거나 대화를 나눌 때는 보통 재밌는 소식이나 이야기로 흥미를 더한다.[20] 나와 이야기를 나누면서도 그는 유대인의 조상 아브라함에 관한 짧은 이야기부터 시작했다.

"유대교 율법에는 부인인 사라가 죽고 난 뒤로 '아브라함이 나이가 들었다'는 기록이 있습니다. 이 말은 어떤 의미일까요?" 시프 랍비가 운을 뗐다. "알다시피 그는 나이가 아주 많았습니다. 그런데 왜 갑자기 나이가 들었다는 걸까요?" 그의 설명에 따르면, 탈무드의 전설로는 처음에는 인간에게 노화의 흔적이 겉으로 드러나지 않았다고 한다.[21] 그래서 누가 아버지이고 누가 아들인지를(예컨대 누가 아브라함이고 누가 이삭인지를) 짐작하기 힘들 때도 있었기 때문에, 아브라함은 신에게 나이가 들면 용모를 보고 구별할 수 있게 만들어 달라고 간청했다.

"그런데 어째서 나이 들어 보이고 싶다는 생각을 하게 됐을까요? 특히 요즘 세상을 보면 사람들이 젊어 보이고 싶어서 수십억 달러를 쓰고 있지 않은가요." 시프 랍비가 이렇게 물었다. "바로 이런 이유 때문이지요. 한 세대와 다음 세대를 구별하기 힘들어지면 누가 경험, 지식, 지혜가 더 많은지를 젊은 세대나 어린 아이들이 어떻게 알아볼 수 있을까요?" 즉 신이 인간을 늙게 만든 건 지혜의 표상을 드러낼 수 있게 하기 위해서였다.

나는 뒤이어서, 왜 나이가 드는지, 그리고 신이 인간에게 선사한 지혜는 어떤 의미가 있는지와 관련해서, 지금까지 87년의 세월을 살면서 무엇을 느끼고 배웠는지 그의 개인적인 생각을 물었다. "무엇보다 다른 사람들과 그들 각자의 견해를 더 잘 용인하고 받아들이게 됐습니다. 그리고 남은 세월 동안에는 교훈을 전하고, 사람들이 타인에게서 좋은 점을 보도록 이끌어야겠다는 의무감을 느끼고 있지요. 랍비들에게 전해 내려오는 윤리서 『선조들의 어록*Pirke Avot*』에는 모든 사람들에게서 좋은 면을 보고, 상대에게 유리한 쪽으로 해석하려고 노력해야 한다는 가르침이 있습니다.[22] 그리고 나는 살아가면서 점점 더 그런 가르침에 가까워지는 기분입니다."

성경을 유대교 관점에서 읽든 그리스도교 관점에서 읽든, 성경에 등장하는 인물들 중에는 놀라울 정도로 오랜 삶을 살면서 왕성하게 활동했던 사람들이 많다. 나는 랍비와 가톨릭 사제의 의견에 서로 차이가 있을지 궁금해졌다. 내가 이 이야기를 꺼내자 시프 랍비는 평소에 친하게 지내는 마이애미 토마스 웬스키Thomas Wenski 대주교를 만나보라고 권했다. 좋은 기회가 될 것 같아 반가운 마음이 들었다.

그리고 그로부터 몇 주 뒤에 나는 시프 랍비와 함께 비스케인 대로에 있는 마이애미 주 천주교 대교구에 있는 대주교를 그의 집무실에서 만났다. 신을 섬기는 이 둘은 서로 알고 지낸 지가 꽤 오래되었으며, 두 사람 모두 재밌고, 사교적이며, 사려 깊은 성격이었다. 이들이 주안점을 두는 성경은 서로 다르지만, 이해하고 있는 내용은 거의 동일하다.

67세인 대주교는 시프 랍비와 마찬가지로 노년의 지혜를 들었다.

"예전보다 참을성이 많아지고, 부드러워졌어요." 미국에서 가장 방대한 대교구를 책임지고 있으며, 눈앞에 놓인 골치 아픈 문제와 논의가 가득한 사람의 대답으로는 다소 비범하게 들렸다. 그런 문젯거리 중에는 노화와 직접 관련이 있는 사안도 있다.

성직자들은 75세가 정년인데, 웬스키는 가끔씩 자리에서 물러나기를 주저하는 사람들에게 경종을 울려야 하기 때문이다. "그런 사람들은 변화를 받아들이기 힘들어하거든요." 그가 말했다. "앞일을 예측할 수 없을뿐더러 자기 역할이 사라지고 나면 무얼 해야 할지 막막하고 두려워지지요." 그러나 웬스키와 그 교구에서 활동하는 성직자들에게는 최고의 롤모델인 베네딕토Benedict 16세 전 교황이 있다.

그는 건강이 안 좋아지고 교황의 중책을 수행하기 힘들어지자 2013년에 사임했다. 그러나 베네딕토 16세는 여전히 바티칸의 행사에 참석하고 글을 쓴다. 그는 세계에서 가장 영향력 있는 지위를 내려놓고 남은 생애를 경건하고 한적하게 보내겠다는 선택을 내렸다. 그의 이런 선택은 상당히 인상적이며 가슴에 와 닿는 노년의 롤모델이다.

노화의 '이유'를 묻는 단도직입적인 질문을 받고, 웬스키 대주교는 자신의 스승인 프란치스코Francis 교황이 다른 종교 관계자들과 믿음을 주제로 의미 깊은 대화를 나누었을 때 제시했던 견해를 소개했다.[23] 프란치스코 교황은 노화를 지혜라는 실익과 동등시했다. 그러면서 열왕기에 솔로몬의 아들 르호보암이 왕위에 오르고 나서 가장 먼저 아버지를 보필했던 원로 인사들의 조언부터 들었다는 대목을 인용했다.

그런데 르호보암은 원로 인사들의 조언을 저버리고, 그와 같이 나고 자란 세대 사람들의 의견을 받아들여서 백성들을 거칠고 단호한 태도로 대했다.[24] 그 결과 많은 부족에서 폭동이 일면서 이스라엘 왕국이 분열되기에 이른다.

시프 랍비와 웬스키 대주교는 '노화는 공동체와 그 정신의 발전과 단합에 꼭 필요한 지혜를 불러오며, 이 지혜를 저버리는 사람에게는 위험이 따른다'는 이 이야기의 핵심적인 교훈에 동의한다는 뜻으로 고개를 끄덕였다.

형제 신앙인 천주교, 유대교와 마찬가지로 이슬람교 역시 나이 든다는 것과 노인들에게 중요한 가치를 둔다. 시프 랍비와 웬스키 대주교가 있는 플로리다 남부 지역에서 이슬람 사원을 이끄는 나셉 칸 이맘 Imam(이슬람교 사원에서의 집단 예배를 인도하는 성직자의 경칭—옮긴이)은 이슬람 전통에서는 나이를 한 살 먹을 때마다 그에 비례에서 더 존중받고 가족에 대한 의무도 그만큼 높아진다고 말했다. 이슬람교에는 자신보다 나이가 많은 사람에게 친절하고 정중하게 대해야 한다는 계명도 있다고 설명했다.

나이 든 사람을 공경하고 연로자들을 지혜로운 사람들로 여기는 것은 힌두교 전통에서도 마찬가지이다. 힌두교의 고대 경전 『바가바드 기타Bhagavad Gita』에는 세월이 흐를수록 여러 현명한 자질을 갖추게 된다는 대목이 나온다. 또 유교 사상에서는 효를 기본적으로 지켜야 할 덕목으로 규정하고, 노인을 잘 보살펴야 함은 물론이고 공경하고 존중해야 한다고 강조한다.

'왜 나이가 들까?'라는 질문에 대한 불교의 관점을 알아보기 위해 나는 불교 승려이자 작가인 루이스 리치몬드Lewis Richmond를 만났다. 유대인 아버지와 그리스 정교회 신자인 어머니 사이에서 태어난 리치몬드는 어릴 때부터 유니테리언교도(삼위일체론을 부정하고 신격의 단일성을 주장하는 기독교의 한 종파—옮긴이)였으나 유니테리언교 신학대학에서 공부하던 중에 불자 스승을 만나면서 불교도가 되었다.

그와 나는 이야기를 나누면서 지적 혈통의 뿌리에 공통점이 있다는 사실을 발견했다. 우리 둘 다 인간의 심리사회적 발달 주기를 8단계로 나눈 에릭 에릭슨Erik Erikson의 이론을 대학 수업으로 들었는데, 루이스의 경우에는 에릭슨이 학자로서 최고의 전성기를 누리던 1967년에, 내 경우에는 에릭슨이 치매를 앓으며 인생의 황혼기를 보내던 1984년에 그의 이론을 공부했다.

루이스의 말에 따르면, 불교가 처음 형성된 시기인 2000여 년 전에는 평균 기대수명이 짧았고 사람들은 힘든 삶을 살았다고 한다. 이런 환경 속에서 불교 사상에 이중적인 관점이 자리 잡았다.[25] 바로 삶이 덧없는 것은 분명하지만, 그렇기 때문에 모든 것이 더 귀하고 아름다워진다는 것이다. 나이 듦의 목적은 삶의 목적과 다르지 않으며, 그래서 노년을 인생의 다른 시기들보다 가치가 덜한 것으로 여기지 않는다. 오히려 그 반대다. 노화는 약해지는 것이 아니라, 더 큰 가치와 깨달음, 혹은 지혜를 발견하는 과정으로 본다. 불교 철학은 젊은이와 늙은이의 삶을 똑같이 존중하고, 인정하고, 다루어야 한다고 가르친다.

69세를 맞은 루이스의 개인적인 철학은 50대 중반에 암과 치명적인 뇌염을 모두 겪고도 살아남으면서 크게 바뀌었다. 이런 심각한 병치레를 겪으면서 삶이 소중하다는 믿음과 마음껏 꿈꾸고자 하는 욕구가 강해진 것이다. 그는 불교에서 인간은 윤회하는 존재이며 '모든 숨결'이 '새로운 기회'를 가져온다는 것을 배웠다. 그는 이런 믿음 덕분에 자신감을 갖고 다시 시작하는 기분으로 새로운 삶을 살아갔다. 이제는 불교 승려이자 소프트웨어 기업가로의 역할을 거의 내려놓았기 때문에, 루이스는 남들에게 피아노를 가르치고, 작가들에게 멘토가 되어주고, 새로 만든 밴드에서 음악가이자 작곡가로 활동하는 등 새로운 꿈을 이루어가고 있다.

그는 자신의 경험을 통해 나이가 들면서 육체적으로는 퇴보하지만, 정신력은 육체적인 능력처럼 그렇게 뚝 떨어지지 않는다는 사실을 알게 됐다. 정신적인 능력 중에서, 경험을 바탕으로 문제를 해결하는 능력이나 정보를 통합하는 능력, 즉 '지혜'라고 보면 좋을 만한 능력은 오히려 노년에 들어 더 발달하기도 한다.

나이가 들면 긍정적인 태도와 목적의식이 생긴다

나이 듦을 어떻게 생각하고 인식하는지는 실제 노화 과정에 중요한 영향을 끼치기도 하는데, 우리는 그동안 너무 부정적인 인식 체계를 교육받아왔다.

최근에 내 친구 중 한 사람이 50번째 생일을 맞았다. 축하하기 위해 모인 사람들이 함께 준비한 생일 선물은 '한물 간 인생을 위한 생존 물품 상자'였다. 그 상자 안에는 대머리에 흰 가운을 입은 노인의 우스꽝스런 캐리커처 그림이 그려진 가짜 진료가방, 그리고 '50살이라니, 이런 재수 없을 데가'라고 적힌 막대사탕 봉지, 마지막으로 '이 정신 나간 노친네가 여분용 구슬을 잃어버렸어요'라는 이름의 구슬 봉지가 들어 있었다.

그의 나이를 희생양 삼아 다들 한바탕 웃고 즐기는 가운데, 속으로 이런 생각이 들었다. 이 장난스런 선물이 그의 나이가 아니라 성별이나 인종, 종교적 정체성을 폄하하는 내용이었다면 사람들은 어떻게 반응했을까? 아마도 대단히 모욕적인 일로 치부하고 호되게 비난했을 것이 분명하다. 하지만 나이를 조롱거리 삼았던 그 생일 파티에서는 그런 것을 아무렇지도 않게 받아들이고 웃어 넘겼다. 그런데 나이 듦을 반사적으로 안 좋은 측면에서만 보는 바로 그런 관점에 문제가 있다는 것이다. 사회에 만연한 그런 부정적인 인식이 자기 충족적 예언으로 작용할 위험이 크기 때문이다.[26]

실제로, 심리학자인 베카 레비Becca Levy는 나이 듦에 관한 각자의 믿음이 현실에 영향을 끼칠 수도 있다고 밝혔다. 그녀가 제시한 '고정관념 구체화 이론'에 따르면,[27] 나이를 어떻게 받아들이는지에 관한 관념이 내면화할 수 있으며, 이런 고정관념이 생기면 의식하지 못하는 사이에 신체 기능, 건강, 수명에 지대한 영향을 끼칠 수 있다고 한다. 즉 스스로가 늙고 약해졌다고 생각하는 사람은 기억력, 글씨 쓰기, 수학 문제 풀이 실력이 퇴화할 수 있다는 것이다.

엘렌 랭어Ellen Langer의 연구도 그와 비슷한 결과를 제시한다. 랭어는 '시계 반대방향' 연구로 이름 붙인 연구에서, 노인들을 대상으로 젊은 시절을 떠올리게 하는 환경을 조성해주고, 젊은 시절 자신의 모습처럼 생각하고 행동하게 한 결과, 피실험자들의 전반적인 건강 상태와 신체 기능이 몇 주 만에 크게 개선되었다고 밝혔다.[28]

나이 듦에 관한 긍정적인 자기 인식(젊은 시절이나 중년에 형성된 태도)이 자리 잡힌 사람들은, 부정적인 인식이 있는 사람들보다 생존율 중위값이 7.5년 더 길었다. 「나이 듦에 관한 볼티모어의 종적 연구」 자료에는 그런 결과의 배경이 될 만한 이유를 엿볼 수 있다.[29] 노년에 대한 태도 측정 지표에서 부정적인 결과가 나오는 사람들은 심장마비나 뇌졸중 같은 심혈관계 질환 발생률이 두 배나 높았다. 반대로 노화에 대해 대단히 긍정적인 태도를 가진 사람들은 심혈관계 질환이 80퍼센트나 낮았다.[30] 그와 비슷하게 미국 중년층을 조사한 다양한 연구에서도 목적의식이 있는지 여부가 심혈관계 질환이나 생명에 지장을 주는 다른 중증 질환의 감소와 관련이 나타났다는 결과가 보고됐다.[31]

그렇다면 긍정적이고 목적 있는 태도를 어떻게 키울 수 있을까? 나이가 들면 가능하다! 나이가 들면 뇌의 초점이 더 긍정적인 이미지, 믿음, 태도로 바뀐다. 로라 카스텐슨Laura Carstensen의 '사회감정적 선택 이론'은,[32] 나이와 연관된 이런 변화의 이유로, 우리가 노년에 이르면 인생이 생각보다 짧으며, 감정적으로 더 의미 있고 만족스러운 활동이나 인간관계가 더 소중하다는 깨달음이 들기 때문이라고 설명한다.

가령 살아갈 날이 며칠 안 남았다고 상상해보라. 그렇다면 어떻게 하겠는가? 가만히 쪼그리고 누워서 죽을 날을 기다리는 사람들도 있겠지만, 대다수는 본능적으로 가장 소중한 사람들, 물건, 음식을 찾으며 마지막 남은 순간의 의미와 기쁨을 최대한 누리려고 할 터이다. 물론 노화는 그보다는 오랜 시간이 걸리지만, 인생의 지평을 보다 날카롭게 볼 수 있는 과정이다. 노화는 그 자체로 삶을 질적, 양적 측면에서 모두를 개선시키는 동기가 된다는 것이다.

나이가 아주 많아지면 어떻게 될까?

나이 듦의 '이유'를 찾는 과정에서의 가장 큰 난관은, 신체 기능의 쇠퇴, 질환, 사랑하는 이들을 떠나보내는 상실감, 임박한 죽음이 우리 존재의 핵심을 파고들면서 서서히 축적되어 피치 못하게 위압적인 영향을 끼친다는 점이다.

나이가 들면 우리는 모두 육체적, 심미적으로 퇴화한다. 부모를 비롯해서 우리를 가장 사랑해주었던 이들이 떠나면 우리는 외톨이가 된다. 그리고 소중한 이들을 잃은 상실감에 빠진다. 사랑하고 반겨줄 사람이 없다고 느껴질까 봐서 두려워진다. 자신의 죽음을 상상해보고 예견하면서, 아무것도 없는 상태가 되면 우리 삶에 어떤 의미가 있을까 의문을 갖는다. 나이와 연관된 변화가 축적되면, 골밀도가 낮아지고, 관절이 약해지고, 청력과 시력이 약해지고, 치매가 나타나는 등의 만성 진행성 질환에 일상이 좌우되는 결정적인 티핑 포인트(처음에 미미하게 진행되다가 어느 순간 균형을 깨고 모든 것이 한순간에 변화되는 극적인 순간—옮긴이)에 이르고, 그런 질환으로 거동을 못하거나 고통·고독·환멸·혼란을 느낄 수도 있다. 최고의 의료 서비스와 보살핌을 받더라도 기본적인 활동에 제한을 받으며 삶의 기쁨도 줄어든다.

정신분석학자 에릭 에릭슨과 그의 부인 조앤은 이런 인생의 마지막 단계를 포착하여 설명하기 위해 심리적 사회발달 이론에 '9번째 단계'를 새로 추가했다. 에릭슨이 심리적 사회발달 이론을 처음 제시했을 때에는 인생의 출생에서 노년까지를 8단계로 나눴다.[33] 각 단계들은 특정 능력을 연습하고 기르는 것에서의 긴장과 갈등으로 설명된다. 이러한 과정을 통해 습득된 강점(혹은 약점)은 서로의 토대가 되고 인간을 발전으로 이끈다.

에릭슨은 맨 처음에는 노년을 8번째 단계 중 한 가지로 분류하였다. 그리고 이를 인간이 한평생 이룩한 결과물과 재산, 그리고 실패한 노력이나 줄어드는 기회에 대한 절망적인 느낌 사이의 갈등이 있는 단계로 보았다. 그러나 이 단계 이후에, 일반적으로 인간의 80대와 90대 정도가 되는 시기에(때로는 비극적인 질병이나 정신적인 문제로 그보다 일찍 찾아 오기도 한다) 신체적 쇠약과 불확실성이 우위를 차지하기도 한다. 그의 이론(그리고 삶의 환경)이 진화함에 따라서 에릭슨은 이 시기를 제9단계로 규정하고, "붕괴가 갈수록 많이, 지속적으로 나타나고, 고질적인 수모와 갑작스러운 수치를 모두 겪는 상황에 직면하게 되면, 희망은 쉽게 절망으로 바뀔 수 있다. 이런 상황에서는 일상생활의 단순한 활동에서조차 어려움과 갈등을 느낀다"[34]고 설명한다.

이 9단계는 옷장 속에 숨은 괴물이며 노년의 '악'이자 '액운'이다. 변변찮은 재료로 대단한 것을 만들어내려는 모든 시도에 반대했던 이매뉴얼을 비롯한 몇몇 사람들이 진심으로 동의할 수도 있는 부분이다. 환자들을 진료하는 어느 날 오후의 상황으로 이 9단계를 생생히 묘사해보겠다.

바바라는 85세의 미망인으로, 심각한 퇴행성 관절 질환으로 지속적인 통증에 시달리며 살아간다. 그녀는 우울, 불안, 절망을 느낀다. 78세 남성인 에드거는 단기 기억력을 상실했으며 알츠하이머병이 깊어져서 말을 하지 못한다. 그는 상황을 잘 식별하지 못하고, 겁을 먹고, 화를 잘 낸다. 마리셀라는 90세이며, 시력을 거의 잃었고, 기력이 쇠진했으며, 가난하다. 그녀는 혼자 살고 있으며 심각한 우울증에 빠져 있다. 이들은 날마다 엄청난 육체적·심적 고통을 겪고 있다.

앞서 소개했던, 스스로 목숨을 끊은 여성의 경우에도 이 9단계가 종단속도(저항력을 발생시키는 유체 속을 낙하하는 물체가 다다를 수 있는 최종 속도—옮긴이)에 이르기 전에 낙하산이 펴지는 줄을 당겼다. 당신이 그런 상황이었다면 똑같은 행동을 했겠는가? 그런 미래에 대해 잠시 생각해보고, 다시 본래의 질문으로 되돌아가보자. 왜 나이가 들까? 나이 듦은 어떤 가치가 있을까? 심지어 그런 9단계에서도 장점을 찾을 수 있을까?

때로는 적절한 처방을 내리면 이 단계 사람들의 상태가 안정되고 호전되기도 한다. 나는 노인들이 새로 사랑하는 사람을 만나거나 삶의 목적이 생기면서 깜짝 놀랄 정도로 회춘하는 경우를 목격해왔다. 털끝만큼이라도 희망이 있고 그 위에 사회적인 지원이 뒤따르면, 바바라나 에드거, 마리셀라 같은 노인들이 겪는 심각한 상실과 비탄의 충격을 극복하고 때로는 완전히 뒤바꿀 수 있다.

예를 들어 바바라는 마침내 주변의 권고를 받아들여 통증 치료 프로그램에 등록했다. 집중적인 물리치료와 약물요법을 병행한 뒤로 고통이 줄어들어서 한결 수월하게 걷고 웃을 수 있었고, 원기를 되찾은 기분을 느꼈다. 에드거는 음악 프로그램에 참여하고, 우울증 약을 복용하기 시작하면서, 몇 주 만에 훨씬 차분해지고 기분이 나아졌다. 마르셀라는 집 근처에 있는 문화회관에 개설된 보건 서비스와 관련 활동을 제공하는 프로그램에 등록했다. 다른 이들과 어울리고 식사와 치료약 등 기본적인 부분에서 도움을 받으면서 전보다 훨씬 건강하고 평안해졌다.

이들을 돕는 데 대단한 능력이 필요했던 건 아니다. 그저 노인들 각자에게 필요한 자원과 인맥을 결집하는 데 헌신하는 사람들의 도움이 있으면 그로 족했다. 일단 장애물이 제거되면 나이 듦의 장점이 드러나 빛을 발하기 시작했다.

· · ·

규모가 큰 장기 요양시설에서 정신 보건 책임자로 일한 지 18년째 되던 해, 어느 여름날 밤에 한 고령의 여성이 숨을 거두었다. 앞서 소개했던, 갑작스럽게 목숨을 끊어 큰 파장을 몰고 왔던 여성의 사건과는 달리, 이번 일은 예견되었던 죽음이었다.

자넷은 7년 전부터 알츠하이머병을 앓아왔다. 이별의 시간을 앞두고 사랑하는 남편, 자식, 손자들이 모두 병상에 모여 그녀의 손을 잡고, 어루만지고, 말을 붙이며, 그녀가 떠나는 길을 지켰다. 나는 임종하기 몇 시간 전에 방에 들어가서 잠든 것 같은 그녀 주위를 서성이며 그간 걸어온 길을 돌이켰다. 그녀가 어떤 기분을 느꼈을지 생각해보고, 출구를 찾았던 앞선 사례의 여성과 같은 질문에 맞춰 그 생각을 글로 표현해봤다.

"지금 제 입장이 되어 생각해보세요. 제 가족은 중국을 떠나서 미국에 정착한, 결단과 창의력이 있는 이민 첫 세대였어요. 열 살 때 할머니와 방을 같이 쓰던 기억이 나요. 다들 할머니를 노인이라고 생각했지만 저는 아니었어요. 제 눈에 비친 할머니는 강하고 따뜻한 모습뿐이었어요. 저는 엄마와 존경받는 집안 어른들에게 퀼트와 제빵을 배웠어요. 어른들은 열심히 일하고, 어떤 상황에서든 끊임없이 노력하는 모습을 보여주셨지요. 이 어른들이 이 나라에 가져온 의연한 정신은 제게 스며 있어요."

"계속해서 제 입장에서 생각해보세요. 몸에 이상 신호가 나타나기 시작했어요. 하고 싶은 말이 잘 떠오르지 않을 때도 있고, 하루 중에 텅 빈 것처럼 기억이 안 나는 순간들이 있어요. 노년에 기억력이 나빠져서 애를 먹었던 제 부모님과 비슷한 상태가 되어 가는가 봐요. 그래도 상관없어요. 제겐 해야 할 일이 있고, 가족을 비롯한 주위 사람들에게 제가 필요하니까요. 제가 다니는 교회에 암으로 투병 중인 어린 여자 아이가 있어요. 저는 지금 그 아이가 항암치료를 받을 때 두 손에 꼭 쥐고 갈 수 있도록 퀼트를 만들고 있어요. 이걸 이틀 내에 완성해야 해요. 제 손으로 만든 이 작품이 그 아이에게 힘을 줄 수 있었으면 좋겠어요. 퀼트를 만드는 건 제 존재의 이유예요.

요즘에도 저는 매일 아침 눈을 뜨면서 머릿속으로 오늘 구울 빵 레시피를 떠올려요. 오늘은 엄마에게 전수받은 레시피로 양귀비 씨를 넣은 케이크를 만들 거예요. 내일은 레몬스퀘어를 구워볼까 생각 중이에요. 케이크를 굽는 것도 제 존재의 이유입니다.

저는 여전히 제 아이들의 엄마이자, 제 남편에게는 아내예요. 거처를 옮기기 위해 오늘 아침 집을 나설 때 제 딸이 울음을 터트리더군요. 가야 하는 이유를 정확히 설명할 수는 없지만, 가야 한다는 건 알아요. 제 할머니가 중국을 떠나 디트로이트로 옮기신 것처럼 말이에요. 저는 항상 그랬듯이 제 딸을 꼭 품어 안고서 이렇게 말했어요. '때가 왔어. 삶은 늘 변하는 거야. 이 엄마는 변화를 받아들여야 해. 자욱한 안개 속에서도 이 엄마는 여전히 일어설 거야.'"

알츠하이머병을 진단받은 뒤로 자넷은 매우 힘들고 괴로운 증상을 수시로 겪어야 했다. 하지만 힘든 순간 속에서도 목적을 가져다주고 활력을 주는 가족들과의 끈끈한 유대는 전과 다름없거나 오히려 더 늘었다.

병을 진단받기 전과 그 이후의 삶은 그녀가 만든 돋보이는 퀼트 같았다. 아름다운 형형색색의 잎사귀로 뒤덮인 문양이 끝없이 이어지는 그녀 작품은 장례식 안내문에 사진으로 인쇄되기도 했다. 자넷과 그녀가 살았던 세상이 처음부터 끝까지 그랬듯이, 그 퀼트 작품에서 조화로움과 목적의식을 느낄 수 있었다.

혼란 속에 세운 목표

'우리는 왜 나이 들어야 하는가'라는 질문에 대한 답을 찾기 위해서는 나이 듦의 이로움을 잔뜩 가리는 구름을 치워야 했다. 물론 이 사실을 모든 사람에게 납득시키기는 힘들다. 특정 시점 이후로는 나이 드는 데 따른 장점은 전혀 없다고 믿는 사람이 여전히 있을 테니 말이다. 다만 두려운 것은 노년의 삶을 잘 유지하고 풍요롭게 하는 문제에 완전히 무관심하다 보면 행복하고, 편안하고, 독립적인 능력이 있을 때에만 삶이 의미 있다는 결론을 내리게 된다.

때문에 우리에게는 어떠한 목표가 반드시 필요하다. 우리는 살면서 간간히 그러한 목표를 이루며 살아가지만, 만약 우리가 노년을 운명으로만 생각한다면 원하는 목표를 달성하기란 어려울 것이다. 우리에게는 삶의 조건을 받아들이면서도 선택의 여지를 두고, 새로운 답을 찾을 수 있다. 또한 다른 이들과 관계를 맺으면서 그들을 도울 능력과 책임이 있다. 노화를 생각할 때면 여전히 경멸적인 개념이 뇌리를 맴돈다. 우리는 그런 낡은 개념에서 완전히 벗어나, 여러 제약을 받는 인생의 제9단계에 이른 사람들과 우리 스스로를 위해서 노화를 더 나은 무언가로 바꿀 수 있다.

위에서 언급한 두 노년 여성은 중요한 연령점에서 서로 아주 다른 길을 걸었다. 한 여성은 더 이상은 나아가지 않겠다고 결정한 반면, 다른 여성은 노쇠했지만 전과 변함없이 결연하게 최선을 다해 앞으로 나아갔다. 노년에 치매를 겪는 심각한 상황에 처할 수도 있고 아닐 수도 있지만, 나이가 들면 치매 같은 중대한 질환 말고도 다양한 증상들이 나타날 수 있다. 이런 상황에서도 전향적으로 보다 나은 길을 찾아나가야 할 것이다. 과학과 종교는 이런 근본적인 사실을 제시한다. 노화는 지식·역할·통찰의 폭을 넓히는데, 이런 능력은 지혜라는 포괄적인 용어로 설명할 수 있다는 점이다. 인생의 제9단계에도 노인들은 사회적 연결고리로서의 역할을 확대하며 중요한 지혜의 보고로 존재한다.

자넷의 삶에서도 이 같은 측면을 엿볼 수 있다. 자넷은 집안에 전해 내려오는 제빵 레시피, 수그러들지 않는 창의적인 능력, 가족 안에서의 역할을 통해서 스스로의 삶과 주변 사람들의 삶의 질을 높여왔다. 노년에도 젊은 시절 못지않게 활발히 쌓아온 그녀의 유산은 3대에 걸쳐 마음속에 명확히 각인되었다. 그러한 사람들의 삶을 살펴보며 우리는 일상적인 우리 존재가 고통스럽고, 혼란스럽고, 불안정해 보이더라도 지혜의 힘이 무언의 탁월한 가능성, 목적, 희망을 이끌 수 있음을 확인하게 된다.

2장

비축분을 키우고, 지혜를 활용하기

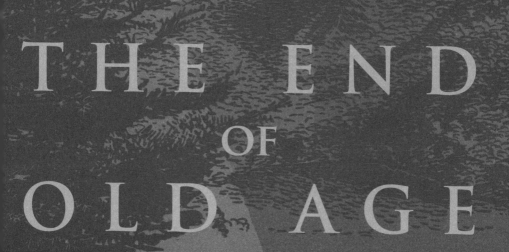

THE END
OF
OLD AGE

고결하고 덕 있게 살아온 삶은…
지금까지의 노고를 행복하게 거두어들이는 것으로
노년을 완성한다.[35]

—키케로CICERO, 『노년에 대하여On Old Age』

나는 여러 해 동안 팜헤이븐이라는 이름의 노인 주거 시설을 정기적으로 방문해서 조현병 같은 만성 정신 질환이 있는 노인 환자들을 진료했다.[36]

조용한 마이애미 동네에 자리한 그곳은 거추장스런 장식이 없는 2층짜리 건물로, 건물 윤곽을 가릴 정도로 우뚝 솟은 떡갈나무와 캐비지 야자나무들이 안마당에 그늘을 드리웠다. 활동 프로그램이 없는 시간이나 해질 무렵이면 사람들은 안마당에 모여 앉아 휴식을 취하거나 담소를 나누고, 담배를 피우기도 했다. 그곳의 주민 30여 명은 50대 후반에서 80대에 이르는 남녀로, 여러 해 동안 정신 병동, 단기 임대 아파트, 노숙을 전전하다가 이곳에 오게 된 사람들이다. 이들은 마치 TV 리얼리티 프로그램 〈서바이버맨Survivorman〉에 나오는 사람들처럼 지금껏 살아온 길이 하나같이 남달랐다.

가령 어두아르도라는 72세 남성은 만성 편집조현병이 있으며 이곳에 오기 전에 몇 년 동안 플로리다 남부 운하 근방에서 지내면서 각종 식물, 달팽이, 벌레를 먹으며 살았다. 80세이며 정신 착란이 있던 수전은 자기가 살던 아파트에 불을 질렀으며, 화재에서 구조된 뒤에는 주립 병원 폐쇄 병동에서 10년 이상을 보냈다. 프랭키는 젊은 시절에 재즈 뮤지션이었던 67세 남성이다. 그는 남부 교외 지역의 작은 클럽에서 공연을 하며 지냈는데, 조현병이 생기면서 자신이 연주하는 트럼펫이 악마의 악기라고 생각하게 됐다. 이제는 이들 모두 노년에 이르러서 정신과 의사 마이클스 박사의 지도하에 다들 비교적 조화롭게 지내고 있었다. 열정과 헌신이 넘치는 마이클스 박사에게 프랭키는 '인어 여왕'이라는 별명을 붙여주기도 했다.

조현병의 증상은 대부분의 임상의들에게 잘 알려진 바와 같이 정신을 피폐하게 만드는 극도의 망상과 환각, 그리고 사회적 기능과 의지력의 장애 등이다. 그러나 조현병의 징후는 병을 가진 사람의 숫자만큼이나 다양하며 마치 여러 가지 색으로 된 옷과 같아서 각 사례별로 모두 다르다. 그러나 정신과 치료와 의료가 개선되면서 조현병이 있는 사람들도 더 오래 건강하게 살아가고 있다. 이런 사람들 중 일정 비율은 겉으로 나타나는 증상은 심각하지 않지만, 나이가 들고 뇌 조직의 손실이 커지면서 인지력이 떨어지고, 매사에 무관심해지며, 자기 안으로 침잠하는 성향을 보이기도 한다.

솔직히 고백하면 팜헤이븐에 처음 가보기 전에는 어느 정도 두려운 마음이 있었다. 조현병 치료는 원래부터 까다로운 데다가 고령자들의 경우에는 나이와 연관된 건강 문제와 신체적 장애라는 짐이 더해진다. 팜헤이븐 주민들이 써오던 약물은 통상적인 치료 방식에서 벗어나 있는 경우가 많았고, 복용약과 주사제 형태로 공급하는 정신병 치료제, 기분 안정제, 우울증 치료제, 최면제, 그에 덧붙여 고혈압이나 심장 질환을 비롯해 여러 질환을 치료하는 약과 함께 사용해서 진료가 대단히 복잡했다. 한 사람의 병력과 지금까지의 처치 방법을 파악하는 것만으로도 힘겨운 과제였다. 그래서 나는 앞으로 그곳 주민들을 만나게 될 팜헤이븐의 소회의실에서 여러 날 동안 오후 시간 내내 자료를 조사하며 철저히 준비하는 시간을 보냈다.

그런데 실제로 부딪쳐보니 짐작했던 것과는 사뭇 달랐다. 이곳 거주자들이 조현병 후유증으로 여전히 고생하고 있는 것은 분명했지만, 다른 한편으로 보면 평생 겪었던 정신병 증상이 물러가면서 지금껏 그어느 때보다 삶에 적극적으로 임하는 사람들이 많았다. 도와줄 사람이 항상 있는 안정된 환경에서 지내고 있으며, 치료를 위한 여러 활동에 참여했던 것이 효과를 발휘했기 때문이었다.

예컨대 도로시라는 여성은 정신병 치료제를 장기간 복용한 부작용으로 혀와 얼굴 근육의 움직임이 심각하게 뒤틀리면서, 말 그대로 흉측한 꼴이 되어 보는 이들에게 혐오감을 불러일으켰다. 하지만 마주 앉아 이야기를 나눠 보니 그녀는 사교성 있고, 정이 아주 많고, 가족을 아끼고 사랑하는 사람이었다.

또 올리버 같은 사례도 있다. 그는 눈을 휘둥그렇게 뜨고, 막 자다 깬 사람처럼 항상 잔뜩 헝클어진 머리를 하고 있으며, 입과 두 뺨, 손가락 등 담배 연기가 닿는 곳은 모두 누런 담배 얼룩에 찌들어 있었다. 쩌렁쩌렁 울리는 목소리로 으르렁 거리듯 쏟아내는 그의 말투에는 남부 사투리의 흔적이 여전히 남아 있었다. 팜헤이븐에서 노년을 보내며 그는 정신병자 같아 보이는 골초에서, 시를 쓰고 노래를 만들며 큰 가방에 고이 간직했던 앨범을 보여주며 가족 자랑을 하는, 적극적인 사람으로 바뀌었다.

도로시나 올리버 같은 환자들에게서 받은 인상은 내 동료 노인정신과 의사인 딜립 제스트 박사의 연구를 접하며 더 확고해졌다. 제스트는 미국에서 가장 뛰어난 노인 조현병 전문가 중 한 사람으로 꼽힌다.[37] 그는 일찍이 조현병 환자들 중에 나이가 들면서 병이 호전되는 사례가 일부 있는데, 그 사람들이 특별히 건강하거나 원기왕성하지는 않다는 사실에 주목했다.

제스트가 관찰한 바에 따르면 그 환자들의 상태가 개선된 이유는 환자들이 자신의 병을 더 깊이 이해하고 병세를 호전시키는 데 더 적극적으로 참여했기 때문이었다. 그뿐 아니라 이들은 나이가 지긋해지면서 지혜, 회복력, 긍정적 태도 같은 장점이 발달하였음을 발견했다. 제스트는 나이 듦의 이런 장점에 흥미를 느끼고, 지혜의 개념을 더 깊이 파고들기로 마음먹었다. 당시 심리학 문헌에서 지혜에 관한 연구는 전무하다시피 했기 때문에, 그는 자신의 뿌리인 인도의 문헌을 조사하는 것에서부터 시작했다.

제스트는 인도 서부 푸네에서 살던 어린 시절에 제임스 힐턴James Hilton's이 1933년에 쓴 소설 『잃어버린 지평선Lost Horizon』을 읽고 큰 감명을 받았다. 이 책은 '샹그릴라'라는 소설 속 신천지에 초대된 몇 명의 영국인들에 대한 이야기다. 히말라야 고원지대에 숨겨진 샹그릴라의 주민들은 수풀이 우거진 온화한 계곡에서 건강하고 행복하게 예사로 수백 년씩을 산다. 비록 『잃어버린 지평선』이 허구의 이야기에 불과하다는 사실을 알고 실망했지만, 더 나은 노년에 대한 이상은 평생토록 제스트의 머릿속을 떠나지 않았다. 제스트의 주위에는 인도의 영화, 콘서트, 정치를 접하는 데 도움을 주었던 삼촌과 할아버지, 그리고 나중에 정신의학 분야에서 그의 멘토였던 N. S. 바이아 박사처럼 왕성하고 활기찬 노년을 보내는 롤모델이 늘 있었다.

또한 제스트가 노년에 관한 긍정적인 견해를 갖게 된 데에는 힌두교와 힌두교 문화의 영향도 있었다. 그가 살던 마하라슈트라 주에서 가장 인기 있는 힌두교의 신으로 코끼리 얼굴을 한 '가네샤'라는 신이 있었다. 가네샤는 지혜와 학문의 신이었으며 장애물을 없애주는 존재로 알려졌다. 형형색색의 화환으로 장식한 가네샤의 조각상이 뭄바이 거리를 출발하면 목적지인 근방의 수로 물속에 들어갈 때까지, 매년 이 신을 추종하는 군중 수백만 명이 행렬을 이루어 춤을 추며 조각상을 운반한다. 제스트는 가네샤의 정신을 나이 듦에 적용해서, 우리 인간은 삶의 여정에서 나이와 연관된 장애물을 제거할 수 있도록 계속해서 배우고 지혜를 얻는다는 주장을 펼쳤다.

또한, 그는 힌두교 경전 『바가바드 기타』를 세세히 연구해서, 지식, 자기통제, 통찰, 겸손함 등 지혜를 묘사하는 수많은 해석을 찾아냈으며, 다른 많은 종교들도 지혜를 그와 비슷한 개념으로 보았다는 사실을 발견했다.[38] 그러면서 그는 자신의 성장 배경, 종교, 문화, 과학적 연구까지 모든 측면에서 나이 드는 과정이 어떻게 특유의 장점으로 발전하는지를 깨닫게 되었다.

주민들의 퇴행성·진행성 정신 질환이 나이가 들면서 호전되는 것을 보면, 팜헤이븐은 여러모로 볼 때 마이애미의 샹그릴라 같은 곳이었다. 그들의 인생에서 노벨상을 수상한 수학자이자 영화 〈뷰티풀 마인드〉의 실제 모델인 존 내쉬의 유명한 이야기가 떠오른다. 존 내쉬는 편집 조현병이 발병하면서 뛰어난 학자로서의 여정을 갑자기 중단해야 할 상황에 처한다. 하지만 노년에 이르러서 증상이 거의 사라졌으며, 연구하고 가르칠 능력이 새로 생겨났다. 존 내쉬와 같은 사람들은 나이 듦에 관한 놀라운 역설을 드러낸다. 우리 몸과 두뇌가 측정 가능한 양상으로 퇴보하는 건 분명하지만, 전체적인 기능은 전과 다름없이 안정적으로 작용하며 어떤 측면은 오히려 개선되기도 한다.

이처럼 나이 듦이 만성 정신 질환을 앓는 환자들을 호전시키는 효과가 일부 나타났는데도, 우리는 정신적으로 더 안정된 사람들에게는 어떤 도움이 될 것인지를 그저 상상해볼 수밖에 없다. 이런 역설을 어

나이 듦이 어떻게 도움이 되는가

나이 드는 것은 얼핏 보아서는 뇌의 적처럼 느껴진다. 자기공명영상MRI 촬영으로 뇌의 크기를 측정한 연구들은 30대 초반부터 뇌 조직이 조금씩 손상되기 시작해서 60세 이후로는 손상되는 속도가 더 빨라진다고 보고한다.

노화하는 두뇌를 면밀히 관찰하면 뇌 세포나 뉴런의 수가 감소하고 신경 연결이 소모되며, 단백성 플라크proteinaceous plaques가 부쩍 많아진 것이 확인된다. 물론 뇌의 어떤 영역을 조사했는지에 따라서 시간에 따른 궤도의 변화가 조금씩 다르기는 하지만, 이런 변화는 나이가 들수록 더 빈번해지며, 특정한 정신적 변화와 직접적으로 연관되기도 한다. 비정상적인 단백질 침착이 뉴런의 안팎에서 폭발적으로 나타나면서 다른 세포와의 연결을 끊고 혈액 공급을 막아서 결국에는 세포들을 죽이는 알츠하이머병 같은 신경 인지적인 장애의 경우는 전망이 더 어둡다. 그렇다면 나이 들어가는 사람의 일반적인 뇌를 살펴보는 것만으로는 크게 낙관할 만한 구석이 없다고 보아야겠다.

우리 대부분은 나이가 50대 이상이 되면 뇌의 능력이 바뀐다는 사실을 잘 알고 있다.[39] 하지만 한편으로는 우리의 지식이나 기술, 그리고 다른 이들과 소통하는 능력은 여전히 지속되며, 경험이 쌓여감에 따라 함께 발전해간다. 이러한 것을 '결정적 지능'이라 부른다. 이 결정적 지능은 자신의 삶을 지탱하는 토대이자 자부심 역할을 한다. 또한 80~90대에 이를 때까지 삶을 이루는 모든 활동의 기반이 된다.

그러나 우리 대부분은 나이 들수록 점점 기억력이 전처럼 또렷하지 않고, 혀끝에서 어떤 것들이 맴돌며 기억이 날 듯 말 듯 하는, 소위 '설단 현상'이 더 흔하게 나타나는 것을 경험한다. 또 멀티태스킹이 힘들어진다. 때문에 날마다 쏟아지는 정보를 꼼꼼하게 살펴서 추리고, 몇 가지를 선택하여 집중할 것인가를 더 따져보고 결정하게 된다. 추론 능력, 문제 해결력, 패턴 인지력의 기반이 되는 이런 능력들은 '유동성 지능'을 이루어, 중년을 지나 노년으로 넘어갈 때 모든 사람이 어김없이 급격한 저하 현상을 겪는다. 곡선 그래프로 표현하면 유동적인 기능이나 결정적인 기능 모두 가변적인 굴곡을 나타내지만, 80대와 90대에 이르면 두 가지 기능 모두 피치 못하게 갈수록 떨어지는 곡선이 된다.

그런데 우리는 나이 듦을 이런 인지적인 변화에만 기초해서 생각하는 경향이 크다. 즉 정신이 육체와 똑같은 전철을 밟아서 느려지고, 안 좋아지다가, 결국은 아주 못 쓰게 된다고 추측하는 것이다. 내 친구가 50세 생일에 받았던 짓궂은 선물에서처럼, 우리는 나이 든 우리 스스로를 '히스테리 부리고, 뭔가 앞뒤가 잘 안 맞으며, 지적 능력이 떨어지는 정신 나간 백발의 영감탱이'로 흔히 묘사한다.

그런데 이는 노화를 인종 차별이나 성 차별에 못지않게 멸시하는 부당한 표현이다. 만약 이와 같은 말을 생일 파티가 아닌 다른 데서 들었다면 항의해야 마땅했을 것이다. 비록 뇌의 노화를 인정하는 분위기가 널리 용인되고 있다고 하더라도 그런 분위기는 왜곡과 오해의 발단이 된다. 다음과 같은 여러 근본적인 사실이 작용하기 때문이다.

인간은 생각보다 복잡한 존재다: 제한적이며 인위적인 인지력 테스트의 평균 결과로 실질적인 인간 능력의 다양성과 복잡성을 담아내기에는 무리가 있다. 예를 들면, 수학적인 능력을 측정하는 표준화된 시험에서 어쩌다보니 낮은 점수가 나왔지만, 실제로는 지략과 창의력이 뛰어난 사람들이 많다. 시험에 약하다고 다른 뛰어난 능력들이 없어지는 건 아니다.

느리다 ≠ 더 나쁘다: 행동이 느리다고 해서 반드시 더 나쁜 것으로 볼 수는 없다. 노인들이 정신적으로 처리 속도가 더 느려진 것은 유형이나 결과 면에서 동등하거나 오히려 더 나은 방식으로 접근했다고 볼 수도 있기 때문이다. 가령 젊고 민첩한 두뇌는 주의 집중에 방해가 되는 지문이 포함된 복잡한 문장을 노년의 두뇌보다 더 빠르게 읽어낼 수 있겠지만, 글의 내용을 파악하는 능력은 처리 속도가 느린 노년의 두뇌가 대체로 더 뛰어나다.[40]

장점에 대한 고려가 부족하다: 지혜와 창조성 같은 나이가 들면서 생기는 많은 장점들은 평가하기는 힘들지만 분명히 존재하며, 대단히 긍정적인 영향을 끼친다.

보완할 수 있다: 인간의 정신과 두뇌는 지금껏 축적된 광대한 지적인 능력으로 손실을 보충할 수 있다.

그렇다면 서론에서 제기했던 질문에 다시 한 번 답해보면서, 나이 듦이 자신의 사고와 행동 개선에 어떤 식으로 도움이 되는지를 생각해보자.

당신이 21세였을 때와 지금을 놓고 보았을 때, 어느 때 더 현명한 결정을 내릴 것이라고 생각하는가? 젊을 때를 떠올려보면 당시에는 젊음의 혈기와 패기가 가득하고 신체와 두뇌의 기능이 최고조에 이르렀기 때문에, 처음에는 젊은 나이가 무조건 좋다고 믿을지 모른다. 그래서 나이 든 두뇌를 다시 젊게 만들 수 있는 방법을 궁리한다. 그러나 우리들 대부분이 본능적으로 잘 알고 있듯이, 더 현명한 결정을 내릴 수 있는 건 한창 젊을 때가 아니라 당연히 '지금'이다. 어째서 그럴까? 논리적으로나 실제로나, 나이가 드는 과정은 21세에는 범접하지 못할 근본적인 방식으로 우리를 변화시키기 때문이다.

1. 세월은 지식과 경험, 기술을 축적시킨다.

2. 숱한 시행착오를 겪으며 교훈을 얻은 덕분에 판단력이 향상되며, 역경에 부딪혀도 인내하게 된다.

3. 실패를 겪으면서 겸손과 감사, 공감 능력 및 타인과의 건강한 의존 관계를 키운다.

4. 후손에 남길 유산에 대한 야망과 열망은 새로운 것을 창조하고 만들고자 하는 동기를 불러일으킨다.

5. 죽음이 가까워지면서 우선순위가 바뀌고, 인생을 보는 통찰력과 초월적 감각이 발달한다.

즉 '지식, 판단, 공감, 창조성, 통찰'의 중요한 다섯 가지 긍정적인 성향은 나이가 드는 과정을 통해서만 지속적으로 발달한다. 가장 현실적이고 유익한 결정을 내리는 능력은 이런 특성들에 좌우되고, 이에 발맞추어 성장한다. 이 다섯 가지가 합해지면, 나이 듦의 가장 큰 선물인 '지혜'가 된다.

지혜는 뿔 다섯 개짜리 왕관이다

은퇴 이후나 큰 재해에 대비하려면 자산을 분산해서 비축해야 한다는 건 다들 잘 알 터이다. 그와 유사하게 인간의 두뇌는 노화하면서 손상, 질병, 장애가 발생하더라도 계속해서 기능할 수 있도록 육체와 정신을 위해 일종의 보험에 해당하는 보호용 '비축분reserve'을 만들어 둔다. 이런 비축분은 눈에 띄는 기능 감퇴가 나타날 때 우리가 얼마만큼 감내할 수 있는지를 결정하는 기준이 된다.

이것은 신경가소성neuroplasticity이라고 불리는 과정을 통해 새로운 능력을 키울 수 있게 한다. 그리고 폭넓은 지적·감정적·영적 경험과 능력을 쌓을 수 있게 하는데, 필요에 따라서 이런 경험과 능력은 끊임없이 확장되는 필수적인 정신적인 힘, 즉 지혜로 활성화되기도 한다.

사람들이 일반적으로 생각하는 지혜의 개념은 제한적이고 정형화되어 있다. 흔히 떠올리는 지혜의 개념으로는 어떤 갓난아기를 두고 서로 자기 아기라고 다투는 두 엄마 중에서 진짜 엄마가 누구인지를 가리는 솔로몬 왕과 같은 이미지이다. 혹은 흰 수염을 한 노인이나 긴 머리에 숄을 두른 나이 든 여인이 바람직한 삶에 대한 경구를 읊는 모습을 떠올린다. 때로는 단순히 사각모와 안경을 쓴 올빼미로 그려지기도 한다. 이런 상징들은 나이가 지긋하고, 순결하고, 위대하거나, 초월적인 힘이 가득한 것이 지혜와 관련 있음을 은연중에 내비치지만, 정작 지혜란 무엇인가를 포괄적으로 설명해주지는 않는다.

일반적으로는 지혜를 '축적된 지식과 경험을 의사 결정에 능숙하게 적용하는 능력'으로 정의할 수 있다. 한편 폴 발테스Paul Baltes의 저명한 연구인 '베를린 위즈덤 패러다임Berlin wisdom paradigm'에서는 지혜를 '좋은 인생을 계획하고 꾸려가는 데 필요한 전문적인 지식'으로 정의한다.[41] 그런데 그런 정의를 조금 더 확장해서 해석할 수 있다. 지능과 마찬가지로 지혜가 다면적인 능력이라는 점이 철학적으로나 과학적으로 널리 인정되고 있기 때문이다. 우리는 나이가 들면서 각자 서로 다른 형태의 지혜를 발전시킨다. 이러한 지혜는 우리가 가진 약점이나 한계를 초월하거나 보완할 수 있게 한다.

그렇다면 지혜를 이런 포괄적인 개념으로 받아들여, 노년이 되면 모두들 뿔이 다섯 개 달린 왕관을 쓰는 것으로 상상해볼 수 있다. 해가 거듭될수록 다섯 개 뿔에는 귀중한 보석이 계속해서 덧붙여진다. 왕관과 보석은 비축분을 상징하며, 이는 오랜 세월에 걸쳐 축적한 정신적인 능력으로 구성된다. 그렇게 되면 각자 왕관을 어떻게 쓰고, 왕관의 힘을 어떻게 사용하는지가 바로 지혜로서 드러날 것이다.

왕관 위를 장식한 뿔 다섯 개는 각각 비축분과 지혜의 하위 유형들이며, 다섯 가지의 긍정적인 성향의 기초가 되는 것으로 '학자savant, 현자sage, 관리자curator, 창조자creator, 예지자seer'로 부를 수 있다. 지혜의 이런 형태는 삶의 조건에 관계없이 모든 나이 든 사람들에게 적용된다. 인생의 제9단계에 있는 사람들도 예외가 아니다. 노년의 모든 이들은 뇌 활동이 변화하기 때문에 나이와 관련된 기능 감퇴가 나타나지만, 반면 뇌 활동이 변화하는 덕분에 새로운 능력을 키우고 발전시킬 수 있는 것이다. 이 요소들은 나이가 들면서 강해지며, 회복력, 목적성, 창조성을 발전시키는 고유의 역할과 정체성을 통해 표현된다.

학자: 나이 들었어도 여전한 슈퍼 히어로

메리는 94세의 지긋한 연세였지만 매주 일요일이 되면 의례적인 일정 두 가지를 거르는 법이 없었다. 바로 아침에 성당 미사에 참석하는 것과 가족들과 함께 저녁 식사를 나누는 일정이었다.

성당에는 손자 그레그가 동행했고, 미사가 끝난 뒤에는 딸 빅토리아가 집까지 데려다 주었으며, 몇 시간씩 걸리는 저녁 식사 준비를 곁에서 도왔다. 메리가 만드는 요리의 숨겨진 비법이라고 하면 주특기인 토마토소스, 미트볼, 라자냐에 기본 재료로 쓰이는 올리브오일, 마늘, 소량의 포도주를 넣는 것이다. 손자가 고기를 사오면 메리가 잘게 썰고 다져서 미트볼을 만드는데 고기로는 돼지고기, 송아지고기, 쇠고기 스테이크를 주로 쓰지만 가끔은 특별한 재료인 돼지 도가니를 쓰기도 한다. 그녀가 만드는 특별한 요리들은 모두 따로 적어 놓은 조리법 없이 어머니, 할머니, 그 위로도 헤아릴 수 없이 많은 세월 동안 시칠리아인 집안 여성들 대대로 전수되어 내려온 것이다.

이런 일요일의 정례적인 일과는 지난 몇 년 동안 사랑하는 아들, 딸, 남편이 연달아 세상을 뜨는 큰일을 겪은 메리가 힘을 내고 삶의 목적을 찾는 데 도움이 됐다. 나머지 가족들은 한 주도 거르는 법 없이 일요일 오후가 되면 집에 찾아와 함께 식사 준비를 하고, 기도하고, 저녁을 먹었다. 모두 각기 맡은 역할을 다했지만, 그중에서도 특히 메리는 유명 이탈리안 레스토랑 못지않은 솜씨로 양념을 하고, 섞고, 구워 완벽한 맛을 내는 지식과 기술이 있었다. 그뿐 아니라 메리는 재봉, 뜨개질, 패션 디자인에도 뛰어난 재주가 있어서, 영부인이었던 메이미 아이젠하워에게 패션 부문의 권위 있는 상을 받은 적도 있다.

메리에게는 일생에 걸쳐 쌓은 지식, 기술, 전문성이 있으며 그것을 알리고, 나누고, 가르치는 능력 또한 있다. 나는 메리와 같이 현명한 사람들을 '학자savant'라고 지칭한다. 이 단어는 '안다'는 뜻의 프랑스어 'savoir'에서 유래한 것으로, 특정 분야에서 비범한 능력을 가진 사람을 가리킬 때 주로 사용된다. 학자라는 용어에 함축된 '나이 든 슈퍼히어로' 같은 특성은 사람들 대부분에게 있지만 대개 인식하거나 소중히 여기지 못한 채 지나간다.

메리는 물론 특별한 능력으로 세상에 이름을 널리 알린 사람은 아니었지만, 가족들 사이에서는 가장 중요하고 유력한 능력을 보유한 존재였다. 자식과 손자 손녀들은 메리의 능력에 감화하여 그녀가 하는 말을 귀담아들었다. 그녀처럼 토마토를 썰고 섞은 다음 적당량의 마늘을 짓이겨 넣고 바질을 한 움큼 뿌리는 손놀림을 관찰하고 따라했다. 요리책에는 각 요리에 필요한 재료가 정확하게 적혀 있지만, 메리는 마치 부모의 고향인 시칠리아 마을의 활기 넘치는 구불구불한 골목길이 눈앞에 있는 듯 술술 펼쳐내는 동작으로 요리책의 설명을 대신했다.

훌륭한 이야기꾼으로, 솜씨 좋은 재봉사로, 이탈리아 요리의 달인으로서 메리의 역할은 나이가 지긋해지면서 더욱 깊고 성숙해졌다. 가족과 친구들은 메리를 우러르고 존경하는 마음으로 한데 뭉쳤다. 시칠리아의 철학자 엠페도클레스는 현명한 사람을, '신성한 왕관과 활짝 편 화관으로 장식하고, 모든 사람들에게 존경받는 자'로 묘사했는데, 메리야말로 그런 현명한 사람이었다.[42]

이런 '학자'의 특성을 보이는 사람들의 강점은 방대한 지식이라는 비축분이 있다는 것이다. 해부학적인 수준에서 보면 이러한 뇌의 비축분brain reserve은[43] 순전히 뉴런의 개수, 밀도, 연결성에 의해서만 결정된다. 하지만 더 높은 수준에서 고려하면 인지적인 비축분cognitive reserve도 뇌의 비축분에 포함된다. 인지적인 예비 능력은 해가 갈수록 차곡차곡 쌓아가는 기본적인 지능, 기술, 경험으로 구성되며, 이런 비축분은 나이와 관련된 이유나 병리학적인 이유로 뇌가 손상되더라도 정해진 기능을 계속 유지할 수 있도록 보장하는 일종의 보험과 같은 역할을 한다.

나이가 들면 이런 비축분에도 조금씩 손실이 발생하지만, 노년의 뇌에서는 그것을 보상하기 위해서 놀라운 일이 벌어진다. 인지 과학자 데니스 파크와 퍼트리샤 로이터 로렌즈가 제시한 노화와 인지의 스캐폴딩 이론STAC: scaffolding theory of aging and cognition에 따르면,[44] 나이 든 두뇌는 보다 제한적인 영역에서 수행하는 과업을 성취하기 위해서 공사장의 비계scaffolding처럼, 지지대 역할을 하는 네트워크를 구성할 수 있다고 한다. 정신적인 과업을 뇌의 다른 영역에 분담시키는 이 과정은 보상과 연관된 신경회로의 활용CRUNCH: compensation-related utilization of neural circuits이라고 부르는데,[45] 이 과정은 특히 고도의 정신력이 필요한 활동과 수준 높은 일을 하는 고령자들에게 유의미하게 작용한다.

노년의 두뇌에서는 한쪽 반구에서 반구비대칭감소HAROLD: hemispheric asymmetry reduction라고 불리는 과정이 흔히 형성된다. 다른 영역에서 동일한 뇌 활동이 수행되는지 아니면 다른 전략이 개입하는지는 확실하지 않지만, 정해진 수준의 인지 기능을 유지하려면 이러한 반응들이 필요하다.

한편, 스캐폴딩, 신경회로의 활용, 반구비대칭감소가 노년의 뇌 기능 손실을 보완하는 데 분명 중요하게 작용하지만, 인지 기능이 자기 자신보다 30~40년은 젊은 사람들의 평균과 대등하거나 심지어 월등한 노인들이 있다. 인지적인 노화의 영향을 받지 않는 듯한 그런 사람들은 어째서 그런 것인지를 이해하려면 추가적인 요인에 관한 설명이 필요할 것이다.

예를 들어 최상급 피아노 연주자들을 다룬 한 연구를 보면, 연주자들이 노화의 영향으로 뇌의 전반적인 처리 속도가 늦어졌지만, 규칙적으로 연습하고 음악 활동에 몰입함으로써 음악 활동과 연관된 처리 속도를 높은 수준으로 유지한다고 설명했다.[46]

80대에도 기억력을 온전히 보전하는 이른바 '슈퍼에이저Superager' 들은 뇌 조직 손상이 거의 없으며, 좌측 전대상피질ACC: anterior cingulate cortex이 이례적으로 발달해 있었다.[47] 전대상피질은 집중, 동기 부여, 오류 발견, 감정 인식을 비롯한 여러 기능을 담당하는데, 이 모두가 지혜의 핵심적인 하위 요소에 속하는 특성들이다. 그 밖에 유전성이나 생활 방식과 관련한 요소들도 건강한 인지 기능을 유지하는 데 기여하는 것으로 보인다.

그렇다면 내재적인 지식과 기술을 증명하거나 말로 표현하기 힘든 상황, 인생의 제9단계에서는 학자적인 특성이 어떤 역할을 할까? 이 단계에서 지혜의 학자적인 측면은 다른 시기보다는 활발하지 못하지만, 그렇더라도 여전히 당사자와 그 가족, 친구, 사회에 영향력을 미치며 의미 있는 역할을 한다. 학자적인 능력은 궁극적으로는 존재 자체를 위한 중요한 보고이자, 증거이자, 상징이 된다.

이와 관련해 개인적으로 코라라는 저명한 목사의 부인이었던 85세 여성의 사례가 떠오른다. 코라는 나이가 들면서 단기 기억력이 안 좋아졌고, 자신에게 문제가 생겼다는 것을 인식하지 못했다. 또 발작적으로 피해망상에 빠져서 남편을 질책하거나 약을 먹지 않겠다고 우겼다. 그녀와 마찬가지로 고령인 그녀의 남편은 교회와 지역사회에서 여전히 영향력 있는 위치에 있었는데, 그런 부인의 상태 때문에 때로는 큰 괴로움을 겪었다. 하지만 교회 행사에서 코라는 목사의 아내로서 훌륭한 본보기를 보였다. 그녀는 품위 있고, 매력적이고, 멋들어진 정장을 차려 입고(모자까지 꼭 챙겨서 썼다) 예배에 참석했으며, 신도들과 함께 상황에 딱 맞는 정확한 성경 구절을 읊었다.

코라는 시민 평등권 운동 시절의 경험과 아이 다섯을 훌륭하게 키워낸 경험으로 교회 내에서 젊은 여성 신도들에게 공경을 받았다. 사람들은 코라에게 기억력 문제가 생겼다는 것을 기본적으로 알고 있었지만, 그 사실이 그녀에 대한 인상을 바꿔 놓거나 그녀의 존재감을 약화시키지는 않았다. 최근에 있었던 일을 잘 기억하지 못할지 모르지만 그녀는 자신이 존중과 존경을 받고 있다고 항상 느꼈으며, 그런 덕분에 스스로 자존감을 가지며 좋은 기분을 유지할 수 있었다.

다른 가족이었다면 집안에 코라와 비슷한 문제를 겪는 가족이 있다는 사실을 남들에게 숨기기가 쉬우며, 그러는 것도 충분히 이해할 만하다. 그러나 나와 친분이 있는 그 목사는 진행성 치매를 앓는 부인을 둔 비탄과 부담을 느끼면서도 남들에게 감추려고 하지 않았다.

현자: 일상의 평화를 찾아내는 사람

아가타는 남편을 잃고 혼자 사는 88세 여성으로, 자동차 사고를 당하면서 엉덩이뼈가 골절되는 부상을 입고 이후 여러 합병증으로 장기간 병원에 입원한 전적이 있었다. 그녀는 오랜 병원 생활을 한 뒤로 심각한 우울증에 빠져 괴로워하다 나를 찾아왔다.

그녀는 겉으로 드러나는 모습은 침울했지만, 그 안에는 가족에게 헌신하는 놀라울 정도로 밝고 사려 깊은 모습이 감춰져 있었다. 그녀는 평생에 걸쳐 큰 불행을 여러 차례 겪으면서도 집안을 이끌어왔다. 허리케인 앤드류의 피해로 집이 무너지고, 가족 사업이 망하고, 남편을 잃는 등 끔찍한 일을 당했지만, 그럴 때마다 늘 뱃머리를 제 위치로 돌려서 앞으로 전진해나갔다. 다행히도 아가타는 심리 치료를 받으면서 상당한 차도를 보였다.

하루는 그녀의 아들 스티븐과 며느리 제시카가 내게 전화를 했다. 결혼한 지 25년이 된 그 두 사람은 근래에 사이가 크게 갈라지면서 별거를 해왔고, 이제는 이혼을 준비하고 있다고 했다. 아들과 며느리는 어머니에게 이 사실을 말해도 될지, 한다면 어떻게 전달해야 할지 전전긍긍하고 있었다. 아가타의 사고방식이 대단히 보수적이라고 생각했던 두 사람은 혹시라도 아가타가 이혼 소식을 듣고 큰 충격을 받지 않을까 걱정했던 것이다.

나는 아가타가 그들이 생각하는 것보다 이해심이 많고 사고가 개방적이어서 어떤 소식을 듣더라도 감당할 수 있을 것이라고 말해주었다. 두 사람은 내 말에 확신을 갖지 못하고, 그 사실을 털어놓지 못한 채 차일피일 미루고 있었다. 그러다 나중에는 다른 사람을 통해 그 이야기가 흘러들어 그녀가 더 상처받게 만들지 모를 상황에까지 이르렀다.

결국 스티븐 부부는 어머니를 만나 사실을 털어놓고, 크게 걱정하지 말라면서 둘이 헤어지더라도 앞으로도 자주 찾아뵙겠다고 약속했다. 그런데 최악의 상황이 벌어지지 않을까 우려했던 두 사람은 아가타의 반응에 깜짝 놀랐다. 아가타는 조용히 이야기를 듣고 나서, 어째서 두 사람의 마음이 그렇게 격해졌느냐고 물었다. 그러면서 두 사람의 손을 부여잡고 벌써 여러 해 동안 회피해왔던 부부 상담을 이제는 정말 받아보는 게 어떻겠느냐고 권했다. 또 아가타는 자기가 살아오면서 남편과 어떤 갈등을 겪었고, 그 위기를 어떻게 극복했는지 들려주었다. 경솔하고 섣부르게 이혼을 결정하면 이제껏 노력해서 지켜온 가족이 깨질 것이라면서, 두 사람이 심리 상담을 받게 되면 아이들도 꼭 함께 참여시켜야 한다고 말했다. 스티븐과 제시카는 처음에는 어안이 벙벙해서 아무 말도 못했지만, 아가타의 훈계를 충분히 들은 뒤에 그 집안 여성 가장의 현명한 충고를 따랐다.

아가타가 보여준 지혜는 단순히 나이를 먹으면서 축적한 지식과 기술, 학자적인 경험에 그치는 것이 아니다. 그 위에 판단 능력과 문제 해결에 적용하는 미덕(예: 용기)과 가치(예: 가족 단결의 중요성), 그리고 통찰이 더해진 것이다. '맛보다'와 '구별하다'라는 뜻을 가진 라틴어 동사 'sapere'에서 유래한 현자savage는 그와 같은 유형의 지혜를 적절히 반영한 용어. 현자라는 용어는 '아는 사람knower'이나 '행동하는 사람does' 이상의 의미가 있다. 단순한 전문가에 그치는 것이 아니라 능동적인 판단을 내리는 사람, 즉 멘토, 가이드, 코치가 된다.

현자는 교착 상태를 깨고, 대의를 추구하고, 필요한 결정을 내린다. 현자는 한 발은 과거에, 다른 한 발은 미래에 둔 상태에서 갈등을 해소하고 사람들의 시각을 넓힐 방법을 찾기 위해 고민한다. 배운 교훈을 기초로 어떻게 하면 더 큰 목표를 이룰 수 있을지 현명한 조언으로 제시한다.

현자는 생각을 마음대로 다루고 논리와 추론으로 문제를 해결하는 최적의 힘을 갖춘, 완전히 성숙한 사상가가 아닌가 하는 생각이 들기도 한다. 신경과 전문의인 엘코논 골드버그는 그런 현명한 사람은 직접 수없이 많이 반복하여 해보고 경험했기 때문에 패턴 인지 능력이 대단히 뛰어나다고 규정했다.[48] 그는 우리가 효과적인 해법이 가득한 일생의 '신경계 도서관'을 참조하고, 그 내용을 새로운 문제 해결에 적용할 수 있다고 믿는다.

현자의 강점은 이렇게 고도로 추상적인 사고를 근간으로 한다. 하지만 마땅한 해결책을 즉시 찾기 힘들 때는 그런 패턴을 초월할 수 있다. 그러려면 기존의 행동 기준을 보류하고, 이데올로기를 잠시 접어두고, 사안의 문맥을 살피며 서로 다르거나 대립하는 접근 방식과 시스템을 고려해야 할 것이다. 심리학자인 기셀라 라보비 비에프Gisela Labouvie-Vief 박사는 노년의 인지 능력이, 우리 각자가 지닌 욕구와 가치가 타인의 신념·욕구와 대립하거나 차이가 날 때 이를 통합하고 중간에서 균형을 잡는 데 능하다고 설명한다.[49] 그렇게 되면 우리가 내리는 결정은 공익에 더 잘 부합한다.

가령 아가타는 '이혼은 죄'라는 신념체계 내에서 교육을 받았지만, 자기 스스로도 결혼 생활을 하면서 시련을 겪어봤기 때문에 아들과 며느리의 입장을 이해하고 아끼는 마음을 함께 고려했다. 그리고 다양한 가치들이 상충하는 보다 넓은 견지에서 상황을 파악했다. 그녀는 개인의 신념이 지속적으로 바뀌는 데 따른 모호성과 세상의 가치가 끊임없이 변화하는 데 따른 불확실성, 이를 모두 용인하는 방법을 삶의 경험에서 배웠다. 그래서 교착 상태에 처한 아들과 며느리를 보고, 아가타는 자신의 도덕적인 가치관과 가족 내에서 존중받는 현자로서의 상황을 고려하여 판단을 내렸다. 그리하여 심각한 균열이 생긴 곳에 다리를 놓을 수 있었고, 가족들은 한층 짜임새 있고 유용한 해결책을 모색할 수 있었다.

아가타에게는 현자가 될 능력과 연관된 어떤 특별한 성향이 있었던 걸까? 보상과 연관된 신경회로의 활용이나 반구비대칭감소가 영향을 끼쳤다고 보는 사람도 있을 것이다. 이 두 가지 모두 문제를 분석하고 해결하는 과정에 두뇌의 다른 영역의 도움을 얻는 것으로, 아가타가 다양한 이해관계와 의견을 따져보고 통합했던 것이 이에 해당한다.

또 현자의 지혜에 필요한 특별한 요소 중에는 오랫동안 간직했던 감정, 가치, 목표를 재구성하는 능력도 있다. 이는 삶의 지평이 좁아지는 상황에 직면하게 되면서, 정서적인 반응을 더 잘 다스리고, 보다 긍정적이며 유의미한 경험을 찾겠다는 결심에서 나온다. 노년에는 두뇌의 감정 조절 중추인 안와내측 전전두피질orbitomedial prefrontal cortex이 두려운 감정을 유발하는 영역인 편도체amygdala 보다 우세하기 때문에 그런 결심을 젊을 때보다 더 잘 이행할 수 있다.[50]

실제로 스티븐과 제시카의 편도체는 두 사람의 이혼 소식이 아가타에게 충격을 줄 것이라고 해석했고, 그러면서 두려움과 불안의 감정이 유발됐다. 하지만 아가타의 뇌에서는 그와는 상당히 다른 반응이 나타났다. 그녀는 몇 년 동안 큰 스트레스를 겪어 내면서 안와내측 전전두피질의 회로들이 발달했기 때문에 이 회로들이 편도체에서 생성된 두려움의 반응을 억제하고, 잘 통제된 긍정적인 감정 반응을 유발했다. 아가타에게는 지혜를 행동으로 옮기는 그런 능력이 있었기 때문에 과도한 감정적 부담에 휘몰리지 않을 수 있었고, 그보다 더 중요한 가치와 목표를 따져볼 수 있었다.

제9단계에 다다른 현자는 비록 실제 행동에 옮기는 데 제약이 따르는 경우가 많지만, 그럼에도 스트레스와 문제들이 닥치면 회피하지 않고 수용하는 태도를 보인다. 비록 활동에는 제약이 있더라도 무엇이 적절하고 중요한지를 본질적으로 알고 상호간에 유익한 관계나 활동에 지속적으로 참여하려고 하기 때문이다. 나는 이들을 '직관력 있는 지원자들intuitive supporters'이라고 칭하고 싶다.

이런 제9단계의 현자의 예로, 내가 일하는 요양원에 거주하고 있는 100세의 남성 칼로스를 들 수 있다. 집안의 가장이었던 칼로스에게는 딸이 두 명 있는데, 그 둘은 돈 문제로 불화가 생긴 뒤 서로 말도 거의 안 하고 지냈다. 칼로스는 기억력이 많이 손상됐고 거동도 불편했지만 딸들이 찾아올 때면 항상 놀랍도록 밝아졌다. 그는 두 사람이 공유하는 피난처 같은 존재였으며, 얼굴 가득 머금은 웃음과 애정 표현으로 늘 조화로운 분위기를 만들었다. 그는 두 딸의 갈등을 인식하고 있었으며, 가끔은 딸들의 손을 모아 잡고 마치 둘이 잘 지내라고 부탁하기라도 하듯, 사랑 가득한 얼굴로 쳐다보았다. 만약 그가 없다면 그의 가족은 완전히 깨지고 말 것이다.

관리자: 다음 세대를 마음으로 껴안는 수호인

아이린은 흔히 볼 수 있는 관광 가이드와는 사뭇 다르다. 지난 15년 동안 그녀는 전 세계에서 모인 유대인 고등학생 수천 명을 데리고 폴란드에 가서 홀로코스트와 관련된 유적지를 일주일간 탐방하는 '산 자들의 행진March of the Living'이라는 독특한 프로그램의 일원으로 일했다.

감수성을 자극하는 이 여행은, 참여 학생들과 인솔자들이 아우슈비츠 안으로 들어가서 온종일 희생자들을 기리는 의식에 참여하는 홀로코스트 추모일 행사로 이어진다. 아이린은 매년 고향인 플로리다에서 학생 수십 명을 인솔하고 매우 당당한 모습으로 이 행진에 참여해왔다. 학생들은 아이린을 무척 아끼고 따랐다. 아우슈비츠까지 이어진 울퉁불퉁한 길을 걸어가면서 학생들은 아이린을 에워싸고, 팔짱을 끼고, 손을 잡고, 눈물을 흘렸다.

아이린은 13세 때인 1944년에도 이 길을 걸었다. 그때는 수용소에 수감된 채였다. 모든 소지품과 자유를 빼앗긴 뒤였고, 부모와 다섯 형제와도 헤어진 상태였다. 부모와 형제는 수용소에 도착하던 날 곧바로 가스실로 직행했다. 아이린은 학생들을 뒤에 데리고 당시의 차마 입에 담기 힘든 상황을 애써 설명했다. 굶주림, 구타에 대해 이야기해주었고, 멩겔레 박사의 악독한 생체 실험 속에서 어떻게 살아남았는지 설명했다.

그녀 또한 가스실로 끌려갔으나, 사람들이 워낙 많았기 때문에

문 바로 안쪽에 서 있었던 그녀는 문이 닫히기 직전에 밖으로 밀려 나왔다고 한다. 혼란 통이어서 그녀는 사람들 눈에 띄지 않고 가스실 지붕 처마에 숨어 목숨을 건졌다. 가스가 살포된 뒤 가스실에서는 빼곡히 들어찬 사람들의 고통 섞인 비명이 들렸다. 그리고 이내 잠잠해졌다. 존더코만도Sonderkommando(직역하면 '특수임무반'이란 뜻으로, 수감자들 중에서 학살된 시체를 처리하는 임무를 맡은 비밀 작업반—옮긴이) 중에 동정심 있던 어떤 한 사람이 살아남은 아이린을 나중에 발견하였다. 그녀를 보고 깜짝 놀란 그는 자기 목숨을 잃을 수 있는 위험을 감수하고, 그녀를 그 근방에 있는 가축 운반차에 태워 작업장으로 보냈다.

이후 몇 달간 고통스런 노동과 죽음의 행진을 거쳤고, 미국군에 도착하면서 비로소 아이린은 자유의 몸이 되었다. 그리고 고아가 된 다른 유대인 아이들과 함께 전쟁 난민수용소에서 한동안 지내다가, 미국에서 사는 친척과 연락이 닿아 미국으로 이민을 갔다. 미국에 와서는 남편을 만나 정착해서 아이 둘을 낳고 전형적인 중산층의 삶을 살았다. 그녀는 폴란드에서의 기억과 함께, 어머니가 헤어지면서 아이린의 목숨을 지키는 데 도움이 될지도 모른다는 희망으로 건네 준 작은 다이아몬드 네 개를 간직하고 있다.

그녀는 70대에 홀로코스트 생존자로서의 경험을 담은 『다섯 번째 다이아몬드The Fifth Diamond』라는 책을 썼다.[51] 그리고 '산 자들의 행진'에서 자원봉사 활동을 시작했다. 홀로코스트 역사의 증인이자 수호자가 되는 건 그녀 자신과 가족들을 위해서뿐만이 아니라 어린 학생들 세대를 위해서도 꼭 필요한 일이었다. 죽음의 수용소에서 소멸한 모든 생명도 소중했지만 아이린은 삶의 기억과 메시지를 전하는 데 전념했다. 수백 명의 학생들과 만나면서, 그녀는 생생한 전언을 남기는 살아있는 역사가 되었다. 그녀는 손에 손을 잡고 함께 여행하며, 역사의 교훈을 전할 만큼 이 학생들에 깊은 관심과 애정을 가지고 있었다.

아이린의 지혜는 학자나 현자의 지혜와는 차이가 있다. 그 근본이 공감, 염려, 그리고 개인적인 수준을 넘어 더 큰 지역사회 수준에서 타인을 아끼는 마음이 있기 때문이다. 아이린은 단순한 전문가나 안내자가 아니라 이 학생들을 보살피는 사람으로서의 역할도 함께 맡았다. 그런 견지에서 영어 '큐레이터curator', 즉 관리자는, 사람들을 관리하는 사람과 중요한 프로젝트나 전시물을 관리하는 사람, 양쪽 모두에 쓰이기 때문에 이런 다양한 역할을 정확히 포착한 용어라고 하겠다.

영어로 큐레이터라고 하면 일반적으로 박물관이나 미술관의 전시물을 계획하고 관리하는 사람을 떠올리지만, 그건 사실 이 용어의 한 가지 의미에 불과하다. 관리자curator라는 단어는 '돌보다'라는 뜻의 라틴어 'curare'에서 유래했으며, 치유한다는 뜻의 영어 '큐어cure'와 발음이 비슷하다. 이 용어에는 해당 문제의 해결 방법에 관한 희망이 담겨 있다. 또한 단결하고, 교육하고, 기억하려는 보다 큰 목적을 달성하기 위해 사람과 이상, 활동을 연결하는 지혜의 한 형태가 담겨 있기도 하다. 이러한 관리자의 역할은 타인을 돌보는 것뿐 아니라, 어떤 큰 목표를 위한 사회적 운동에 실무자로서 참여하고, 시민단체나 자선단체에서 봉사활동을 하거나 자선활동을 하는 것 등이 포함된다.

할아버지와 할머니들은 전형적인 관리자들이다. 이들은 때로는 손자 손녀들을 직접 돌보고, 가족과 지역사회의 가치와 기술을 돌보며 관리하기도 한다. 과거 한때는 조부모들이 자식 세대와 함께 한 집에 사는 것이 일반적이었으며, 조부모들은 손주들이 성장하는 데 대단히 중요한 역할을 했다. 조부모들은 시간이 여유롭고 아이를 키워 본 경험이 있어서 부모 자식 간에 흔히 겪는 갈등의 우려 없이 관리자로서의 지혜를 발휘할 수도 있다.

실제로 부모가 일 때문에 너무 바쁠 때 아이를 가르치거나 학교에 데려다주고 데려오는 일을 조부모들에게 맡기는 경우가 흔히 있다. 또 일부 문화에서는 할머니 할아버지들이 요리, 바느질, 사냥, 낚시, 종교 의식이나 부족의 의례에 참여하는 방법 등 필수적인 기술을 가르치기도 한다. 그런데 애석하게도 디지털 시대가 되면서부터는 그런 풍경이 뒤바뀐 듯하다. 젊은이들이 지식이나 기술 면에서 더 능숙해서 나이든 세대에 스마트폰이나 인터넷, 소셜미디어 사용법을 가르쳐주는 경우가 종종 생겼기 때문이다.

하지만 어떤 것이 가치 있으며 어떻게 공을 들여 신중하게 분석할 것인지에 대한 능력을 가르칠 수 있는 사람들은 조부모 세대를 비롯한 관리자들이다. 언뜻 보기에는 실행 속도가 중요하게 느껴질지 모르지만, 노년의 뇌에는 충실히 시간을 들여서 행간의 의미를 읽어내고, 더 깊이 이해하는 잠재력이 있다.

에릭 에릭슨의 심리사회적 발달단계 중 '생산성'의 단계인 성인기는 그동안 쌓은 지혜를 활용해서 다음 세대를 가르치고, 지도하고, 키우는 관리자와 관련이 있다. 조지 베일런트George Vaillant의 이론에서는 관리자라는 용어에 상응하는 '후견인guardian'이라는 개념이 있다.[52] 베일런트에 따르면 후견인은 "우리가 혜택 받는 문화적 가치와 부에 대한 책임을 지고, 그들의 관심을 특정 개개인의 차원을 넘어 문화 전체로 돌리고 … 그것을 미래까지 보전하기 위해 과거를 돌아보는 사람"이다.

관리자의 지혜는 이런 후견인의 개념과 중첩되기도 하고 나뉘기도 한다. 그러나 보다 큰 가치(예를 들면 아이린이 문화 종교적 역사에 관한 책을 쓴 것)에 관심을 갖지만, 동시에 한층 개별적인 방식(예를 들면, 아이린이 선택한 일대일 접근방식)을 취한다. 베일런트가 제시한 후견인의 지혜는 마치 공평한 판사처럼 "역설과 모호성, 그리고 한쪽에 쏠리지 않는 충분한 균형감"의 가치를 인정한다. 반면 관리자의 지혜는 더 개인적인 생각에서 해결책이나 정의를 모색해야(예를 들어 아이란이 나치의 범행을 용서하거나 잊지 않기로 결심한 것) 할 때도 있다.

관리자의 지혜는 공감과 이타주의에 기반을 둔다.[53] 공감은 타인의 기분과 생각을 추측하고 느끼는 능력으로, 다른 사람들에게서 관찰한 바를 사전에 형성된 '거울 뉴런'의 도움으로 인식하고 모방하는 두뇌의 능력이 그 기본이 된다. 나이가 들면 스스로의 기분과 생각, 그리고 타인의 기분과 생각이 어떻게 작용하는지를 더 잘 알게 되므로, 공감 능력은 나이가 들수록 더 깊어지기도 한다.

공감 능력이 비슷하더라도 나이 든 사람들은 젊은이들보다 한층 이타적인 행동에 나서는 경향이 있다. 감정 처리 중추의 활성도가 젊을 때보다 낮기 때문에, 노년의 공감은 한층 사려 깊고, 신중하고, 감정에 덜 치우친다. 자원봉사를 하거나 남들을 직접 돕는 것 같은 관리자의 이타적인 행동은 노년의 만족감과 건강에 크게 기여한다.

인생의 제9단계에도 이런 관리자들이 있다. 최근에 볼 일이 있어서 워싱턴 D.C.에 갔을 때, 공항에서 휠체어를 탄 노인들이 길게 줄을 서서 행진하는 것을 보고 눈물이 나오려는 것을 애써 참은 적이 있다. 휠체어마다 밀어주는 사람이 한 명씩 있는 가운데, 휠체어에 앉은 노인들 대다수는 게이트에서 음악을 연주하는 밴드를 보며 손을 흔들고, 미소 짓고, 몸을 가볍게 흔들었다. 또 1940년대 차림을 한 중년의 남녀 여러 명이 음악에 맞춰 지르박을 추고 있었다.

내가 본 광경은 2차 세계대전과 6·25전쟁 참전군인들을 수도인 워싱턴으로 초대해서 국립묘지에 방문하고, 국가를 위한 그들의 헌신을 기리는 행사인 '아너 플라이트Honor Flight' 중 하나였다. 행사를 지원하고 보조하는 사람들은 모두 자원봉사자들이었다. 2차 세계대전 참전군인들 대부분은 90대 초반에서 중반의 나이이며, 9단계에 이른 지 한참 되는 사람도 많았다. 하지만 인지적·신체적 한계에도 불구하고 참전 역사를 젊은 세대에게 알리고자 하는 그들의 진심 어린 바람은 여전했다. 이들은 지식, 경험, 학자의 기억을 가진 문화적 아이콘으로 볼 수 있지만, 이들은 그것을 남에게 알리는 산증인이 되고자 한다.

창조자: 마지막에 다다를수록 더욱 화려하게 만개하는 꽃

쿠바계 미국인 화가 마가리타 카노Margarita Cano는 잃어버린 세계의 상징과 생생한 색채로 잘 알려져 있다.[54]

예를 들어 그녀의 작품인 '자유¡Libertad!'라는 작품은, 꿈에 나오는 듯한 아름다운 여인이 짙은 회색의 곱슬곱슬한 머리카락을 바다 물결처럼 바깥으로 흘러내린 채 나무 뗏목의 노란 판자에 누워 있는 모습을 그렸다. 새빨간 원피스를 입은 그 여인은 새하얀 장미 한 송이와 볼이 불그스름한 아기를 안고 있다. 날카로운 이빨을 한 회색 상어들이 굽이치는 파도 밑으로 오가고, 흰 비둘기 한 마리가 별이 총총한 밤하늘을 날아오른다. 여인의 손에는 둥그스름한 오렌지망고 몇 개와 파인애플 한 개, 샛노란 플랜테인 여러 개가 담긴 바구니가 들려 있다.

이 장면은 성모 마리아가 쿠바에서 떠나는 장면을 상상한 것이다. 쿠바는 마가리타가 태어난 고향이자, 아로새긴 슬픔을 간직한 곳이다. "한때 이 섬에서 행복했지요." 안타까운 표정이었다. 그녀는 1962년에 쿠바를 떠날 때까지는 자유를 느꼈다고 했다. 이후 30년이 지나고 은퇴한 뒤에 마가리타는 자신의 감정과 향수를 그림으로 표현하기 시작했으며, 80대인 지금까지 예술 활동을 이어가고 있다.

마가리타는 물론 쿠바의 옛 기억을 전달하는 관리자 역할을 하지만, 젊은 세대에게 새로운 방식을 창조하여 기억을 전달하는 창조자 역할도 한다. 창조자의 지혜는 미술 작품, 문학 작품, 새로운 관계, 혁신적인 프로그램, 관점, 진로 같은 실제적인 산물을 만든다. 창조자적 특성은 나이가 들면서 더욱 깊어진 동기, 관심, 투지, 식견 같은 내적인 원천으로 현재를 바꾸고 미래의 유산을 만든다는 것이다. 창조자들은 새로운 방법을 찾기 위해 과거의 중요한 요소들을 오늘날의 생각과 동향에 접목한다. 그들의 지혜는 전적으로 희망을 다룬다. 마가리타가 갤러리를 소개하는 글에서, "나는 이 끝없는 모험기의 행복한 결말을 계속해서 찾아나갈 것이다"라고 예술 활동을 하는 큰 목적을 밝혔듯 말이다.

창조성은 평생 유지되는 능력이며, 단순히 예술적인 활동만이 아니라 새로운 방식으로 문제를 해결하는 활동의 밑바탕이 된다. 창조성을 평가하기가 쉽지는 않지만, 80~90대에 이르러서까지 왕성하게 작품 활동에 매진하는 많은 예술가들은 물론이고, 노년에 맞닥뜨리는 여러 어려움을 해결할 방법을 찾아야 하는 일반인들의 일상을 생각하면 창조성은 늦은 나이에 더 크게 꽃피는 것일지도 모른다.

그런 의견을 제시한 대표적인 사상가로는 노년의 창조성 연구의 대가인 심리학자 진 코헨이 있다.[55] 그는 창조성이 나이가 들수록 발달하며, 개인과 공동체를 비롯하여 대단히 많은 영역에 활용될 수 있다고 수차례 강조했다. 저서 『창의적인 노년The Creative Age』에서 그는 창의적인 노화를, 아인슈타인의 물리학 법칙과 비슷한 방식의 'C=me²'라는 공식으로 표현했다. 이는 창의적인 표현(C)은 삶의 경험의 질량의 함수(m)를 내면의 정서적인 경험과 외면의 사회적인 경험(e²)에 곱한 값과 같다는 뜻이다. 이런 코헨의 견해는 내가 이 책을 쓰는 데 큰 영감을 주기도 하였다. 그 본질적인 개념은 나이가 '들었음에도 불구하고'가 아니라 나이가 '들었기 때문에' 창의력이라는 큰 잠재적 가치를 얻게 된다는 점을 인식해야 한다는 것이다.

실제로 창조성은 몇 가지 주요한 요인으로 인해 나이가 들면서 증대되기도 한다. 우리는 삶의 경험을 통해서 다양한 상황에 대한 지식을 쌓고 문제를 다루고 해결하는 방식에 익숙해진다. 이렇게 정신적으로 축적된 결합물과 시너지 효과가 바로 코헨이 '발달 지능developmental intelligence'이라고 칭한 개념이다.[56] 이런 발달 지능은 시간이 지나면서 더욱 발전하고 깊어지며, 한층 복잡하고 창조적인 사고방식으로 유도한다.

나이가 들어 은퇴하거나 역할 변화가 생기면, 무언가 창의적인 활동에 나설 자유가 더 많이 생긴다. 잠재적인 다양한 해법을 모색하는 확산적 사고Divergent thinking는 창조성의 핵심인데 이런 확산적 사고는 노년에 강화되기도 한다. 앞서 보상과 연관된 신경회로의 활용이나 반구 비대칭감소가 나타난다고 설명했던 것처럼, 노년의 두뇌에서는 여러 다른 영역에서 더 많은 활동이 나타난다. 생각하는 방식에서 감정적으로 민감한 반응이나 융통성 없는 태도의 구속을 덜 받기 때문이다.

노인의 두뇌는 아이디어를 표현하고, 문제를 해결하고, 사람들이나 공동체와 연계하는 독창적인 방법을 추구하고자 하는 동기적 측면의 비축분을 구축한다.[57] 창조자로서의 지혜는 과거의 지식과 기술에만 반드시 의존할 필요가 없다는 점에서 다른 네 가지 지혜와는 흔히 구별된다. 나이 들어서 과거 경력과는 큰 관련이 없는 창조적인 활동, 즉 완전히 새로운 활동에 몸담은 운동선수, 취미 활동가, 화가, 장인, 이야기꾼을 한번 생각해보자.

이들에게는 학자, 현자, 관리자, 예지자의 요소가 분명히 존재하지만 이들의 진정한 강점은 과거에서 벗어나면서 예전과는 다른 방식으로 생각하고 행동한다는 것이다. 그들은 기존의 틀에서 벗어나 순전한 모험심 또는 공동의 선을 위해, 위험을 무릅쓴 도전에 기꺼이 나선다.

우리는 흔히 노인들은 과거에 얽매여 있으며 새로운 탐색에 나서기를 두려워할 것이라는 고정관념이 있다. 그런 인식이 잘못된 것임을 증명하는 예는 날마다 우리 눈에 띈다. 가령 노인들이 예상치 못했던 계획, 새로운 인간관계, 전문성을 살린 일에 두각을 나타내거나 자유롭고 창조적인 활동에 잘 적응하는 모습을 볼 수 있을 것이다.

이런 유형의 창조자들의 인상적인 예는 유명 블로거인 아리 세스 코헨Ari Seth Cohen의 블로그와 책에서 찾아볼 수 있다. 코헨은 노년층을 위한 패션 정보를 담은 '고급 스타일 프로젝트'의[58] 일환으로 화려한 옷을 차려 입고 치장한 여성들을 블로그와 책에 소개했다. 이 노년의 창조자들은 강렬한 색깔과 장식을 한 인상적인 원피스와 코트, 모자를 걸치고, 눈길을 사로잡는 장신구와 안경 등을 두르고 뉴욕 시 거리와 그 밖의 여러 장소를 대담하게 활보했다. 이 노년 여성들의 아름다움과 활력이 지나가는 행인들의 시선을 사로잡은 건 물론이고 패션 업계의 큰 주목을 끌었다. 그들에게서는 노년의 힘과 활력이 여실히 느껴진다.

힐고스Hilgos라는 이름으로 알려진 미국인 힐다 고렌스타인Hilda Gorenstein은 유명한 화가이자 조각가로, 그녀의 유화와 수채화 작품은 전 세계적인 수집가들의 소장품이다. 80대에 알츠하이머병이 발병하면서 힐고스는 작품 활동을 중단했다. 그러던 중 시카고 예술대학 학생들이 한 실험을 진행하면서 그녀가 그림을 다시 그릴 수 있도록 도왔고, 이후 그녀의 예술적 기교와 개성이 되살아났다. 어느 날 특히 아름다운 수채화를 완성한 뒤, 힐고스는 학생들에게 "그림을 그릴 때 기억력이 더 좋아진다"는 말을 전했다.[59]

힐고스의 딸인 베르나 휘브나는 그 말에서 영감을 얻어서, 미술은 치매 환자들이 숨겨진 기술과 재능을 펼치는 데 도움이 된다는 내용의 책을 집필했다. 훗날 그 내용은 나중에 다큐멘터리 영화로 제작되어 상을 수상하기도 했다. 어떻게 보면 힐고스는 인생의 제9단계에 창조자로서 더 영향력 있는 인물이 되었으며, 그녀가 그린 생생한 수채화는 치매 환자들에 대한 편견을 없애고 미술 치료의 효과를 알리는 역할을 했다.

예지자: 죽음을 초월하여 우주의 섭리를 내다보는 자

로즈는 단 2년 사이에 어머니, 이모, 사촌의 죽음을 연달아 겪고 사랑하던 연인까지 갑작스레 세상을 뜨면서 충격에 빠졌다. 그녀는 68세에 삶의 목적이었던, 가족을 돌보는 사람, 절친한 친구, 삶의 동반자로서 핵심적인 관계를 모두 상실한 것이다. 연인이 안식년을 맞으면서 그녀는 그간 해왔던 교사 일을 그만두고, 함께 외국으로 여행을 가기로 계획했다. 그러나 연인이 때 이른 죽음을 맞이하면서 일자리도 없이 혼자가 됐다.

죽음이라는 현실과 함께 이런 상황에 놓이면 사람들 대부분은 죽음과 관계된 모든 것을 피하려고 할지 모르지만, 로즈는 달랐다. 그녀는 노년의 어머니를 최선을 다해 보살피고 간호했다. 하지만 그녀는 그것만으로는 불충분하다고 여겼다. 연인의 예기치 못한 죽음으로, 그런 극단적인 삶의 변화를 준비할 시간을 갖지 못했기 때문이다. 공허감을 채울 무언가가 필요하다고 생각한 그녀는 그 지역에 있는 호스피스 기관의 자원봉사자가 되기로 결심한다.

그리고 6개월의 훈련 과정을 거쳐서 말기 암을 앓는 한 여성 환자를 돌보기 시작했다. 항암 치료가 끝나면 두 사람은 항상 요구르트 아이스크림을 먹으러 갔는데, 매주 새로운 아이스크림 가게를 찾아다녔다. 하지만 그 환자의 기력이 너무 약해져서 거동하기 힘들어지자, 로즈는 아이스크림을 사서 그녀의 집에 찾아갔다.

시간이 흐르면서 로즈의 삶을 보는 관점은 완전히 뒤바뀌었다. 상실을 겪으면서 이성적이고 체계적인 스스로의 존재가 얼마나 부족한지를 깨달았기 때문이다.

"저는 이지적인 의사 결정을 내려놓고 그저 우주가 저를 위해 예비한 대로 펼쳐지기를 기다렸어요."

그녀는 한층 영적인 사람이 되었고, 종교 활동에 참여했으며, 예배를 보고 기도하기 시작했다. 신에 대한 믿음이 깊어졌으며, 한결 편한 마음으로 계획을 세우고, 의무감보다 삶을 초월한 자세로 매사를 결정하는 일이 많아졌다. 그리고 단순히 매일 잠자리에서 일어나 발가락을 꼼지락거리고, 명상을 하고, 오디오북을 들으며 한가로이 산책을 할 수 있는 것만으로도 감사하는 마음이 생겼다.

그녀의 목표는 남들에게 이런저런 것을 해야 한다고 말하기보다 좋은 본보기가 되는 것이다. 가장 최근에 돌봤던 사람은 침대에서 일어나지 못하는 한 여성 환자였다. 이야기를 나누거나 감사의 인사를 전하지 못할 정도로 심각한 치매를 앓는 그 환자가 유일하게 할 수 있는 일은 방에 있는 이 다정한 자원봉사자를 한시도 눈을 떼지 않고 계속 응시하는 것뿐인 듯했다.

예지자의 지혜는 자기 자신과 타인의 삶을 바라보는 로즈의 초월적인 태도에서 나타난다. 그녀는 나이에 따라 기대되는 역할이라는 인위적인 경계의 제약을 덜 받고 있었다. 자신의 지적인 능력보다 훨씬 위대한 힘에 정신적으로 깊이 결부되어 있음을 느끼고 있었기 때문에 남들에게 선을 베풀고, 거리낌 없이 자신만의 의미 있는 결정을 내릴 수 있었다. 인생의 행로에 순응하는 그녀의 삶의 태도는 주위 사람들에게 퍼져나가 사람들의 마음을 차분하고 평화롭게 했다. 예지자의 지혜는 조용하고 내성적인 방식으로 표현될 때가 많기 때문에 의도치 않게 무심하거나 관심이 없는 것처럼 보이기도 한다. 그럼에도 불구하고 이러한 지혜는 늘 사람들을 감화시키고 더 나아가 완전히 변화시키기도 한다.

엄밀히 말하면 '예지자seer'라는 단어는 미래를 머릿속으로 그리고 예측할 수 있는 사람, 혹은 하늘이 내린 지식을 받는 사람을 지칭하는 말로, 말 그대로 평범한 사람의 시야를 넘어서 '보는 사람see-er'을 뜻한다. 이 글에서 논하는 예지자의 경우 비범한 시야나 통찰력이 있는 사람일 수도 있겠지만, 꼭 그런 능력을 갖춘 사람을 지칭하는 건 아니다. 그런 정의를 염두에 둔다면, 예지자의 사고방식은 자기 성찰적이고, 탐구적이고, 영적이다. 이들은 내적으로 숙고하며, 외적으로 다른 이들과 교감한다.

예를 들면, 어떤 예지자들은 명상을 하면서 고독과 평온을 찾고, 해결해야 할 문제를 깊이 생각하거나 취해야 할 반응을 궁리할 시간을 갖는다. 또 어떤 이들은 영적인 관심을 종교적인 믿음과 관례에 맞추고, 종교 공동체의 일원이 되어 큰 만족을 찾는다.[60] 이 두 가지 유형의 예지자들은 이런 방식을 실천하고 다른 이들과 교류하면서 육체적으로나 정신적으로 더 건강해지고, 결과적으로 더 오래 살게 된다.

예지자의 지혜는 변화에 대처하고 삶의 의미와 목적을 발견하는 데 도움을 준다. 우리가 가르침을 구하고 도움을 받고 영감을 얻기 위해서 예지자들을 찾는 것도 바로 그 때문이다. 돌아가신 부모님이나 할머니, 할아버지를 생각하면서 사람들이 대부분 떠올리는 이미지는 묵묵히 그리고 평온하게 삶의 지평선 너머에서 우리가 건너오기를 기다리는, 바로 이런 예지자의 모습이다.

나이 듦의 여러 요소 중에서, 눈에 보이는 경계를 초월하는 이러한 예지자의 지혜는 매우 중요하며 가장 강력하다. 예지자들은 인간의 삶을 에워싼 보다 큰 힘에 친숙하며, 죽음이란 삶의 임무가 끝나는 예견된 결말이라고 보기 때문에 일반적으로 죽음을 두려워하지 않는다. 노인학자 라스 톤스탐은 '물질적이고 이성적인 관점'에서 보다 '장대하고 초월적인 관점'으로 바뀌는 이런 관점의 변화를 '노년의 초월감gerotranscendence'[61]이라고 일컬었다.

인생의 제9단계에서조차 예지자의 힘과 영향력은 줄어들지 않는다. 언젠가 결속력이 강한 하디시즘Hasidism(유대 율법을 존중하는 경건주의 운동—옮긴이) 유대인 집단의 한 종교 지도자를 만난 적이 있다. 그는 육체적으로나 정신적으로 모두 병약한 상태였는데도 불구하고 그를 따르는 사람들에게 워낙 존경받다보니, 그 존재만으로도 그를 만나러 온 사람을 변화시키는 힘이 있었다. 그는 전에 했던 것처럼 사람들 앞에서 기도하거나 설교를 할 수는 없었지만, 사람들은 그가 그동안 해왔던 수많은 예배에서 기본적으로 했던 행동과 무언의 곡조를 여전히 기억했다. 그의 축복을 받으러 찾아온 사람의 머리에 그가 손을 얹고 축복하는 몸짓을 행하면, 신자들은 황홀감에 가까운 감정을 느낀다. 그 유대교 지도자는 안식일에 연단에 서서, 찰라 빵을 앞에 두고 축사를 하고 그 빵을 작게 잘라서 그 자리에 모인 많은 독실한 신자들에게 어떻게 나누어 주는지를 여전히 기억한다.

그 밖의 비슷한 다른 사례에서 9단계의 예지자는 상대를 감화시키고 신의 권능에 친밀함을 느끼게 만드는, 여전히 강력한 존재감을 가진 살아있는 유물relic이 된다. 역사상 많은 주요 종교에서 '유물'이라는 용어는 추종자들을 위해 보전되고 겉으로 확인되는 신성한 사람들의 인적 재산이나 육체적인 부분을 말한다. 운이 좋은 9단계의 예지자는 필요한 상호 작용과 돌봄을 제공하는 사람들에게 숭배받는 산 유물이 된다.

스스로 가진 지혜를 발굴하기

지혜의 다섯 가지 유형은 다른 사람들, 그중에서도 특히 젊은 세대와의 상호 작용을 설명하는 역할들이 각각 있다. 가령 학자는 배우고, 보여주고, 가르친다. 현자는 비교 검토하고, 결정한다. 관리자는 관심을 갖고, 관계를 맺는다. 창조자는 상상하고, 만든다. 예지자는 수용하고, 교감한다.

하지만 지나치게 자기 스스로에만 몰두하거나, 쾌락주의적이거나, 남들과 담을 쌓고 지내는 노인들 같은 경우에는 이러한 지혜가 발현되기 쉽지 않으며, 아예 찾아보기 힘들 때도 있다. 그런 사람들의 일상적인 관심은 세월이 흘러 무언가 의미 있는 존재가 '되거나', '되어 가는' 것보다는 매 순간 즐거운 무언가를 '하는' 데 쏠려 있고, 자기만족 행위 이외에는 삶의 목적이 없다.

이런 태도는 자기중심적인 디지털 세계에 부쩍 확산되고 있는 반反지혜의 양상이다. 오늘날의 디지털 세계에서는 우리가 보고 듣는 이미지와 소리 대다수가 보다 넓은 공동체, 그리고 사회의 신성한 유물, 의식, 의례를 거의 고려하지 않은 떠들썩한 주장, 권리에 관한 것이다. 이런 세계에서 나이 듦 그 자체는 거의 아무런 의미나 가치가 없다.

그렇다면 이해가 한층 깊어진 지금 상황에서 처음의 질문을 다시 한 번 꺼내보자. 나이 듦은 달갑지 않은 미스터리이기 때문에 두려움과 불쾌한 마음이 자연스레 생긴다. 그런 마음을 해소하려면 나이 듦의 타당성을 밝혀서 그 의미, 희망, 목적을 찾아야 한다. 즉 '왜 나이가 드는 것인지' 그 이유를 찾아야 한다. 그러기 위해서 지금까지 나이 듦의 장점을 찾아본 것이다. 지혜라는 넓은 개념하에 살펴보았던 내용은 다음의 '지혜의 왕관' 표에 정리되어 있다.

학자, 현자, 관리자, 창조자, 예지자의 역할을 통해 발현되는 지혜는

지혜의 왕관			
지혜	설명	역할	인생의 제9단계에서의 역할
학자	지식, 기술, 전문성을 보여주고 공유하며 가르치는 능력이 있는 사람	• 전문가 • 달인 / 숙련자 • 이야기꾼 / 익살꾼 • 계보학자	• 증인 • 보고(寶庫) • 아이콘
현자	숱한 경험을 바탕으로 한 탁월한 통찰력과 판단력으로 다른 사람을 교육하고 지도하며, 의사 결정과 문제 해결 과정에 도움을 주는 데 책임이 생긴 사람	• 멘토 • 지도자 • 코치 • 안내자 • 리더	직관력 있는 지지자
관리자	다른 사람들 또는 자연, 장소, 성스러운 사물이나 의식에 깊이 공감하고 염려하고 있으며, 그것들과 자애로운 관계를 맺고자 하는 사람	• 관리인 • 간사 • 카운슬러 • 독지가 • 후견자	문화적 아이콘
창조자	무언가를 만들고 창조하려는 동기·흥미·투지·상상력이 있고, 예술적·창조적이고 자기 발전적이며, 가치 있는 유산을 만드는 활동에 적극적으로 나서는 사람	• 예술가 • 장인 • 운동선수 • 탐험가 / 여행가 • 열렬한 취미활동가 / 무언가에 열중하는 사람	타인의 도움을 받으며 활동하는 미술가, 방문객, 탐험가
예지자	통찰·영성·수용하는 자세로 삶에 감사하는 마음을 깊이 느끼며, 그런 감정을 다른 사람들과 소통하면서 높이 기리고 적극적으로 표현하는 사람	• 자원봉사자 • 카운슬러 • 신자 • 비공식적인 성직자 • 영적 지도자	• 영적인 아이콘이나 명목상의 최고위자 • 산 유물

우리 각자가 지닌 장점, 타인과의 상호 작용, 삶에서의 임무를 촉진하고 드높인다. 결과적으로 노년을 맞은 우리가 가족, 공동체에서 반드시 필요한 가치 있는 일부가 된다는 것을 확인할 수 있을 것이다. 이로써 우리는 단순히 '왜 나이가 들어야 하는가'가 아니라 '왜 반드시 나이가 들어야 하는가'를 이해할 수 있을 것이다.

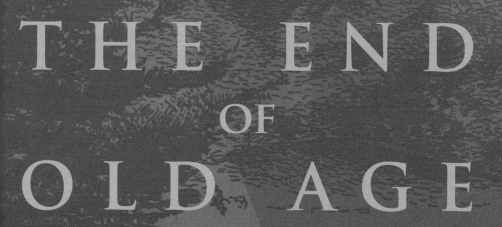

제2부

왜 생존해야 할까?

THE END
OF
OLD AGE

노년에 관해 이야기할 때
우리는 각자의 미래에 관한 이야기를 하는 셈이다.
훨씬 많은 일을 할 수 있는데도
단순히 생존하는 것으로만 만족할 것인지
각자 자문해보아야 한다.[62]

—로버트 버틀러Robert Butler, 『왜 생존하는가? Why Survive?』

3장

연령점: 삶을 뒤흔드는 위기 또는 기회의 시기를 맞아

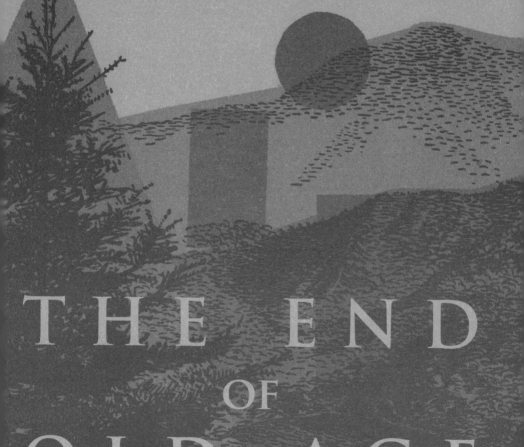

THE END
OF
OLD AGE

예년과 다름없이 스키 시즌이 시작됐다. 아침에 일찍 개장한 슬로프 위로 눈이 펑펑 쏟아져 내렸다. 프레드와 마를레네는 나와는 인척 지간으로, 70세의 나이였지만 그럴 때면 꼭 한껏 들뜬 10대들 같았다.

두 사람은 으스대는 발걸음으로 스키 리조트 건물을 지나 리프트에 올라타고 출발 지점까지 올라가서는, 경사진 코스를 쏜살같이 내달렸다. 친구들이 옆에서 부추기면서 더 높은 상급자 코스에 도전해보라고 종용하면 이들은 종종 그런 제안을 받아들였다. 친구들과의 동료애 때문이기도 했지만, 새하얀 눈 언덕에서 자신의 몸을 마음껏 제어하는 만족감을 느끼고 싶어서이기도 했다.

은퇴한 프레드와 마를레네, 그리고 콜로라도에 사는 친한 친구들에게 지난 몇 년은 천국과 같은 시간이었다. 최근에 사소한 문제가 하나 있었다면, 프레드가 초겨울에 바이러스에 전염되어 잠시 고생을 했었다. 하지만 그는 지독히 오래 가는 감기에 걸린 것뿐이라고 생각하고 가볍게 넘겼으며, 스키 시즌이 시작되어 준비가 완전히 갖춰졌을 무렵 그는 이미 거의 회복해 있었다.

그런데 어느 날 아침, 삶의 행로가 갑자기 방향을 틀게 된다. 프레드가 굴곡진 경사가 있는 슬로프를 따라 내려와서 그가 가장 좋아하는, 클레임점퍼Claimjumper라고 불리는 지점을 넘을 때의 일이다. 그가 그 근방에 있는 샬레chalet 풍 별장을 쳐다보려고 시선을 돌린 채로 코스 끝부분에 있는 언덕을 막 넘어가는데, 눈에 안 띄는 얼음 조각이 왼발에 신은 스키에 부딪치면서 통제력을 잃었고, 갑작스럽게 몸이 휙 돌면서 균형을 잃었다. 다음 순간 프레드의 얼굴이 바닥의 눈에 파묻혔다. 그는 몇 초 동안 맹렬히 버둥거린 끝에 숨 쉴 구멍을 만들었다. 그 슬로프의 맨 꼭대기에 서 있던 마를레네는 흰 눈가루가 폭발하듯 흩어지고, 프레드의 몸이 눈에 처박히는 요란한 소리를 들었다. 잔뜩 겁에 질려서 그를 찾아 허둥지둥 내려왔던 마를레네는 프레드가 자리에 앉아 눈을 털고 있는 것을 보고 안도했다. 그는 고개를 슬며시 들고 하하 웃었다. 그는 무사했다! 마를레네는 그렇게 부주의해서야 되겠느냐며 작정한 듯 그를 나무랐다.

언덕을 천천히 내려와서 따뜻한 별장 안으로 들어왔을 때, 그들은 넘어진 것이 결과가 아니라, 무언가 더 심각한 상황의 원인일지 모른다는 사실을 깨달았다. 프레드는 넘어지기 전에 숨이 가빠지는 것을 느꼈는데, 갈수록 상태가 더 나빴다. 시간이 흐를수록 기력이 점점 더 빠져서 나중에는 한쪽 다리를 다른 쪽 다리 위로 들어 올리지도 못할 정도가 되었다. 그는 바이러스가 재발했거나 고도가 너무 높아서 그럴 것이라고 생각하며 아무 일 아닌 듯 넘기려고 했지만, 그런 위안은 마를레네에게도 통하지 않았다.

다음 날 병원에 가서 진찰을 받아보니 외상은 없었다. 멍든 곳도 없고, 갈비뼈도 멀쩡하고, 눈 더미 속에 얼굴이 파묻혔지만 코나 뺨이 발갛게 동상을 입지도 않았다. 그러나 그의 안색이 너무 창백했기 때문에 마를레네는 정밀 검사를 해달라고 요청했다. 의사는 환자 보호자의 기분을 맞춰주기 위해서 프레드의 피를 뽑아서 검사실로 보냈다. 집으로 돌아오는 길에 프레드는 안심했지만 마를레네는 불안하고 찜찜한 기분이었다.

다음 날 의사가 전화로 안 좋은 소식을 알려왔다. 프레드의 혈액 수치가 위험할 정도로 낮다는 결과였다. 적혈구, 혈소판, 백혈구가 모두 위험 수위 이하로 내려가 있어서 감염, 출혈, 국소 빈혈이 발생할 위험이 아주 컸다. 프레드는 당장 프리스코에 있는 병원에 가서 검사를 받고, 며칠 뒤에는 덴버에 있는 혈액종양학 전문에게 진료를 받았다. 골수검사를 비롯한 수많은 검사를 여러 차례 거친 끝에 간담이 서늘해지는 결과를 전해 들었다. 다름 아닌 백혈병이었다.

이 소식은 마를레네가 스키를 처음 배웠던 해에 스키 경사로에서 끔찍하게 넘어져서 중심을 잃은 채로 데굴데굴 구르고 여기저기 부딪쳐서, 몽둥이로 구타당한 것처럼 깊은 고통을 느끼며 당황했던 때와 비슷한 충격을 안겼다. 프레드는 처음에는 충격에 휩싸여 아무 말도 하지 못했다. 어머니가 수십 년 전 중년의 나이로 혈액병을 앓다가 세상을 떴던 일이 곧바로 떠올랐다.

의사는 의외로 그 사실에 대해서는 크게 염려하지 않으면서, 쾌활하게 이렇게 설명했다. 프레드가 앓고 있는 병은 모양세포성 백혈병이라고 알려진 병으로, 흔하지 않은 유형이지만 특별하게도 관리가 가능한 상태이며, 초기 치료로 보통 장기적인 완화 효과가 나타난다는 것이다. 이런 설명을 듣고 프레드와 마를레네는 안도의 한숨을 내쉬었지만, 충격은 여전히 가시지 않았으며, 삶의 궤도가 크게 바뀌었음을 직감적으로 인식했다. 이제 다시 예전으로는 돌아갈 수 없을 터였다.

'왜'라는 새로운 질문

우리는 살면서 거의 날마다 문제나 난관에 직면한다. 이런 문제들을 당연한 일로 받아들이고 익숙한 경로로 순조롭게 대처할 때도 있고, 그런 문제들 때문에 상황에서 밀려나는 경우도 있다. 양쪽의 경우 모두 우리는 대개 스트레스를 인식하고, 선회하고, 벗어나서 새로운 일로 넘어간다. 가령 프레드와 마를레네는 전에도 쓰러져 넘어진 적이 있고, 아팠던 적도 있고, 병원 신세를 진 적이 있다. 지금껏 심한 스트레스를 느낄 만한 상황을 여러 번 겪었으며 그럴 때마다 잘 대처해왔다. 하지만 이번에는 예기치 못했던 새로운 부분이 작용했다.

마를레네는 프레드가 넘어졌을 때 그가 큰 부상을 입었거나 어쩌면 목숨을 잃었을지도 모른다는 생각이 언뜻 들었다. 그러면서 그와 관련한 모든 걱정거리가 머릿속을 훑고 지나갔다. 프레드가 불구가 되어 그녀가 옆에 붙어서 수발하고, 더 이상은 스키와 자전거를 탈 수 없고, 콜로라도에서의 평온한 삶을 더 이상 지속할 수 없고, 프레드가 죽으면 그녀도 함께 삶을 마감하게 될 것이라는 생각들이었다. 이런 불가피한 상황을 상상했을 때, 그런 위기를 과연 넘길 수 있을지 엄두가 나지 않았다. 그래서 그런 상황을 삶의 종식과 동일하게 받아들였다.

프레드가 백혈병 진단을 받으면서 우려했던 모든 걱정거리가 눈앞에 펼쳐졌다. 그녀는 최후의 심판일이 다가오기 시작했다는 걱정과 두려움에 주체할 수가 없었다. 프레드는 마를레네처럼 그런 최악의 시나리오를 곱씹어 보지는 않았지만, 백혈병이라는 병명을 전해 듣자 곧바로 어머니를 잃었던 생생한 기억이 떠오르면서 자신도 죽을지 모른다는 두려움을 느꼈다. 무덤에서 나온 유령이 스키를 타고 언덕을 쏜살같이 달려 내려오는 그의 뒤꿈치를 움켜잡아, 패기와 자신감으로 가득했던 그를 고꾸라뜨린 격이었다.

최근에 친한 친구들 중 한 사람이 갑작스럽게 백혈병에 걸려 사망했고, 오랫동안 친하게 지냈던 어떤 부부가 이혼했으며, 평생 친하게 지내던 한 친구가 알츠하이머병 진단을 받는 일이 연달아 생기면서 프레드와 마를레네의 충격은 더 커졌다. 몇 달 만에 그들의 세상이 뒤집혀 그들이 그토록 오랫동안 두려워했던 노년으로 바뀐 기분이었다. 그들은 왜 나이가 드는가라는 당면한 질문에 대한 나름의 답을 내고, 지금껏 나이 듦을 즐거이 받아들이며 살아왔다. 그런데 그간 의식하지 못했던 새로운 질문, 즉 '왜 생존해야 할까?'라는 의문이 이제 그들 앞에 모습을 드러냈다.

노년의 삶에서 가장 소중히 여겼던 부분을 잃을 위기에 처했는데, 그런 벅찬 시련을 앞에 두고 살아야 할 이유가 있겠는가? 극복할 수 없을 듯한 난관을 어떻게 헤쳐 나가야 할까? 그런 삶에 과연 의미나 기쁨이 있을까?

연령점이란

역경에 부딪쳤을 때의 경험과 반응을 살피는 방법 중 하나는 내가 연령점age point이라고 이름 붙인 개념을 적용해보는 것이다. 연령점이란, 어떤 사건이나 상황이 발생하면서 그것을 이해하고 대처할 능력에 심각한 지장이 생기는 시기를 뜻한다.

그런 상황이 되면 넘어야 할 문제나 요구, 기존의 능력·가치·기술 간에 간극이 생긴다. 연령점은 위기, 정신적 외상, 끔찍한 공포의 순간에 시작될 수 있으며, 일시적으로 정신이 멍해지거나 마비되는 기분이

들고 무엇을 해야 할지 갈피를 잡기 힘들어지기도 한다. 상황을 해결하고 평정을 되찾으려면 어떤 방법이 효과가 있을지 감이 오지 않는다. 비록 연령점이 그 사람의 취약성을 드러내는 것이기는 해도, 간격이 벌어진 양쪽의 상태를 잘 살피고 그 사이에 튼튼한 다리를 놓으면 엄청나게 성장할 가능성도 있다. 연령점을 잘 넘기면 더 발전하고 유능해진 노년을 보낼 수 있다. 하지만 이 시기에는 지금까지 쌓아온 관념, 정체성, 행동 방식을 활용할 수 없기 때문에 큰 어려움에 봉착한다.

연령점은 다음 네 가지 단계로 나뉜다.

1. **사건**event: 연령점을 촉발할 만큼 강력한 사건이나 상황의 발생
2. **보류**suspension: 아무것도 확실한 것이 없어 결정을 내리기 힘든 시기
3. **계산**reckoning: 현재 가진 것과 필요한 것 사이의 격차를 좁히기 위해 평가하고, 직접 부딪치고, 시도하는 지적·감정적·행동적 과정
4. **해결**resolution: 보고, 생각하고, 느끼고, 행동하며 새로운 방법을 찾아, 간극을 메우고, 안정을 되찾고, 앞으로 나아가는 과정

연령점이 발생하고 해결되는 데에는 며칠, 몇 달에서 길게는 몇 년이 걸리기도 하며, 그 결과가 늘 긍정적인 것만도 아니다. 하지만 다행스럽게도 우리가 원한다면 연령점에 대비하여, 완전히 긍정적인 결과를 얻기는 어렵더라도 긍정적인 방향으로 적극 이끌어나갈 수 있다. 그러려

면 비축분과 지혜를 사전에 최대한 활용하고, 나이가 들면서 생기는 장점인 회복탄력성과 창조성을 키워나가야 한다.

그럼 여기서 이 네 가지 연령점의 단계를 하나씩 자세히 살펴보자.

1. 사건

연령점을 촉발하는 사건이나 상황의 속성 자체는 그것을 경험하고 해석하는 방식보다는 덜 중요하다. 이런 사건이나 상황의 대표적인 예는, 자신이나 사랑하는 사람이 큰 사고를 당하거나 중병을 앓게 되었을 때, 이혼이나 경제적인 어려움에 처하는 등 인생에서 큰 스트레스를 겪을 때, 정년퇴임을 했다든지 하는 이유로 중대한 역할 변화가 있었을 때이다. 더 나아가 환갑이나 칠순 같은 특별한 생일을 맞거나 자녀가 결혼을 하는 등의 긍정적인 사건도 포함된다.

이런 사건들 중에는 명확한 위기나 정신적 충격이 드러나지 않는 경우도 있지만, 그렇더라도 당사자의 내면에 이성적·감정적 영향을 끼칠 정도의 위력은 분명히 있다. 특히 취약해서 깨지기 쉬운 서로 간의 관계(예: 사랑 없는 결혼), 융통성 없는 신념(예: 정신과 치료는 절대 거부하는 것), 단 한 사람과의 애착관계(예: 성인이 된 자식 한 명에게 전적으로 의존하는 것) 속에서 지내는 사람의 경우, 어느 한 사건으로 연령점이 촉발될 가능성이 더 높다.

2. 보류

고대 그리스 철학자들은 판단이나 약속을 잠시 보류하면(그리스어로는 에포케Epoché라고 한다) 세상을 살펴보기에 이상적인 마음 상태가 된다고 믿었다. 또 근현대 철학 사상 중 현상학phenomenology이라 불리는 학파는, 판단을 보류한 상태가 사물을 더 자유롭게 경험하게 하고, 우리의 지각에 색을 입히는 추측의 영향을 덜 받게 하는 방법이라고 믿었다.

즉 평소의 규약이 잠시 정지된 마음 상태가 되는 것이다. 이런 '보류'의 마음 상태는, 연령점이 펼쳐지면서 기존에 받아들였던 생각이나 규약이 현재 사정을 이해하거나 처리할 수 없을 때 나타나는 깊은 불확실성과 혼란을 설명하기에 이상적인 용어이다. 이를 정신적인 외상을 겪는 도중에 나타나는 충격 상태에 비유할 수도 있겠지만, 이 경우 신체적·감정적인 괴리감이 그렇게까지 깊지는 않다. 이런 보류 상태는 편협하고 한정적인 과거의 생각을 제쳐두고 더 넓게 창조적으로 사고하는 계기가 될 경우에는 긍정적으로 작용할 수도 있다.

그러나 연령점의 보류가 부정적으로 작용했을 때는 정서적인 긴장이 극심해서 결정을 내리기 힘든 혼란한 심리 상태가 된다. 세상의 의미를 느끼지 못하고, 충격에 빠지거나 상처 입기 쉬운 상황에 놓일 수도 있다. 그런 감정에 휩싸인 사람들은 깊은 불안이나 우울, 극심한 공포를 느끼고, 심지어는 현실과 괴리되는 정신병 증세가 일시적으로 나타나기도 한다.

3. 계산

'계산'이라는 용어에는 두 가지 뜻이 있는데 하나는 어떤 것의 양이나 가격을 추정하는 행동을 의미하고, 다른 하나는 죄·심판·결정이 내려지는 날에 직면했음을 뜻한다. 연령점 시기의 '계산' 단계에 이르면, 우리는 스스로의 부족한 점을 검토한 뒤 문제가 있음을 인정하게 된다. 이 단계에서 우리는 특정 믿음, 관계, 행동을 재고하는 데 드는 대가를 계산하고, 변화의 순간을 마주해야 한다. 계산 과정은 각자 지금까지 의존해왔던, 쉽게 포기하기 힘든 강점을 내려놓는 것에서부터 시작한다. 계산하고 추정하는 과정을 회피하려고 하는 사람도 물론 있겠지만, 그렇게 되면 그 상태로 영구히 정지되어, 융통성 없고 제 기능을 못하는 생각과 행동으로 퇴보할 위험이 크다.

계산 단계를 거치면서 우리는 스스로의 믿음과 능력에 의문을 제기하기 시작하며, 때로는 신념이 흔들리는 위기를 겪는다. 가슴 아프지만, 신뢰했던 것들이 조금씩 망가져서 제 기능을 하지 못한다는 사실을 깨닫는다. 그리고 제 기능을 하지 못하는 것들을 나열하고, 대안을 찾아보기 시작한다. 자신을 바꾸는 데 어떤 과정이 필요하고 어떤 희생과 노력이 필요한지를 계산한다.

이런 시련에 다른 사람들은 어떻게 대응했는지 궁금해져서, 부모, 조부모, 그간 살아오면서 만났던 다른 연장자들의 말과 행동을 떠올려본다. 정말로 변화를 원하는지 따지고, 모든 순열을 머릿속에 그리고, 감정과 이성을 모두 활용해서 각 방법을 고려하여, 옳은 방법인지 그리고 그럴만한 가치가 있는지를 결정해야 한다. 때문에, 기본적으로 계산 단계는 연령점의 네 단계 중에서 가장 시간이 많이 걸린다. 결정을 내리고 에너지를 쏟아부을 준비를 하면서, 우리는 행동과 전략이 목표에 맞는지를 판단하고 필요할 경우 경로를 수정하는 자기 점검을 거친다.

5. 해결

연령점의 해결 단계는 개인의 능력과 맨 처음에 연령점을 촉발했던 상황적 요구 간의 격차를 메우는, 일련의 새로운 신념과 행동으로 구성된다. 이상적인 결과에 이르렀을 경우, 연령점을 거친 뒤로 한층 유연하고 기능적인 접근 방식과 더 큰 행복감이 뒤따른다. 우울, 불안, 약물 사용 같은 연령점의 병적인 요인들은 완전히 해소되거나 많이 개선된다. 이 단계에서는 저항과 퇴행에 부딪혀 발전과 성장을 이루지 못하는 결과가 나타나도 한다. 오래된 신념이나 행동을 포기하지 못하거나 변화를 거부하고, 제한적이고 허술한 방어막이 자신을 보호해줄 것이라고 믿으면서 그런 방어막을 주위에 두른 채 퇴보하기도 한다.

● ● ●

프레드와 마를레네는 연령점의 고비를 지나서 이제 '해결' 단계에 이르렀다. 병을 진단받고 본능적으로 어떻게 반응했었는지는 기억이

희미하다. 보류 단계에서 느꼈던 두려움, 슬픔, 분노, 혼란 같은 감정은 모두 물러가서 이제는 잘 떠오르지 않는다.

계산 단계에서는 과연 예전의 생활 방식을 유지할 수 있을지 생각해 보기 시작했다. 스키를 타러 잠시 다녀왔지만, 포기해야 하는 상황을 합리화하기 위해서 두 사람은 무릎이 아프고, 부상의 위험도 있고, 스키장에 사람이 너무 많아진 것 등 스키의 안 좋은 측면에 관심을 더 많이 뒀다. 지금까지는 병원을 멀리하고 의사를 잘 믿지 못하는 성격이었지만, 삶과 죽음을 가르는 위중한 병을 앓고 있었기 때문에 이제는 믿고 따르는 것 외에는 다른 선택의 여지가 없었다. 마를레네는 의사, 간호사들과 갈등을 겪으면서 반대하고 요구할 때와 수용하고 따를 때를 신중히 결정해야 한다는 것을 깨달았다. 프레드와 마를레네 모두 훨씬 많은 사람들을 신뢰하는 법을 배워야 했다.

계산 단계에서 두 사람은 각자 지혜의 왕관을 훌륭히 활용했다. 마를레네는 프레드의 현자가 되어 의학적 사실과 데이터를 일일이 검토하고 의료진에게 끊임없이 질문을 던지고서, 프레드에게 어떻게 하는 것이 좋을지 조언했다. 또 일정을 계획하고 조절하는 과정에 학자의 지혜도 발휘했다. 그녀는 두 사람의 일정을 치료 계획에 맞추고, 나중에는 미국국립보건원을 정기적으로 방문해서 실험적인 치료를 받을 수 있도록 준비했다.

한편 프레드는 지혜의 예지자가 되어 상황을 순순히 받아들이고, 모든 일이 잘 풀릴 것이라는 인식하에서 마음의 평온을 찾았다. 그는 이렇게 회상한다.

"선택의 여지가 없는 상황이 저를 더 강하게 만들었습니다. 그저 제가 해야 할 일을 할 수밖에 없었지요. 나중에는 다른 사람들을 돌아보고 그들에게서 힘을 얻을 수 있었어요."

프레드가 본래는 처음부터 끝까지 모든 것을 혼자서 다 해야 직성이 풀리는 대단히 독립적인 사람이었음을 감안하면 이는 엄청난 변화였다.

이렇게 지혜를 발휘하고 상황에 적응해 나가면서 자연스레 해결 단계에 이르렀다. 두 사람은 찾을 수 있는 최고의 의료진을 물색하고, 의사의 처치를 신뢰하고 따랐다. 그리고 그 믿음대로 치료의 효험이 나타나서, 장기간에 걸친 네 차례 시도 끝에 병이 완전히 나았다. 이들은 산 위에서의 생활을 정리하고 덴버 시내로 거처를 옮겨서, 스키와 등산 없이 지내는 새로운 삶을 시작했다. 회계사로 일하던 프레드는 퇴직을 해서 업무의 부담에서도 벗어났다. 이제는 일에 치이지 않고 가족, 친구들과 편한 시간을 더 많이 보낼 수 있게 됐다.

마를레네 역시 확실한 변화를 느끼면서, "지난 6년 동안 크게 성장했다"고 말한다. 그녀는 자기가 할 수 있는 일에 대한 기대를 조절하고, 스스로의 한계를 더 잘 받아들이게 됐다. 여러 해 전에 그녀는 나중에 자기가 나이가 더 많이 들어서 몹쓸 지경이 되면 자기를 '총으로 쏴'달라고까지 내게 말한 적이 있었다. 하지만 그런 면모는 완전히 사라지고, 이제는 상황에 적응할 줄 아는 사람이 되었다.

나는 프레드와 마를레네가 새로 발견한 스스로의 강점을 활용해서 앞으로 어떤 상황이 닥치든지 도망가지 않고 마주할 것이라고 확신한다. 그들이 그렇게 바뀔 수 있었던 건 바로 프레드의 병을 둘러싼 연령점 덕분이었다.

연령점은 우리에게 무엇을 가져다주는가

연령점은 삶의 변천을 확인할 수단이 되며, 그런 연령점은 다양한 상황하에서 언제든 나타날 수 있다. 연령점은 중년, 폐경, 퇴직처럼 삶의 주요 단계나 변화 과정에서 많이 나타나지만, 발달 지표나 발달상 중요한 단계를 고려하지 않은 상태에서 해당 시점을 점검할 계기가 되기도 한다. 인생의 9단계는 생애주기 이론과 연구 모델에서 사실상 거의 다루지 않지만, 연령점은 이런 9단계에 해당하는 사람들에게까지 적용할 수 있다.

· · · ·

아르투로와 플라비아를 처음 만날 때 나는 그 가족을 한꺼번에 다

만나보게 됐다. 우선 이 부부 외에 두 아들이 각자 부인을 데리고 왔다. 딸은 전화로 연결되어 있었고, 내과 의사인 아르투로의 남동생도 동석했다. 그리고 플라비아의 여동생과 가정부도 그 자리에 함께했다.

내 비서는 사람들로 북적대는 진료실을 오가며 손님들에게 물과 쿠바 커피를 대접했다. 진료실에 들어섰을 때는 마치 시끌벅적한 가족 모임이 한창인 것 같은 분위기였는데, 그런 분위기가 만들어진 데에는 고용량의 카페인도 부분적으로 영향을 끼쳤을 터이다. 예전에 보스턴과 미니애폴리스에서 의사로 일할 시절 같았으면 이런 분위기에 압도당해서 주눅이 들었겠지만, 이곳 마이애미에서는 일상적인 월요일 아침 풍경이었다.

아르투로와 플라비아 가족들은 모두 베네수엘라 출신이다. 그들은 대다수 쿠바 가정 또는 남아메리카 가정의 기독교인과 유대교인들과 마찬가지로, 의사의 의견을 듣고 자신의 생각도 말하면서 다각도로 도움을 주기 위해서 온 가족이 찾아온 것이었다.

아르투로가 가장 먼저 입을 열었다. 그는 자기 부인이 최근에 동네 병원에서 알츠하이머병 진단을 받았는데 믿을 수가 없었기 때문에 다른 의사에게 다시 진찰을 받기 위해 왔다고 설명했다. 그러면서 자기 부인 기억력이 예전 같지 않다고 자식과 며느리들이 이야기하는데, 그건 과장이라고 주장했다. 플라비아는 원래부터 건망증이 꽤 있는 편이었으며, 걱정스런 말을 꺼내는 사람들은 대개 그런 증상만 보고 판단한 것이며, 자기 부인을 "제대로 몰랐던" 신경과 의사 역시 마찬가지라고 설명했다.

그렇기는 하지만 그는 플라비아가 알츠하이머병으로 잠정 진단을 받은 뒤로 자기 마음이 편치 않아서 잠도 잘 못 자고 잘 먹지도 못한다고 하소연했다. 그는 무역 회사를 경영하고 있는데 사업이 번창해서 해외 출장이 잦았기 때문에, 자기 부인이 괜찮은지 여부를 한시 급히 확인해야 한다고 했다.

나는 그의 옆자리에 앉아서 얼굴에 긴장된 미소를 띠고 있는 플라비아에게 시선을 돌렸다. 그녀는 병원에 진료를 받으러 온 것이 아니라 꼭 무슨 저녁 식사 모임에 참석한 사람처럼 흠잡을 데 없이 완벽한 메이크업을 하고 맵시 좋은 옷을 입고 있었다. 그녀는 더듬더듬 영어로 이야기하면서, 적절한 단어가 떠오르지 않을 때는 스페인어를 섞어 썼다. 그녀는 가족들이 염려하는 건 잘 알지만 기억력 문제를 사람들이 우려하는 것처럼 심각하게 받아들이지는 않았다. 이야기하는 중에 말문이 자주 막히는 듯했는데, 그럴 때면 단어를 생각하려고 애쓰다가 남편에게 도와달라는 신호를 보냈다. 그럴 때마다 아르투로는 "아니, 당신이 직접 이야기해야지!"라고 호통을 쳤다.

전화로 듣고 있던 딸 소피아가 갑자기 끼어들어서, 아버지 이야기만 듣지 말고 자기들이 걱정하는 부분을 진지하게 살펴봐 달라고 간곡히 부탁했다. 플라비아의 여동생 파트리시아는 그 말을 듣고 눈물을 흘리면서 고개를 끄덕였다. 그러면서 어머니가 예전에 알츠하이머병을 앓았는데, 지금 플라비아에게 나타나는 증상과 똑같았다고 말했다. 그

다음에는 아르투로의 남동생이 나서서, 앞서 진단을 내린 병원에서는 정밀 검사도 하지 않고 성급하게 병을 진단했다며 격분했다. 아르투로의 두 아들은 오가는 이야기에 귀를 기울이면서, 아버지와 누이의 서로 상반된 의견 사이에서 어쩔 줄 몰라 하는 듯했다. 아들들은 더 많은 자료와 방법을 찾아봤으면 좋겠는데, 의사로서 어떤 도움을 줄 수 있느냐고 물었다. 그들의 질문이 끝나자, 모든 사람의 눈이 내게 쏠렸다.

그때까지만 보면, 그날의 대화는 단일 사건에 관한 상충되는 여러 관점을 묘사한 1950년 작 일본 영화 〈라쇼몽〉과 비슷한 구석이 있었다. 이 부부는 분명 중대한 연령점에 다다랐으며, 큰 우려에 빠진 가족들은 내가 그들을 해결점까지 인도해주기를 기대하고 있었다. 하지만 나는 서로 다른 의견들을 하나의 목소리로 통합할 방법부터 어떻게든 찾아야 했다.

부인에게 알츠하이머병이 발병했다는 잠정 진단을 받으면서 아르투로는 연령점의 '보류' 단계에 접어들어 정신이 아득해졌고, 큰 불안감을 느끼며, 어느 방향으로 나가야 할지 혼란스러워하고 있음이 분명했다. 그는 그런 진단에 반박하고, 계속해서 플라비아의 증상을 다른 이유로 돌리려고 했다. 그에게는 그 이상의 결론을 낼 지식이 없었으며, 자신의 불안감을 다스리는 것만으로도 벅찼기 때문에 이러지도 저러지도 못하고 있었다. 플라비아도 단기 기억력이 갈수록 나빠져서 힘들어지는 와중에 남편과 여동생이 모두 만족할 방법을 찾고 싶어 마찬가지로 깊은 혼란과 좌절을 느꼈다.

때로는 안전한 위치로 돌아가게 하는 것이 '보류' 단계의 최선의 방법이 되기도 한다. 그 상황에서 아르투로에게 필요했던 건 질문하고 확인하는 논리적인 절차와 희망이었으며, 플라비아에게는 위안이 되는 말과 가족의 화합이 필요했다. 그런 부분에서 내가 도움을 줄 수 있겠지만 그런 방편은 일시적으로만 효과가 있을 터였다. 그렇더라도 가족 전체가 변화를 받아들이고 자원을 결집할 시간을 벌어주고 싶었다. 한자리에 모인 가족들 앞에서 나는 여기까지 찾아주고, 단합된 가족의 힘을 보여준 데 대해 감사의 인사부터 전했다. 이어서 아르투로의 깊은 헌신과 노력을 높이 사면서 해결책을 꼭 찾아보겠다고 약속했다.

그리고 병의 진단을 초월해서, 포괄적인 검사와 치료 계획을 세워보자고 제의했다. 다시 말해서 결과가 어떻게 나오든지 모두가 힘을 합해서 함께 노력해나가자는 뜻이었다. 그러면 정확한 진단이 내려지지 않은 상황에서도 모든 사람들이 상황 해결에 각자 적극 동참하는 기분을 느낄 터였다. 나는 뇌 정밀 촬영과 인지 검사를 포함해서 앞으로 어떤 정밀 검사가 더 필요한지를 자세히 설명한 뒤에, 가족들이 염려하고 궁금해하는 점을 듣고 질문에 답했다. 연령점을 한창 겪는 와중이었음에도 아르투로와 플라비아는 그런 희망의 순간을 보낼 수 있었다.

연령점은 일직선 형태로 진행되지는 않는다. 문제가 발견되기 시작하는 시점부터 해결책을 내기까지 여러 차례 등락을 거듭한다. 아르투로와 플라비아의 경우도 한동안 힘든 시기를 보냈다. 플라비아는 자신의 단기 기억이 손실되었다는 사실을 제대로 인식하지 못한 채, 눈에 띄게 짜증을 냈고, 어찌할 바를 몰라 하면서도 사람들의 도움을 거부했다. 그녀는 약을 자기가 챙겨 먹겠다고 고집했지만, 약을 잊어버리고 안 먹어서 혈압이 급상승하거나 반대로 한꺼번에 너무 많이 먹어서 실신을 하는 등 잦은 실수로 여러 차례 위험한 순간을 겪었다.

아르투로도 플라비아의 기억력이 나빠졌다는 것을 절감했다. 하지만 그녀에게 알츠하이머병이 생겼다는 사실만큼은 철저히 부정하며 버텼다. 답답하고 도피하고 싶은 마음에 걸핏하면 몇 주씩 해외로 출장을 다녔다. 그리고 마치 그렇게 하면 플라비아가 잃은 것을 보상받을 수 있기라도 하듯, 술을 더 많이 마시고, 잠을 잘 안 자고, 사업 확장에만 몰두했다. 자식들과는 대화를 하기만 하면 싸움으로 번졌다. 그는 처제가 이 모든 상황을 만든 장본인이라고 책망하고, 처제와는 일절 말을 안 했다. 그의 남동생이 중재하려고 애를 써봤지만, 아르투로는 병에 대해서는 도통 논의를 안 하려고 들었다. 진단이 사실일지 모른다는 직감이 점점 짙어지는데도, 아르투로는 검사 결과를 들으러 병원에 가지 않고 차일피일 미루기만 하다가 아들이 강력하게 독촉하고 나서야 예약을 잡은 것이었다.

검사 결과를 전하는 자리에서, 나는 모든 검사 수치가 알츠하이머병의 징후 쪽으로 쏠려 있다고 조심스럽게 전했다. 아르투로는 플라비아의 PET양전자 방사 단층 촬영 검사 결과가 어땠느냐고 물었다. 나는 검사 결과가 양성이며, 그건 뇌에 유독성 아밀로이드 베타 단백질이 상당량 존재한다는 뜻이라고 설명했다. 그는 못 믿겠다는 표정으로 나를 쳐다보았으나, 곧 참아왔던 감정의 댐이 일순간에 무너져 내리는 듯 주저앉았다. 마치 그 많은 증거를 이제야 이해하게 되었다는 듯 그는 주체하지 못할 정도로 흐느껴 울기 시작했다. 진료실에 있는 모든 사람들에게 고통스럽고 괴로운 순간이었다. 하지만 아르투로가 융통성 없는 생각에 갇혀 회피하기만 했던 상태에서 벗어나려면 꼭 거쳐야 했던 감정의 방출이었다. 그는 이제 앞으로 나아갈 준비가 됐다.

연령점을 헤쳐 나가기

이 사례에서 아르투로와 플라비아는 헌신적인 가족과 곁에서 지켜보며 해결책 마련에 도움을 줄 의사가 있었다. 하지만 그런 도움을 받을 형편이 되지 못해서, 끝내 현실을 직면하지 못하고 보류 단계에서 돌고 돌기만 하는 이들도 있다.

난관에 빠진 이런 사람들은 감정적 혼란에서 벗어나려고 깊은 우울, 불안, 약물 남용, 충동적 행동, 융통성 없는 생활 방식으로 칩거해 버리는 경우가 많다. 이렇게 대응할 경우 한 가지 괴로움을 다른 괴로움으로 대체하는 셈이므로 기껏해야 일시적으로만 효과가 있다. 처음에는 조금 기분이 나아질지 모르지만 결국에는 개인적인 성장을 막고 더 큰 위기와 기능 마비를 초래할 위험에 놓이게 된다.

보류 단계를 지나 계산 단계에 이르렀지만, 대립하는 관점이나 주장을 화합하지 못하거나, 지적 사고를 편협한 세계관 너머까지 확장시키지 못하는 사람들도 있다. 그렇게 되면 의미 있는 논의에 나서거나 상황을 진지하게 고려하지 못하고, 이데올로기, 불화, 모순적인 관계에 빠지거나 퇴보한다. 그러면서 단단한 방어 태세를 갖추거나 병적인 나르시시즘에 빠진다.

권력을 내려놓아야 하는 현실을 수용한 채 어떤 대가를 치러서라도 억압적이며 무력해진 정권을 유지하겠다고 고집하는 나이 든 독재자가 있다고 한번 생각해보라. 좁은 의미에서 보면, 이런 사람들은 자신의 명령이나 요구를 따르지 않거나 자신이 용납할 수 없는 방식으로 살아가는 가족들과 관계를 단절하고 지내는 이들이다. 타협이란 일체 없으며, 타협을 거부하는 이런 태도가 더 깊은 교착 상태와 위기를 초래할 위험이 아주 크다.

그런가 하면 모든 행동과 조치를 거부하면서 계산 단계에서 빠져 나오는, 즉 이탈해버리는 사람들도 있다. 이들은 자신에게는 변화할 정신적·육체적 능력이 없다고 믿거나, 결과를 두려워한다. 혹은 다른 스트레스 요인으로 머릿속이 이미 꽉 찼거나 완전히 지쳐 있다. 아니면 인생의 9단계에 이르러서 실제로 변화를 이행할 기본 조건이 안 되는 사람들도 있다. 과거에는 이 같은 '탈참여 현상'을 노화의 본질적인 특성으로 받아들이고 노인들은 바뀌기 힘들다고 보았으며, 나이가 들면 융통성이 없고 충분한 기능을 하지 못한다는 편견을 가지고 있었다 (그런 편견은 아직도 일부 남아 있다!).[63]

하지만 그런 이론을 뒷받침하는 주요 연구는 없으며, 오히려 우리는 그에 상반되는 사례, 즉 폭넓은 주제와 활동에 적극 참여하는 노인들을 자주 목격한다. 그럼에도 불구하고 우리는 무기력하게 아무 활동에 참여하지 않는 노인들도, 이들이 설사 스스로 능력이 없다고 믿고 힘들어하는 사람들일지라도, 변화하고 발전할 능력이 충분히 있다고 보아야 한다.

아르투로는 감정적 방출이 일어나기 전까지는 계산 단계를 쉽게 빠져 나갈 방법을 찾으려고 애썼다. 그는 평생 플라비아를 인지적으로 흠이 없는 배우자로 생각해왔다. 하지만 그런 확고한 믿음을 절충해나가야 할 상황에 직면하자, 그는 기존의 믿음을 고수하면서 다른 행동을 권하거나 제안하는 사람들과는 접촉을 끊기 시작했다. 그는 의사들의 말을 모조리 거부하고 대신 즉각적인 치유가 가능하다고 회유하는 검증되지 않은 치료 요법들을 찾아보면 어떨까 생각해보기도 했다.

플라비아는 자신에게 기억력 손실 증세가 있다는 것을 잘 인식하지 못했고 그런 상태가 갈수록 악화됐기 때문에 그녀도 그녀 나름의 어려움을 겪고 있었다. 그녀는 자신에게 장애가 있다고 말하거나 자신을 어린애 취급하는 사람들에 분개했다. 그리고 친구들이나 친척들과의 접촉을 끊었다. 그녀는 그들과의 이런 교착 상태를 어떻게 돌파할 수 있었을까?

'계산' 단계에서 '해결' 단계로 이행하려면 언뜻 보기에 서로 반대로 작용할 듯 보이는 두 가지 힘의 작용이 필요하다. 한 가지는 안정과 지속성의 기반이 되는 비축분을 갖추는 일이다. 비축분은 보통 믿음, 능력, 기억, 관계에서 드러난다. 다른 하나는 프랑스 작가 마리 드 에느젤 Marie de Hennezel의 "과거를 놓아 보내고, 우리 자신과 화해하고, 다른 측면에서 성장하려면 한 가지 측면은 약해질 수밖에 없다는 것을 받아들이라"[64]는 제안을 따르는 것이다. 이 두 가지 과업은 서로 모순되는 것처럼 보이지만 둘 다 꼭 필요하며, 우리에게는 다섯 가지 지혜라는 든든한 지원단이 있다.

학자는 필요한 기술을 제공하고, 현자는 타협점을 모색하고, 관리자는 바람직한 관습 및 공동체와 관계를 맺어 나가고, 창조자는 새롭게 생각하고 행동하는 방법을 찾는다. 마지막으로 예지자는 다양한 관점을 조화해서 삶의 비전을 세움으로써 해결책의 의미를 이해하고 완전히 받아들일 수 있게 한다.

아르투로는 이제 플라비아에게 병이 생겼다는 현실을 외면하거나 거부하지 않는다. 검사 결과를 논의하는 자리에서 카타르시스를 경험하면서 그는 휘어졌을지언정 부러지지는 않았다. 삶의 경험에서 얻은 지식, 사업적 감각, 가족 간의 유대, 플라비아에 대한 변치 않는 사랑 같은 것에서 큰 힘을 얻을 수 있었고, 변화를 막아섰던 장애물을 놓아 보냈기 때문이다.

몇 주안 되는 기간 동안 그는 바로 한 달 전에만 해도 불가능해 보였던 여러 근본적인 단계를 거쳤고, 수월하게 넘겼다. 우선 그는 회사의 경영권을 두 아들에게 넘기고, 자신은 고문 자리로 물러났다. 회사 경영에 쏟았던 에너지로 플라비아를 돌보기로 결심한 것이다. 그는 가족들과의 관계를 재편해서, 가족들 각자가 효율적으로 기여할 수 있도록 주선했다.

이는 굉장한 변화였지만 사실 그 씨앗은 늘 존재해왔으며, 그 씨앗이 터지고 자라기까지 연령점의 험난한 과정을 거쳐야 했다. 그리고 연령점이 끝나는 지점에서 나이가 들면서 강해지는 두 가지 중요한 능력이 드러났다. 바로 스트레스에 직면했을 때의 회복탄력성과 깊은 목적의식이다.

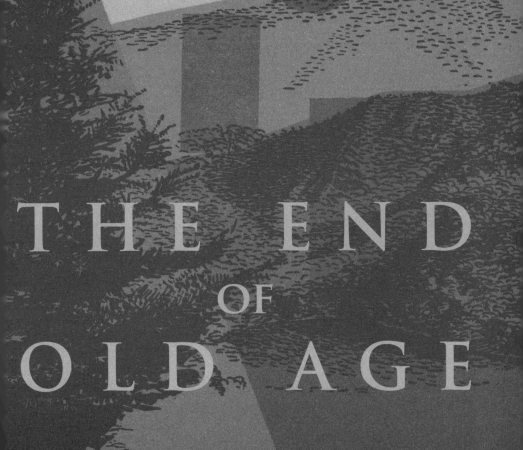

4장
회복탄력성을 가지고, 목적의식을 갖는다는 것

THE END
OF
OLD AGE

The
End
of
Old
Age

이제는 호스피스를 부를 때가 되었다는 생각이 들었다. 뮤리엘은 80년의 여정을 마무리할 시점에 이른 듯했다.

그녀는 지난 4년 동안 다리와 허리의 극심한 고통으로 고생해왔으며, 그전에는 수십 년 동안 여러 만성 질환을 앓았다. 한동안 모르핀 진통제를 사용했는데, 모르핀 과용 때문이었는지 췌장염이 생기면서부터는 의식까지 혼미해진 상태였다. 그녀는 입원실 침대에 똑바로 누워 천장만을 바라보고 있었다. 소화효소가 유출되면서 장에는 극심한 통증이 느껴졌고, 척추를 지지하는 막대와 나사 주변의 결합 조직에 염증이 생기면서 허리 근육에 경련이 일어나 그녀의 표정은 늘 일그러져 있었다. 계속되는 메스꺼움과 구토를 줄이기 위해서 부착해놓은 배농관은 위장에서 시작해서 나선형을 그리며 위로 뻗어 코 밖으로 이어져 침대 옆에 놓인 병에 배출되고 있었다. 그 외에도 신장이 거의 다 망가졌고, 소장은 예전에 수술을 받으면서 잘라낸 뒤 고리 모양으로 다시 붙여서 뒤죽박죽인 상태였다. 소장이 이제는 더 이상 음식물을 통과시키지 못하고 기능이 아예 마비된 상태였기에, 그녀는 지난달에만 살이 15킬로그램 가까이 빠지면서 급격히 창백하고 수척해졌다.

뮤리엘의 신체와 정신은 극심한 고통, 꼼짝도 할 수 없는 상태, 우울증으로 사방에서 엄청난 공격을 받고 있었다. 그래도 그녀는 병마와 여전히 맞서 싸우려고 애썼다. 신장 위에 자리한 부신은 스트레스 호르몬을 다량으로 분비하여 신진대사를 활성화하고, 복부와 허리의 감염된 조직에서 나타나는 통증으로 촉발된 급성 발작을 가라앉혔다. 뇌의 중추는 부담을 견뎌내고 신체 조직의 균형을 되찾으려고 노력했다. 하지만 현실적으로 보면 단기적으로는 뮤리엘의 몸이 어느 정도 지탱할 수 있겠지만 시간이 흐르면 이러한 보호 반응도 쇠약해지고, 생명 유지에 꼭 필요한 뇌 세포와 회로도 손상되기 시작할 것이다. 그녀의 병세는 위중했으며, 되돌아올 수 없는 곳에 가까워지고 있었다.

나는 육체적·정신적으로 엄청난 스트레스를 겪는 뮤리엘과 같은 노인들을 거의 매일 만난다. 뮤리엘의 사례에서처럼 전적으로 건강이 나빠져서 스트레스가 생기는 경우도 있지만, 때로는 경제 상황이나 인간관계에 문제가 생기면서 다른 모든 것에 영향이 가는 경우도 있다.

예를 들어, 셜리는 72세에 경제적으로 큰 위기를 겪으면서 집과 차를 잃었고 이후 심한 우울증에 빠졌으며 처방약에 중독됐다. 때로는 지역사회 전체가 영향을 받는 천재지변이 그 원인이 되기도 한다. 실제로 2005년 허리케인 카트리나가 상륙했을 때 노인들 수천 명이 자기 집을 잃거나 사회적 지원 기반을 잃었다. 목숨을 잃은 사람들도 대단히 많았다.

또 갑작스럽게 혹은 은밀하게 밝혀진 개인적인 상처, 배반, 상실이 큰 스트레스를 안기기도 한다. 아들이 자기 계좌에서 몰래 돈을 빼갔다는 사실을 알게 된 제프리라는 75세 남성이나, 췌장암에 걸린 남편이 발병 4개월 만에 세상을 떴던 68세 실비아가 그런 사례다. 이들의 경우에는 복잡한 금전 문제를 수습해야 할 상황에서 누구를 믿고 기대야 하는지와 같은 추가적인 스트레스로 슬픔이 가중됐다. 제프리는 마음이 심란해져서 예전에 극복했던 게임 중독에 다시 빠졌으며, 실비아는 통증을 동반한 염증성 질환과 공황 발작이 생겼다. 이런 이야기를 들으면 우리가 앞서 제기했던 핵심 질문이 다시 떠오른다. 더 나은 상황에 대한 희망이 사라졌는데도 왜 나이 듦의 스트레스를 견디며 살아남아야 할까?

나이 듦은 그런 스트레스에 직면했을 때 심각하고 영구적인 질병, 통증, 장애의 발생 위험을 높이는 대표적인 요인으로 보인다. 이는 스트레스가 노년의 두뇌와 신체에 끼치는 영향을 연구하면서 얻은 교훈이다. 노년의 두뇌와 신체는 상처 입기 쉽고 회복 반응이 느리다.[65] 이는 또한 대부분의 천재지변이나 인재에서 얻은 교훈이다. 나이 든 사람들은 육체적·사회적·경제적 자원이 뒤떨어지기 때문에 그런 위험한 순간을 넘기거나 안전하게 대피하기가 더욱이 힘들다. 그리고 일단 위험이 닥치면, 나이 든 사람들은 젊은 사람들보다 더 많은 부담을 느끼며, 이는 탈수, 부상, 죽음으로 이어질 가능성이 더 크다. 그리고 살아남더라도 온갖 정신적·신체적 병과 궁핍으로 도움이 간절히 필요해지거나 심지어는 버려질 위기에 처하기도 한다. 먹구름이 이렇게 잔뜩 드리운 와중에 과연 한 줄기 빛이라도 찾을 수 있을까?

휘어질지 몰라도 부러지지 않는 이유는

2005년 8월에 허리케인 카트리나가 미국의 멕시코 만 일대를 강타하기 직전이었다. 그 며칠 동안, 이번 허리케인은 아주 강력할 것이라는 경고가 여러 번 발표됐다. 하지만 그런 경고를 귀 기울여 듣지 않은 사람들도 있었다.

루이지애나와 미시시피 해안, 만, 그리고 만의 후미를 따라 형성된 마을에 사는 고령자들 중에는 1969년의 허리케인 카미유, 그리고 최근에 허리케인 이반과 데니스가 닥쳤을 때 목숨을 부지했던 기억을 떠올리며 이번에도 폭풍우를 견딜 수 있으리라 생각한 사람들이 매우 많았다. 매서운 바람을 동반한 6미터에서 9미터에 이르는 폭풍 해일이 엄청난 위력으로 수많은 주택과 건물을 콘크리트 바닥까지 통째로 휩쓸어 버릴 것이라 상상했던 사람은 거의 없었다. 대피하지 않고 집에 남아 있던 노인들 수천 명은 부상을 당하고 집을 잃었지만 다행히 목숨은 부지했다. 그러나 폭풍이 닥쳤을 때 그 자리에서 목숨을 잃거나 부상을 입고 바로 얼마 뒤에 숨을 거둔 불쌍한 사람들도 낮은 비율이기는 하지만 상당수였다.

미시시피의 작은 해안 마을 베이 세인트루이스Bay St. Louis에 닥친 폭풍우의 위력을 설명하면서, 작가이자 그곳 주민인 엘리스 앤더슨은 망연자실해 하면서 피해 복구에 나섰던 노인들의 이야기를 전했다.[66]

주차되어 있는 차 안, 곧 무너질 듯한 집의 잔해, 혹은 임시로 대충 마련한 은신처에 기거하는 이 고령의 주민들이 복구 활동의 중추였다. 폭풍이 휩쓸고 지나간 길에 있었던 다른 모든 이들과 마찬가지로 그들도 똑같이 집과 재산을 잃고, 정신적인 외상을 입었으며, 난민 신세가 됐다. 깊은 역사적 뿌리가 있는 마을이다 보니 어찌 보면 이들에게는 잃은 것이 더 많았을지 모른다. 외상을 입거나 생명을 잃은 사람들 중에 노인들이 압도적으로 많다는 사실은 다들 잘 알고 있다. 그렇지만 심리적으로는 젊은 사람들보다 더 나쁘지 않았다. 오히려 더 잘 대처해 나간 사람들이 많았다. 그럴 수 있었던 비결은 나이 들면서 형성되고 발달한 '회복탄력성'이라는 강점이 있기 때문이었다.

회복탄력성이란 역경에 대처하고, 역경 뒤에 다시 일어나거나 균형을 되찾는 능력을 뜻한다.[67] 육체적인 관점에서는 스트레스로 인해 변화했던 심박동수, 근육의 긴장도, 호르몬, 신경전달물질 분비, 그 외의 방어 기전이 서서히 사그라져 정상으로 돌아가면서 항상성을 되찾는 것을 의미한다. 개인적인 수준에서 회복탄력성은 현재 직면한 스트레스나 트라우마를 인식하고 기존의 심리적 기능을 되찾는 방향으로 대응하는 과정에 해당한다.

때로는 충격적인 경험이 너무 강렬해서 예고도 없이 다시 나타나거나 아무 해가 없어 보이는 요인에 의해 유발되기도 한다. 가령 외상 후 스트레스장애PTSD[68]를 겪는 사람들은 실제 위험에 처했을 때와 똑같은 감정적·행동적 징후를 동반한 생생한 기억이나 회상 장면을 통해 트라우마를 완화한다. 외상 후 스트레스에 관한 최근 연구들 대부분은 나이 듦을 원인적인 요인도 아니고 특별한 보호 작용도 아닌 중립적인 요소로 받아들인다.[69] 하지만 피해를 겪은 사람들의 삶을 깊이 들여다보면 나이 듦이 회복탄력성을 강화하는 데 어떤 영향을 끼치는지 확인할 수 있다.

사회복지사인 수전 호로스토스키와 티모시 레너는 허리케인 카트리나로 재해를 입은 지 5년 뒤에 당시의 노인 생존자들을 연구하면서, 회복탄력성이 아주 강한 사람들의 사례를 조사해서 나이 듦이 어떤 영향을 끼쳤는지를 알아보았다.[70] 노인 수백 명을 조사한 이 연구 결과 중에는 지혜의 다섯 가지 형태가 가장 우선적이며 중요한 안정화 요소라는 내 생각을 뒷받침하는 내용이 많다.

예컨대 카트리나가 몰고 온 폭풍에 직격탄을 맞았던 고령 생존자들은 경제대공황과 2차 세계대전을 겪은 사람들이며, 휴대폰, 컴퓨터, 인터넷을 생활필수품이라기보다 사치품으로 보기 때문에 그런 기기 사용이 차단된 생활에 덜 민감하게 반응했다. 그들은 자원 부족에 현명하게 대처하는 방법을 직접적인 경험으로 배워서 알고 있었다. 현자의 의사 결정력 덕분에 우리는 자원을 최대한 공평 타당하게 나눌 수 있는 것이다.

엘리스 앤더슨은 허리케인이 지나간 뒤에, 반려견을 돌보기 위해 집 앞에 세워둔 차에서 지내기로 했던 한 할아버지의 이야기를 전한다. 그렇지 않았으면 집에 피신해 있던 가족들이 지내는 데 큰 불편을 겪었을 터였다. 그의 그런 결정으로 자칫 큰 혼란을 낳을 수 있었던 상황에 통제되는 분위기가 마련됐다.

관리자의 공감 능력과 이타주의는 공동체의 핵심 가치를 일깨우고, 롤모델이 된다. 앤더슨이 설명했던, 노인 형제 두 사람이 자기 집의 발전기를 이용해서 마을 사람들에게 무료로 전기를 충전해주었던 사례가 그에 해당한다. 관리자의 지혜를 발휘하는 사람들은 남을 아끼며 새로운 관계를 맺으면서 공동체에 필요하고 쓸모있는 사람이 된 기분을 느낀다.

창조자의 호기심과 투지는 역경에 직면해서 예비 수단과 여러 해결책을 마련하는 데 꼭 필요한 요소다. 앤더슨이 소개했던 사례 중에, 뉴올리언스에서 도로가 침수되자, 방수포를 대충 잘라서 만든 돛대와 자투리 목재로 대피소를 만들어서 동네 사람들을 구조한 노인 집주인 두 사람이 그 좋은 예다. 창조자의 행동은 생존을 보장할 뿐 아니라 생각치도 못한 놀라운 능력이 있다는 것을 느끼게 해준다.

예지자는 큰 스트레스의 혼돈과 위협을 초월하여 널리 보고, 희망의 순간을 모색한다. 예를 들어 폭풍이 닥쳤을 때 앤더슨의 집에 피신했던 몸이 불편한 90세 여성은 불안해하지 않고 평온한 상태를 유지하면서, 남의 도움이 필요한 부분은 거부 없이 받아들이고, 대신 상대에게 기분 좋은 농담을 건네며 고맙다는 말을 전했다. 거동이 불편한 상황에서조차 그녀는 사람들을 감화시키는 롤모델이 됐다.

이와 같은 이야기를 모두 들어보면, 스트레스와 트라우마가 생기면 지혜가 활성화되어 더 폭넓은 역할을 해내는 것이 분명하다. 이때, 지혜는 그 본 뜻 그대로 직면한 난관을 헤쳐 나갈 힘을 준다. 동시에 지혜는 세대 간이나 다른 여러 경계를 넘어 상호 유대를 만들어 서로가 상대방에게 가까이 다가설 수 있게 한다.

나이가 많아지면 남들에게 짐이 된다는 법은 없다. 설사 고대 부족 사회에서 적에게 포위당해서 맞서 싸우거나 아니면 도망가야 할 경우에는 짐이 되었을지 모르지만, 나이 든 사람들은 지식과 노하우의 중대한 가치를 수호하고 결정하는 사람, 희망의 의견을 제시하는 사람, 인내의 롤모델이 될 수 있다.

지혜를 기초로 한 회복탄력성은 긍정적인 마음과 자긍심을 불러일으켜서 스스로와 주위 사람들을 변화시킬 수 있다. 단순한 생존이 성장으로 바뀌는 것이다. 지혜는 스트레스와 트라우마를 겪는 시기 전후에 특히 큰 역할을 할 것이다. 지혜는 회복탄력성을 결정하는 가장 중요한 요소 중 하나이다.

하지만 나이 든 어떤 사람이 느끼는 중대한 스트레스의 최종적인 결과를 이해하거나 예측하려면, 평생에 걸쳐 나타나는 지혜의 원천과 발달 과정을 훨씬 깊이 조사할 필요가 있다. 그렇게 되면 마치 야자나무가 허리케인 돌풍에 부러지거나 뿌리째 뽑히기 전까지 기둥이 이리저리 휘어지고 뒤틀리며 유연하게 버티는 것처럼, 어떤 사람이 스트레스 상황에서 부러지지 않고 얼마만큼이나 유연성을 발휘해서 버틸 수 있는가를 확인하는 더 상세한 분석 결과를 얻을 수 있을 것이다.

● ● ●

뮤리엘은 입원을 몇 달 앞두고, 버틸 수 있을 만큼의 컨디션과 완전히 의식을 잃고 쓰러질 정도 사이에서 왔다 갔다 하고 있었다. 병을 앓아온 지가 이미 여러 해 됐는데, 그나마 그동안 의사들을 전적으로 믿고 따랐기 때문에 잘 버텨온 것이다.

그러나 만성 통증으로 이제 더는 버티기 어렵게 됐다. 지금껏 진통제 복용량을 수시로 늘리고 주기적으로 허리 위아래에 스테로이드제 주사를 맞았지만, 통증 완화 효과는 갈수록 줄어들고, 이런 치료를 받는 도중이나 이후에조차 통증이 증가했다. 그녀가 한 달에 두 번씩 새벽 4시에 치료실에 도착하면, 전신 마취를 하고, 척추 뼈 사이의 좁아지고 어긋난 부분에 커다란 바늘을 집어넣는다. 그다음에 고용량 스테로이드제를 주입한다. 그 뒤에 딸이나 다른 보호자가 의식 없이 누워 있는 그녀를 실어다가 집으로 데려가면, 이틀이 지나서야 정신이 돌아온다. 그러면 극심한 통증 없는 편안한 날을 며칠 동안은 보내지만, 그 이전처럼 강력한 통증이 필연적으로 다시 찾아온다.

뮤리엘은 그런 주사를 맞으러 가는 때를 피해 한 달에 한 번씩, 보호자의 부축을 받으면서 비틀거리며 내 진료실을 찾아왔다. 그녀는 고통과 절망을 나에게 토로했다. 대화 요법과 약물 치료 모두 효과가 없었고, 더 이상 손쓸 방법이 없었다. 나는 그녀가 찾아올 때마다 매번 통증의학센터에 가서 다른 의사에게 자문을 받아보라고 권했지만, 그녀는 매번 그다음 번 치료에는 마법이 일어나기를 바란다고 말하며, 통증 의사 한 사람과 주사치료에만 매달렸다. 오래지 않아 그녀의 몸은 부러지기 직전 상태까지 휘어졌다. 그나마 육체적·정신적 고통이 너무 커서 자살을 실행할 수 없었기 때문에 목숨을 부지할 수 있었을 터이다.

나는 십여 년 전에 뮤리엘을 처음 만났던 때를 떠올렸다. 남편 버디에게서 기억력 손상과 공격적인 행동이 나타나는 것을 감지한 그녀는 진단을 받기 위해서 그를 내게 데려왔다. 그때도 그녀는 스트레스 때문에 힘들어 했지만 수많은 병을 앓은 뒤 이미 수차례 위기를 넘긴 후였다. 당시 그녀는 다른 사람들을 간병하며 돌보고 있었기 때문에 의연하고 단호한 모습이었다. 자신도 몸이 아픈데도 불구하고 남을 간병하면서, 그녀는 자기가 느끼는 통증과 일시적인 장애에 지나치게 몰두하지 않을 수 있었을 것이다. 그러나 애석하게도 그런 방식은 더 이상

통하지 않았다. 젊을 때의 뮤리엘은 항상 다시 튕겨 오르는 스프링 같은 사람이었지만, 나이 든 뮤리엘은 그런 모습을 찾을 수 없이 굳어 있었다. 젊은 뮤리엘은 전투에 나가 싸울 수 있을 만큼 씩씩해 보였지만 나이 든 뮤리엘은 남들의 도움이 필요했다.

그런데 뮤리엘뿐 아니라 사실 모든 노인들이 잠정적으로 이런 딜레마에 빠진다. 나이 들면서 스트레스에 직면했을 때 어떻게 살아남을 것인가를 계산하는 등식은 답을 내기가 힘들다. 수많은 것들을 긍정적·부정적 영향에 따라 고려하고 수량화해야 하기 때문이다. 그리고 계산하려고 시도해보더라도 당시 처한 상황에 따라 다른 값이 도출될 수 있고, 시간이 흘러서 나이가 더 들면 결과가 또 달라진다. 노년에 대해 생각하는 것은 너무 벅찬 일이고, 또 궁극적으로 성과가 없는 일처럼 보이기 때문에 보통은 시도조차 안 하려고 하는 것 같다.

그러나 생각이 깊은 많은 이들은 노년에 나타나는 명확한 쇠퇴, 질병, 노화에 관한 문제에 많은 관심을 가지고 있으며, 궁극적인 종말은 죽음이 아니라 영생이기 때문에 그런 문제들을 중요하게 본다. 이런 운명론은 우리가 특정 나이 이상으로는 개선될 수 없다는 생각에서 나온다.

그리고 노화를 바라보는 사회적인 분위기, 더 나아가 쇠퇴의 이데올로기에서까지 영향을 받은, 근본적으로 연령 차별적인 관점이 존재하는 것도 사실이다.[71] 이런 믿음을 뮤리엘에게 투영해보는 건 어렵지 않은데, 그녀는 폭풍 해일이 다가오면 온통 부정적인 결과만 있을 것이라 생각해 휘어지고 그다음에는 부러질 것이다. 그렇다면 왜 살아남으려고 노력해야 할까? 스스로를 구제할 힘이 있을까?

이 순간 너머를 보자

지금까지 우리는 '그 순간'에 몰아닥치는 스트레스 속에 있는 많은 노인들 중 대표로 뮤리엘의 사례를 살펴보았다. 연령점에서 겪는 괴로움 대부분이 바로 이런 끔찍하고 때로는 비극적인 이 시기에 나타난다. 극복하기 힘들어 보이는 일들도 이 시기에 최고조에 이른다.

하지만 이런 상황에만 시선을 고정할 것이 아니라 한 발 뒤로 물러나서, 노년에 나타나는 예상 밖의 변화 중에 지혜와 같은 강점이 있어서 우리가 그 상황을 헤치고 나갈 힘을 준다는 사실을 살펴볼 필요가 있다. 그렇게 되면 나이 든 사람들이 '그 순간에 어떻게 반응하는지'가 아니라, '세월이 흐르면서 어떻게 발전하고 성장하는지'를 보게 된다. 그리고 우리가 스트레스를 받아들이기만 하는 '수동적인' 존재가 아니라 변화의 '적극적인' 주체임을 확인하게 된다.

뮤리엘은 일 중독인 미국인 의사 아버지와 스코틀랜드 출신의 어머니 사이에 태어나서, 뉴욕 용커스에서 어린 시절을 보냈다. 집안 분위기가 엄격해서, 광적일 정도로 근면을 중시하고, 옳은 일을 하는 것을 특히 중시했다. 이런 분위기가 형성되는 데에는 그녀 아버지의 성장 환경도 영향을 끼쳤다. 뮤리엘의 아버지는 겨울 추위를 모면하기 위해 남의 기관차에서 석탄을 몰래 훔쳐다가 땔 정도로 가난한 집에서 살았다. 뮤리엘은 21세에 누군가의 결혼식에 갔다가 마찬가지로 하객으로 왔던 버디를 처음 만났고, 그로부터 6개월 뒤에 두 사람은 결혼식을 올렸다. 그녀는 아들딸을 낳고 평생 한결같이 남편을 뒷바라지하면서 살았다. 심지어 남편이 알츠하이머병으로 15년간의 진행성 퇴행을 겪은 끝에 세상을 뜰 때까지도 늘 옆에서 돌봤다.

뮤리엘의 일생은 환자와 간호하는 사람의 두 가지 역할이 큰 줄기를 이룬다. 뮤리엘의 딸 엘린은 어머니의 병력을 이렇게 술술 읊는다.

그녀는 50세에 유방암이 발병하면서 두 번의 유방 절제술을 받고, 과민성 대장 증후군을 앓으면서 수술을 수차례 하였다. 또 관절염을 앓고, 출혈성 궤양으로 거의 목숨을 잃을 지경에까지 이른 적이 있으며, 허리와 다리에 만성 통증이 생기면서 수차례 허리 수술을 받고, 신장이 손상되었다. 그리고 최근에는 췌장염을 심하게 앓고, 마약성 진통제에 의존하고 있다.

그녀는 쉬지 않고 다른 사람을 보살피고 돌보면서 자신의 질병을 이겨왔다. 그녀는 자기 걱정은 하지 않고 늘 다른 사람을 걱정하며, 모든 사람의 문제를 자기 문제처럼 생각했다. 그녀는 남을 위해 일할 때 가장 큰 기쁨을 느끼며, 자신 앞에 오는 일을 절대 불평하는 법 없이 늘 깊이 감사하고, 따뜻한 마음과 공감으로 결연하게 실행했다.

친척들은 그녀를 자기 할머니처럼 여긴다. 그녀는 남에게 베풀 때는 아무도 못 말리게 손이 크고, 다정하고, 솔직하고, 현명하고, 진지하다. 남을 돕는 일이라면 양보하는 법이 없어서, 때로는 그녀 자신에게 해가 될 정도로 매진한다.

뮤리엘의 일생을 그저 얼마간의 짧은 순간들이 아닌 전체적으로 보면 훨씬 장대하고 훌륭한 그림이 보인다. 그녀가 평생 쌓은 여러 강점은, 다른 사람들이 괴로움과 고통을 덜고 견디도록 보살피면서 자신의 불안, 고통, 통제력 상실 또한 다른 각도에서 바라보고 이겨내는 능력의 토대가 됐다. 그녀는 에릭슨의 심리사회적 발달 모델 8단계인 '노년기'의 도전 과제를 성취한 것으로 보인다.[72] 즉 마지막 단계에서의 힘든 싸움, 결손, 기능 상실로 절망하거나 진절머리를 내기보다는 임무의 완결, 온전함, 고결함을 느꼈다.

한편 보조금 지원으로 하버드대학교에서 수십 년간에 걸쳐 진행된 성인 발달 연구에서 정신과 의사 조지 베일런트는 긍정적인 노화의 주요 조건을 발견했다.[73] 이는 뮤리엘이 보여준 바람직한 결혼 생활, 삶에 관한 해학, 우정을 중시하기, 이타적인 행동, 그리고 용서·감사·자애를 깊이 느끼기 등인데, 그런 주요 조건들을 갖추고 있었다. 또 뮤리엘에게는 하워드 프리드먼과 레슬리 마틴이 80~90대 남녀 1,500명을 80년간 추적한 연구에서 장수의 가장 중요한 예측 변수로 밝힌 '성실성'도 발견된다.[74] 프리드먼과 마틴은 "성실한 사람들은 행복한 결혼 생활, 좋은 교우관계, 건전한 근로조건을 모색한다"고 밝힌 바 있다.

뮤리엘은 매 순간의 지혜와 평생의 지혜를 토대로 회복탄력성을 오랫동안 유지해왔지만, 그럼에도 그녀의 삶은 극히 불안한 상태였다. 신체가 되돌아올 수 없는 지점에 가까워지고 있을 때는 스트레스나 트라우마가 너무 심해서 지혜로운 본능조차 통하지 않을 수 있다. 각 요소가 완전히 뒤집어져서 반대 방향으로 진행하거나 때로는 서로 뛰어넘기를 거듭하면서, 연령점의 선형 구조가 서서히 해체되기도 한다. 해결책으로 찾은 방법이 통하지 않아서, 신념과 감정이 유예된 보류 단계로 되돌아간다. 극복 불가능해 보이는 문제가 발생해서 고민하고 있는데 다른 충격적인 일이 또 벌어지면, 정신을 못 차리고 제 기능을 못하면서 연령점의 심연으로 추락하고 만다.

그러면 마치 블랙홀의 이벤트호라이즌 같은 중대한 전환점을 맞아, 우리를 앞으로 끌어주거나 뒤에서 밀어줄 다른 유형의 힘이 필요해진다. 즉 지혜의 세부 요소를 능가하는 힘으로 우리가 미래를 지향하도록 이끌어줄 생존의 이유가 필요해진다. 우리에게 필요한 건 바로 '목적의식'이다.

목적의 힘

회복탄력성이 생기면 스스로의 능력과 가치, 자존감을 행사하고 증명할 방법이 눈에 들어온다. 역경 속에서의 이런 성공은 가장 고귀한 존엄의 실천이다. 이는 언젠가는 죽을 수밖에 없는 운명에서 우리가 취할 수 있는 최고의 행동이며, 노년에 활기를 불어넣고 원기를 회복시킨다. 회복탄력성을 발휘할 때 우리는 삶의 목적을 행동으로 옮긴다. 단순히 생존하기 위해서가 아니라 뭔가 긍정적인 행동을 하고, 이 세상과 우리 자신을 위한 무언가를 얻기 위해서다. 그리고 이런 행동을 통해 앞으로 다시 할 수 있는 일에 대한 희망을 얻는다. 강렬한 희망과 포부로 삶을 살아가며 여러 목표를 추구해 가지만, 노년이 되면 이목적의 타당성을 실제로 입증한다. 극단적인 위기에 직면한 노인들에게 그런 순간은 그야말로 그들의 힘을 보여주는 순간이 되거나 기력이다해 쓰러지는 순간이 된다.

목적purpose이라는 단어는 명사로는 '목표'나 '의도', 동사로는 '작정하다', '의도하다', '결의하다'라는 뜻이다. 이 단어는 우리가 이동해야할 방향을 가리키거나 기존의 범위 내에서 추구해야 할 것을 보여주기때문에 자동적으로 미래를 떠올리게 만든다. 목적은 삶의 이유나 근거를 제시하고, '존재'하기 위한 이유와 '행동'해야 할 역동적인 과업에 만족하고 몰두할 수 있는 의미를 부여한다. 우리에게 허용된 시간과 삶의 경험, 수집한 지식을 고려할 때 목적의식은 나이가 들수록 높아지기도 하며, 그렇다는 사실은 나이 듦의 이유가 (혹은 왜 나이가 들고 왜 생존해야 할까라는 근본적인 질문의 답이) 될 수 있다.

심리학자 캐롤 리프Carol Ryff 박사의 획기적인 연구는 목적의 중요성을 강조한다. 그녀는 행복의 요소를 여섯 가지로 정립한 모델로 잘 알려져 있는데, 목적은 그 여섯 가지 중에 가장 중요하고 영향력 있는 요소이다. 캐롤의 연구와 MIDUSMidlife in the United States(미국에서의 중년의 삶)라는 연구 집단의 연구에서는 목적의식이 심장 마비나 뇌졸중 같은 심혈관 질환 발생률을 낮추는 등의 이유로 건강과 수명에 직접적으로 긍정적인 영향을 끼친다고 밝혔다.[75]

노년의 삶에서 목적이 어떤 역할을 하는지를 알아보기 위해 캐롤을 만나러 갔을 때, 나는 어떤 목표와 동기로 그런 연구를 시작하게 되었는지를 물었다. 그녀가 살아온 환경이나 배경에서는 노년이라는 주제와의 관련성을 찾아보기가 힘들었기 때문이다.

그녀는 와이오밍 고원지대에 있는 도시 샤이엔에서 북쪽 70마일 떨어진 곳에 있는 2,300명이 사는 작은 마을 위틀랜드에서 자랐다. 동네 사람들은 대부분 이민자들로 목장을 운영하거나 농사를 지었으며, 그녀 말에 따르면 먹고 살기가 녹록치 않았다고 한다. 그녀의 집안에서 고등 교육을 받은 사람은 캐롤이 처음이었는데, 그녀가 성인이 되고 나서 알게 된 사실이지만, 사실 그 집안에는 학문적 소양이 깊은 사람이 한 명 더 있었다. 바로 그녀의 할머니였다.

캐롤의 할머니는 시를 남달리 좋아해서, 남몰래 도서관에서 훌륭한 미국 시인들의 시집을 빌려다가 읽고는 했다는 것이다. 할머니는 월트 휘트먼, 에드나 세인트 빈센트 밀레이, 미국 초월주의자 랠프 월도 에머슨 같은 시인들을 흠모했다(알고 보니 할머니가 캐롤의 큰아버지에게는 미들 네임으로 '랠프'를, 캐롤의 아버지에게는 '월도'를 붙여주었던 것도 비밀스런 이유가 있었다). 할머니가 돌아가시고 나서 캐롤은 할머니의 작은 노트를 발견했는데, 그 안에는 할머니가 필사한 이런 위대한 시인들의 시가 적혀 있었다.

할머니에게 지적인 갈망이 있었다는 사실을 알기 전에도, 캐롤 눈에 비친 할머니는 확실한 롤모델이었다. 캐롤의 할머니는 대공황에 와이오밍의 '황야'에서 자식을 여럿 낳아 키우면서도 시간을 내서 피아노, 뜨개질, 코바늘 뜨개질 재주를 갈고 닦았다. 캐롤은 할머니가 살아 계실 때 그런 할머니의 지적인 면모를 알아보지 못해서 애석하지만, 대신에 지금 그녀는 자신이 할머니의 동반자로서 함께 그런 목소리를 표현하는 길을 걷고 있다고 본다. 캐롤은 이렇게 말한다. "할머니 마음속에 있었지만 겉으로 내비치지 않으셨던 부분이 아주 많아요… 그중 일부가 저를 통해서 표현되고 있는 건지도 모르겠어요."

캐롤은 자신과 가까운 사람의 삶에서 힘겨움과 아름다움을 모두 보면서, 좋은 삶이란 과연 무엇일까라는 질문을 해보게 됐다.

나이가 들어 삶의 변화와 힘겨운 도전을 겪는 와중에, 무엇이 우리가 달성할 수 있는 최선일까? 어떻게 해야 남에게 도움이 되고, 생기 넘치며 빠르게 원상복구할 수 있을까?

이런 의문은 노년의 가치와 의미를 찾으려는 기본적인 원동력과 근거로 활용하고자 내가 여러 각도에서 제기했던 '왜'라는 질문과 동일하다. 캐롤의 할머니는 위대한 시인들에게서 조용히 그 답을 찾아보았지만, 캐롤은 그 질문을 탐구하기 위해 심리학과 철학을 파고들었다. 캐롤은 나와 마찬가지로 에릭 에릭슨, 칼 로저스, 에이브러햄 매슬로, 빅터 프랭클, 그리고 단순히 행복하게 지내는 차원을 넘어 긍정적인 역할을 설명하려고 했던 그 밖의 학자들의 생각에 깊은 감명을 받았다. 캐롤은 이런 관점을 통합하면 의미와 목적이 있는 삶으로 가는 길을 분명 예측할 수 있을 것 같았다.

그런데 진정한 깨달음의 순간은 아리스토텔레스의 『니코마코스 윤리학Nicomachean Ethics』을 읽을 때 찾아왔다. 그녀는 지금으로부터 2000년도 더 되는 과거에 살았던 그리스 철학자가 그녀를 비롯한 수많은 사람들이 고민하는 삶의 큰 질문, 즉 '어떻게 살아야 할까'라는 질문을 똑같이 했다는 사실에 머리를 한 대 얻어맞은 기분이었다. 이는 와이오밍의 평원과 잡목이 우거진 숲에서 그녀 자신과 함께 살았던 사람들의 삶에서, 그리고 성인이 되어 학문의 길을 걸으면서 마주쳤던 것과 똑같은 현실적인 질문이었다.

아리스토텔레스는 모든 인간 활동의 최상은 일상의 현실적인 미덕과 조화를 이루는 영혼을 경험하는 것이라고 정의하고, 이런 상태를 '에우다이모니아eudaimonia'라고 일컬었다. 이 용어는 '행복'이라고 주로 번역되지만, 사실 그 의미는 그보다 훨씬 깊다. 캐롤이 생각하는 에우다이모니아는 인간으로서의 각자의 고유성을 깨닫고 그런 능력과 재능을 최대한 활용하기 위해 애쓰는, 삶에서 가장 중요한 과업을 의미한다. 그리고 보면 삶에서 '목적'의 역할은 이런 개념에서 나온다. 선의 실천에 주의를 기울이면서도 늘 마음을 인식하고 다스리면서 앞으로 나아갈 길을 제공하기 때문이다.

캐롤은 이런 연구들을 탐구해 나가면서, 그녀가 제시한 행복 모델에서 삶의 목적의 역할이 핵심 요소로 떠오른 것을 확인했다. 특히 나이 듦의 문제를 살폈을 때 처음에는 잠재적인 장애물이 눈에 들어왔다. 일부 연구들은 나이 관련 요소만 전체적으로 따질 경우, 평균적으로 목적과 개인적인 성장의 수준은 나이가 들면서 감소할 수도 있다는 결과가 나왔기 때문이다. 하지만 그런 결과는 무엇이 가능한지가 아니라 가능성이 있어 보이는지를 알려주는 데이터이기 때문에, 캐롤은 보다 넓은 관점에서 바라봤다.

MIDUS 연구는 노인들마다 상당한 차이가 나타났으며, 목적의식이 강한 사람일수록 지속적인 자기 성장이 더 높게 나타났다는 사실을 강조했다. 더욱이 노인들 중 목적의식이 강한 사람들은 인지 장애가 적고, 스트레스에 대한 생리적 반응이 한결 양호하고, 심장마비나 뇌졸중 발생이 적고, 더 오래 산다. 이런 현상은 모든 문화에서 공통적으로 나타난다. 예를 들면 일본 노인들 중에서 '사는 보람'을 느끼는 수준이 높은 사람들처럼 말이다. 요컨대 목적은 우리를 보호해준다.

캐롤은 66세로 아직은 비교적 젊은 편이지만, "삶의 아름다움에 더 깊이 감사하고, 모든 것에서 의미를 찾는 능력이 발달하는" 것을 보고 나이 듦의 위력을 갈수록 많이 느낀다. 목적의식을 갖는 것은 나이 듦의 산물이자 가장 훌륭한 도구이다. 우리는 목적의식을 인식조차 잘하지 못하지만, 사실 목적의식 덕분에 더 건강하게 지낸다. 장애물과 부딪치거나 연령점과 맞닥뜨렸을 때 그리고 해결책을 찾을 때까지 우리는 목적의식을 무기 삼아 버틴다.

그런 맥락에서 목적에는 두 가지 얼굴이 있다. 하나는 과거를 돌아보고 좋고 나쁜 것 모두를 받아들이게 만드는 것이다. 다른 하나의 얼굴은 동시에 앞을 바라보면서 과거에서 유래한 방향, 목표, 의미를 가르쳐주고 삶의 이유를 제시한다. 캐롤은 심지어 육체적으로 감퇴와 손실이 나타나서 여러 제약이 따르는 인생의 9단계에도, 매사에 감사하며 날마다 목적을 가지고 살아갈 능력이 여전히 있다고 강조한다. 그녀는 결국 "자기가 가진 것을 어떻게 받아들이느냐가 중요하다"고 설명한다.

· · ·

뮤리엘의 마지막 날이 가까워졌을 때, 엘린이 내게 전화를 해서 자기 어머니를 구할 방법이 없을지 의견을 구했다. 이런 상황에서라면 호스피스 시설에 입원하는 것이 가장 타당한 방법일 듯했지만, 나는 한 번 더 밀고 나가보자고 생각하여, 주치의에게 진통제를 줄여 달라고 요청했다. 그리고 다니던 병원의 정신과 의사와 상담해서 정신 착란을 치료할 방법을 찾아보라고 조언했다.

뮤리엘에게 가끔씩 나타나는 정신 착란을 없애고 혼탁한 의식을 가라앉힐 수 있다면, 그다음에 내가 일하는 클리닉으로 데려와 가능성이 있는 모든 방법을 시도해볼 수 있을 터였다. 뮤리엘은 무언가를 바랄 정신도 없고 그럴 상황도 되지 않았기 때문에 나와 뮤리엘의 딸이 그녀를 대신해서 작은 희망을 품었다. 뮤리엘이 생존할 가능성이 있다는 사실을 나와 뮤리엘은 알고 있었다. 그런 가능성은 어디서 나오는 것이었을까?

앞에서 회복탄력성의 요소(강점과 약점 모두)들을 종합해서 결과를 예측했던 때로 되돌아가보자. 그리고 그 등식을 염두에 둔 채로, 머릿속에 이 질문을 다시 떠올려보자. '왜 생존해야 할까?' 나는 주위 사람들에게서 인간은 단순히 행동함으로써 생존한다고 보고 배워왔다. 우리는 어떤 때는 자기 내면의 나침반에 따라, 또 어떤 때는 사람들에게 신뢰받는 조언에 따라 한발씩 앞으로 나아간다. 그렇게 해서 휘어질지 모르지만 부러지지는 않는다. 그 과정에서 답을 찾을 수 있다.

나이가 들면 각각의 부분보다 전체의 합이 더 커지는 방향성과 에너지가 생기며, 이것이 우리 삶의 목적이 된다. 즉, 새로운 지식과 이해, 다른 사람들과의 연계, 삶의 목표와 가치를 새로 고치기, 미래를 위한 유산 또는 새로운 무언가를 만들 영예로운 기회 같은 것 말이다. 창조성이 폭발하듯 쏟아져 나오는 노년을 보냈던 프랑스 화가 앙리 마티스처럼 '하고 싶은 말을 하는 것'[76] 같은 목적을 향한 적극적인 동기가 생긴다.

우리는 나이 듦이라는 신기루를 문제로 받아들이고 어른거리는 그 지평선 위로 온갖 종류의 질병과 비극을 가져다 붙이는 경우가 너무 많다. 그러나 실제로는 나이 듦이 일시적으로나 장기간 지속된 스트레스의 해법이 되기도 하며, 끊임없이 확장되는 지혜와 역동적인 목적의식의 원천이 되기도 한다. 대다수 사람들은 나이가 들면 스트레스를 덜 받고 행복을 더 많이 느낀다는 연구 결과가 속속 발표되고 있는 것도 놀랄 일은 아니다.[77] 나이 듦 그 자체는 계속해서 성장하고 발달할 근거, 수단, 의지, 동기를 가져다준다.

그렇다면 뮤리엘은 어떻게 됐을까? 그녀는 만성적인 고통과 췌장염을 견뎌내고, 정신착란에서 벗어난 뒤에, 마침내 내가 일하는 클리닉으로 찾아왔다. 그녀는 통증 전문의에게만 의지했던 데에서 벗어나서, 중독 치료를 받기 시작했다. 그런 결정은 부분적으로는 그녀 스스로의 결심이었으며, 가족도 물론 동의했다.

우리 센터의 통증 전문의인 코베트 박사는 장기간에 걸친 복잡한 병력을 검토한 뒤에 명쾌한 결론을 내렸다. 뮤리엘은 진통제를 완전히 끊고는 살 수가 없으므로 그는 낮 시간에는 어느 정도 뮤리엘의 통증을 완화시키면서도 의식이 온전히 깨어 있고 제 기능을 하도록 하는 치료 계획을 생각해냈다. 그는 이 치료를, 원인을 치료하지 않는 일시적인 처방이 아니라, 더 나은 미래로 넘어가는 여정으로 생각했다.

몇 차례 시행착오 끝에 나는 항우울제와 수면제 두 가지 모두를 사용할 때 뮤리엘이 원기 회복에 충분한 수면을 취하면서도 감정을 잘 제어할 수 있다는 것을 알아냈다. 하지만 이런 약은 치료제가 아니라 가라앉지 않고 버티기 위해 꼭 필요한 수단이었다. 주된 치료법은 날마다 여러 명으로 구성된 물리치료팀이 뮤리엘 곁에 붙어서 그녀가 움직이고, 걷고, 대화를 나누도록 보조하는 식으로 진행됐다.

그녀 인생 최초로, 모든 치료와 환경이 그녀를 중심으로 맞춰졌다. 치료 프로그램이 진행되면서 뮤리엘의 딸인 엘린은 어머니가 너무 약해져서 아파트에서 계속 지내기에는 무리라고 보고, 여러 세대가 거주하는 자기 집으로 모셔 와 어머니를 가까이에서 보살피면서 간병했다. 딸과 사위와 함께 지내고, 10분 거리에 사는 아들도 손자들을 데리고 빈번히 드나들었기에 뮤리엘이 있는 곳은 늘 사람들로 북적댔다.

하루는 엘린이 뮤리엘이 부엌 식탁에 앉아서 8개월 된 증손녀가 있는 쪽으로 몸을 기울이자 아기가 뮤리엘에게 다가와서 뮤리엘 코를 만지면서 키득거리는 사진을 찍어 문자 메시지와 함께 내게 보냈다. 증손녀와 뮤리엘은 여든 살이라는 나이 격차가 있을 뿐 둘 다 똑같은 기쁨의 웃음으로 얼굴이 환히 빛났다.

그 이후, 거의 기적처럼 느껴지는 예기치 못한 사건이 발생하면서 뮤리엘의 회복을 한층 북돋웠다. 하루는 엘린에게 죽을 운명에 처한 버려진 개들을 구하고 싶다는 마음이 충동적으로 들었다. 곧바로 유기견 보호소에 찾아가 골든두들 강아지 한 마리를 얼른 고른 다음, 관련 서류도 확인하지 않은 채 곧바로 집으로 데려왔다. 그런데 집에 와서 그 강아지에 관한 정보를 읽고서 놀라서 입이 떡 벌어졌다. 그 강아지의 이름은 뮤리엘의 남편 이름과 똑같이 '버디'였으며, 생일도 그와 똑같았다. 뮤리엘은 이를 하늘나라에서 보낸 신호로 받아들였고, 그 강아지는 금세 뮤리엘의 소중한 벗이 되었다.

강아지가 수표책을 뜯고 신문을 씹어 먹는 등 온갖 말썽을 부렸지만 뮤리엘은 개의치 않았다. 그녀는 매일 강아지를 산책시켰는데(혹은 강아지가 뮤리엘을 산책시켰다고 볼 수도 있겠다), 기력이 빠져 죽어가던 이 여인이 때로는 강아지와 한 시간 넘도록 산책을 한다. 그리고 이를 계기로 남을 보살피던 뮤리엘의 모습이 되살아났다. 나는 얼마 전에 우리 센터 복도에서 보행 보조기에 의지해서 물리치료사와 함께 걷고 있는 뮤리엘을 만났는데, 그녀는 나를 보고 환하게 웃었다. 이는 고작 몇 달 전만 해도 거의 상상할 수 없었던 모습이었다. 셀 수 없이 많은 고령 환자들을 만나면서 내가 배웠던 교훈을 뮤리엘의 이런 모습과 차츰 좋아지는 그녀의 삶에서도 확연히 느낄 수 있었다.

지금까지 사람들이 왜 나이가 드는지, 그리고 어떻게 견뎌 나가는지를 보고 배웠다. 그런데 그런 설명만으로 불충분한 느낌이 들 때가 많다. 그 외에도 나이 듦은 우리에게 과거를 넘어선 새로운 가능성과 기회를 준다. 그리고 우리 스스로가 전에 상상하지 못했던 창조적인 방식으로 각자 재탄생하고 바뀔 수 있게 만든다. 그러니 이제는 단순한 생존의 문제가 아니라, 성장을 논할 때다.

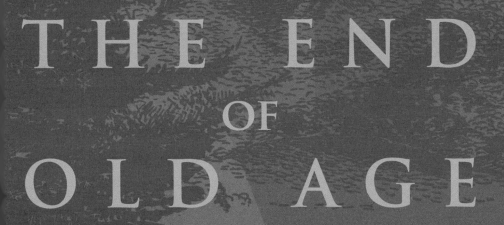

제3부

왜 성장해야 하는가?

THE END

OF

OLD AGE

나이 듦 그 자체는
우리가 젊은 시절에는
꿈도 꾸지 못했을 방식으로,
성장할 수 있는 특별한 기회를 제공한다.[78]

―진 코헨Gene Cohen, 『창조적인 노화*The Creative Age*』

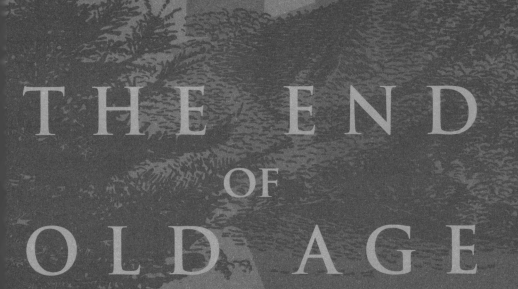

5장

노인 갱년기의 시작과 끝

THE END

OF

OLD AGE

The
End
of
Old
Age
●

보디가 나에게 보낸 사진들은 사진작가로 한창 잘나가던 시절 찍은 것들이었다. 자기 사진을 직접 찍는 셀카라는 것이 없을 시절이었지만 하나같이 작품을 의뢰한 유명인 고객들과 함께 셀카를 찍는 듯한 포즈로 찍은 사진들이었다.

그중에는 젊은 시절의 제럴드 리베라 옆에서 팔짱을 낀 채로 의기양양하게 웃고 있는 사진, 스콧 킹의 옆에 서서 경외하는 표정을 지은 사진도 있었다. 가장 인상 깊은 사진은 진짜 셀카로 찍은 것처럼 보였는데, 사각 턱에 눈길을 사로잡는 인상의 에드워드 M. 케네디가 곱슬머리를 기품 있게 단장하고 마치 동전 앞면에 나오는 인물처럼 앞을 응시하고 있고, 보디는 그 옆에서 머리를 옆으로 기울여 잘리지 않고 사진에 같이 찍히려고 애쓰는 듯한 포즈였다.

이 사진들은 모두 보디가 맨해튼 중부에서 업계 최고로 손꼽히는 유명 스튜디오를 운영하면서 광고사진 업계를 주름잡던 1980년대 초반에서 중반 사이에 찍은 것들이다.

하지만 몇 년 전에 나를 처음 만나러 왔던 보디는 더 이상 위풍당당한 거물이 아니었다. 그는 우울증을 앓아온 지가 한참 됐는데, 사회 활동을 하지 않으며 꽤 오랜 기간을 보내면서 병세가 부쩍 악화됐다. 이제 막 65세 생일을 넘겼으니 그 정도면 일반적인 은퇴 연령에 다다른 셈이지만, 그는 자기 인생이 긴 세월 동안 침체기에 있었으며 이제는 완전히 깊이 침체되어 푹 꺼져버린 심정이라고 했다. 항상 태도가 싹싹하고 밝은 그였지만 이제는 얼굴에 슬픔이 깃들어 있었다.

그는 권태감이 들고 가끔은 자기가 완전히 실패한 기분이라고 호소했다. 보디의 인생은 40대 중반에 최고의 전성기에 이르러서 직업적으로 어마어마한 성공을 거두고 1984년에는 거의 백만 달러에 가까운 돈을 벌었다. 뉴욕 굴지의 광고회사가 M&M의 쿠키, 빅Bic의 면도기 등의 광고를 그에게 의뢰했고, 그중 가장 대표적인 작품으로 세계 어디를 가든지 눈에 띄었던 1980년대 IBM의 PC 광고도 맡았다. 특히 이 광고는 턱시도에 검은 정장 모자, 헐렁한 구두 차림을 하고 찰리 채플린을 가장한 사람이, 이 사랑스런 부랑자Little Tramp조차도 '현대modern times의 시류'를 따르고 있으니 우리도 PC의 유능한 기능을 각 가정에서 활용할 수 있다는 메시지를 전달했다. 그가 내게 보낸 이 멋진 광고 사진에는 자신감 있는 얼굴로 활짝 웃고 있는 보디가 있었다.

그렇다면 보디가 1984년에 전성기를 보냈던 때와 그가 권태에 빠져서 내 진료실을 찾아왔을 때 사이에는 무슨 일이 있었던 걸까? 소득과 지위가 급격히 추락하여, 아주 심한 우울증을 겪고, 결국에는 맨해튼 작업실의 왕좌에서 내려와 너무 멀게 느껴지는 플로리다 남부의 조용하고 소박한 삶으로 귀의하게 되었던 요인은 무엇이었을까? 내가 보디에게 이 질문을 했을 때 그는 광고업계에서 자신의 변화된 이미지를 보여주는 데 실패하면서 상황이 바뀌기 시작했다고 설명했다.

그는 최고의 자리에 계속 머물기 위해서는 그에게 없었던 자질이 필요했다고 말했다. "새로운 머리가 필요했어요." 새로운 패션이나 음악 스타일이 출현하면서 기존의 것들이 새로운 유행에 밀려나듯, 광고 스타일도 변화했지만 보디는 더 이상 그 새로운 시류 '안에' 들지 못했다. 그는 몇 번이나 거듭 시도했지만 전과 같은 성공을 이룰 수는 없었다. 그래서 그는 서서히, 그렇지만 꾸준히, 내가 나이 듦의 '침체된 상태 stagnant quo'라고 이름 붙인, 창조적인 일과 관계가 결여된 삶으로 침잠해갔다.

그가 몸담았던 업계가 그토록 극적으로 변화할 때 보디는 비교적 젊은 나이였다. 그러나 그가 겪은 것은 퇴직을 하거나, 새로운 임무를 맡거나, 혹은 바쁘고 보람 있게 살아왔던 삶에 변화가 나타나면서 지금까지의 경로와 목표를 잃게 된 다른 많은 사람들에게서 흔히 찾아볼 수 있는 경험이다. 이런 변화는 자기 선택에 의한 것일 때도 있지만, 형편상 어쩔 수 없이 받아들이는 경우도 있다. 그중 어느 쪽이 되었든,

앞으로 나아갈 방향에 혼란을 초래하는 연령점의 시기가 흔히 그 사람의 남은 인생을 결정한다. 진취적인 마음가짐으로 원래 있던 장점이나 성과를 보충하거나 아니면 완전히 다른 장점을 개발하기란 힘들고, 두렵고, 불가능해 보인다. 그냥 포기해버리고 싶은 기분이 들 때가 많다.

그 결과인 '침체된 상태'는 안도감을 줄 수 있을지 모르지만, 우리를 위축시킨다. 잘 해야 심각한 스트레스나 한계를 시험하는 다른 상황이 벌어지지 않는 한 비교적 조용한 삶을 살 수 있을 뿐이다. 최악의 경우에는 융통성 없이 예민하게 반응해서 다른 사람들과 관계가 소원해지거나 갈등을 빚기도 한다.

예를 들면 큰 상실을 겪은 이후 예전과는 다른 방식으로 생각하거나 눈앞의 현실을 받아들이지 못하는 것이다. 너무 복잡하거나 불필요하다고 생각해서 새로운 기술을 거부하는 경우도 있다. 증기 드릴보다 자신의 기량이 더 뛰어나다는 것을 증명하려 했고, 이에 성공했지만 결국 목숨을 잃었다고 전해지는 전설의 인물 존 헨리같이 말이다.

침체된 상태는 '젊음주의자'[79] 철학이라는 이름으로도 간혹 불리는, 젊어 보이고 젊게 행동하는 것이 공공의 선이라도 되는 듯 숭배하는 현상을 불러일으키기도 한다. 변화를 무시하거나 부정하는 사람들은 나이가 들어 젊은 시절의 특성을 유지하거나 되찾으려고 애쓰다가 심각한 장애물에 부딪치는 일이 많다. 이들은 절박감 속에 힘과 특권을 손에서 놓지 않으려고 버둥대는 나이 든 폭군처럼 굴다가 다음 세대를 파멸로 몰아가기도 한다. 이들은 텔레비전 리얼리티 프로그램 출연자들처럼 언쟁과 험담을 일삼고, 특권 의식 속에 늘 화가 나 있는 사람들이 될 위험이 있다. 변화를 받아들이기 거부하고 '자기만의 방식에서 빠져 나올 줄 모르는 사람'이라는 고정관념을 만든, 그런 노인들 때문에 노인 차별주의가 더 심해지기도 한다.

그럼에도 불구하고, 나이가 들면서 상황을 변함없이 안정되게 유지하려는 것에 주목해야 한다. 왜 단단한 방어 태세를 구축하여 파괴적인 변화에 맞서면 안 되는 걸까? 지금까지 나름의 방식으로 일을 처리했고 그런 방식이 효과가 있었다면 굳이 왜 바꾸어야 할까? 나이 듦을 받아들이고, 생존에 최적의 상황을 갖추더라도, 그 이외에도 초래되는 다른 영향이 있을까? 이런 질문들이 3부에서 다루게 될 내용이자 이 책에서 제기하는 중요한 질문 중 마지막 질문인, '왜 성장하는가'에 관한 것이다.

피할 수 없는 노인 갱년기

중년에 접어든 여성에게 폐경은 삶의 중대한 변화다. 에스트로겐 분비가 점점 감소하다가 완전히 중단되면 몸에서 수많은 변화와 증상이 나타난다. 심리적으로는 생식력을 잃었다는 사실을 받아들여야 한다. 남성의 경우에도 테스토스테론 수치가 서서히 저하되고 근육의 양, 성욕, 체력 손실이 나타나면서, 비교적 가볍기는 해도 마찬가지로 갱년기를 겪는다.

우리 정체성의 토대가 되는 육체적인 특성이 이렇게 변하기 시작할 때 그런 증상들과 함께 노화가 찾아든다. 그런데 앞서 소개한 보다나 다른 많은 노인들이 침체에 빠지면서 연령점에 이르게 되는데, 그런 침체 상태도 갱년기와 비슷한 방식으로 개개인의 성장을 늦추거나 중지시킨다.

이런 성장의 중단은 남녀가 갱년기에 겪는 호르몬 변화나 신체 변화와는 다르지만, 영향력 면에서는 그와 동등하거나 오히려 더 많은 영향을 끼친다. 나이와 연관된 이런 현상은 일반적으로 나타나는 징후임에도 불구하고 그것을 설명하는 단어가 마땅히 없기 때문에, '침체된 상태'라는 멋없는 표현 대신에 나는 '노인 갱년기geropause'라는 용어를 제안하고자 한다.

노인 갱년기란, 새로운 관심 분야나 역량, 관계, 역할, 생활 형편을 추구하고 개발하는 활동이 점차 쇠퇴하거나 심할 경우 중단되는 상황을 뜻한다. 노인 갱년기는 노인들 중에서도 특히 능동적이고 창조적인 활동을 하다가 은퇴한 사람들에게서 더 나타난다. 화가, 장인, 작가들에게 노인 갱년기는 예술성이 차단된 상황, 즉 창조적인 활동의 중단을 의미한다.

노인 갱년기는 목적이 상실되었는데 그것을 대체할 만한 것도 없는 상태다. 그 자체가 나이 듦의 끝은 아니지만, 변화의 힘이 되는 '역동적'인 나이 듦의 끝이자, 새로운 것들을 만들어내고 혁신하는 '창조적'인 나이 듦의 끝이다. 그리고 본질적으로 노인 갱년기는 정형화된 '노년'의 개념의 시작이다.

노인 갱년기를 촉발하는 연령점은 앞서 이야기한 보디처럼 성인기 발달 과정의 끝에 시작되거나, 아니면 내가 지금 설명하려는 수잰이라는 한 여성의 사례에서처럼 그보다 훨씬 늦게 나타나는 경우도 있다.

수잰은 자신의 72세까지의 삶을, 여러 자선 단체에서 모금가로 활동하고, 남편과 여행을 다니고, 손자 손녀들과 어울리며 시간을 보냈던 '기분 좋게 바쁜' 나날로 회상한다. 사랑하는 아버지가 먼저 세상을 뜨자, 그녀는 일을 그만두고 어머니를 돌보는 데 시간을 더 많이 보내야겠다고 결심했다. 그런데 불행히도 그녀는 자기 남편이 불륜을 저지르고 있다는 사실을 알게 되고, 그와 화해하려고 노력하는 과정에서 그동안 남편이 자신에게 너무 많은 것을 숨기고 거짓말을 해왔다는 사실을 알게 됐다. 그렇게 된 이상 남편을 더는 믿을 수는 없었다.

그녀는 슬픔 속에서 딸네 집 근처로 이사를 했다. 엄마로서 자식들을 애지중지하며 키우던 행복했던 젊은 시절이 그립기도 하여 내린 결정이었다. 하지만 다시 엄마 역할을 재개해볼까 했던 마음은 사위에게 냉대를 받으면서 첫 단추부터 어긋나기 시작했다. 이사한 지 10개월도 채 안 됐을 때, 모아두었던 돈은 다 떨어져갔고, 수잰은 급격히 의기소침해졌다. 그녀는 원래 살던 동네로 돌아가서, 임시로 고령의 어머니 집에서 함께 지냈지만, 이번에는 오빠와 끊임없는 갈등을 겪었다.

그녀는 인생의 기로에 서 있었지만, 어떻게 하면 좋을지 앞이 캄캄

했다. 나이가 들면서 얻은 지혜의 왕관, 즉 그 모든 자기 인식, 보호 본능, 가족의 힘에 대한 깊은 이해는 이제 더 이상 장점이 아니라 목 주위에 두른 자철석처럼 더 우울하고, 불충분하고, 의지할 데 없는 기분이 들게 만들 뿐이었다.

그녀는 평생 결혼하고, 자식을 낳고, 가정을 꾸리는 일생의 본보기를 따라 살아왔지만, 겉보기에 '정상적'으로 느껴지는 상황은 현재 삶의 환경과는 상충되는 것이었다. 인생을 함께 해왔던 남자들은 모두 그녀를 저버렸고 죽음, 배우자의 부정, 가족의 냉대로 상실감을 겪을 때마다 늘 애통해했다. 지금 그녀는 90세 된 어머니가 돌아가실까봐 노심초사하고 있다. 그녀는 노인 갱년기에 완전히 빠진 가운데 기분이 좀 나아지기를 바라지만, 시간·공간적으로 꽉 막힌 상태여서 누가, 무엇이, 어디에 가야 상황을 바꿀 수 있을지 알지 못한다.

보다나 수잰의 사례를 통해 촉발되고 고착화하는 양상이 서로 다른 노인 갱년기의 여러 모습을 살펴볼 수 있다.

적극적

적극적 노인 갱년기는 활동을 중단하는 데 따른 결과를 예측은 하지만 완벽히 깨닫지는 못한 상태에서 자기 의지로 직장, 어떤 활동, 관계, 목표를 그만두기로 결정할 때 벌어진다. 예를 들어 확실한 차선책도 없이 퇴직을 하거나, 다른 사람을 만날 생각이나 계획 없이 이혼을 결정하거나, 마땅한 새로운 관계가 눈에 안 띄는데 교회나 클럽 활동을 그만두는 경우 등이다.

소극적

소극적 노인 갱년기는 동기, 목적, 기회, 자원, 역량, 혹은 지금 하고 있는 활동을 유지하는 데 꼭 필요한 능력을 잃을 때 발생한다. 예를 들어 종교적인 관심을 잃거나, 시력이 나빠지거나 운전 신경이 둔해져서 운전을 더 이상 못하게 되거나, 돈이 없어서 클럽 회비나 여름 휴가비를 마련하기 힘들 때 등이다.

내성적

내성적 노인 갱년기는 두려움, 자신감 부족, 혹은 전에 하던 활동에 지장을 초래하는 갈등에 기인한다. 예를 들어 고속도로 운전이 두려워져서 평생교육 프로그램 수강을 그만두거나, 실력이 전만 못해졌다고 생각해서 '브리지' 카드 게임 정규 대회 참가를 포기하거나, 위원회의 다른 멤버와의 다툼 끝에 조직에서 탈퇴하는 경우 등이다.

각 유형의 노인 갱년기에서 변화를 거부하거나, 변화를 받아들이지 못하거나, 장벽에 부딪친 사람들은 한층 제한적이고 방어적인 생활 방식으로 물러선다. 하지만 어떤 사람이 자신의 상황에 불만족하거나 의도치 않은 상황으로 새로운 의무나 스트레스가 발생했을 경우에는 노인 갱년기의 좁고 제한적인 환경이 불행, 권태, 혼란의 처방이 될 수도 있다.

가령 수잰은 자기 어머니 집으로 들어가서 같이 살면 가족의 따뜻한 분위기 속에 안정감을 얻으면서 돈도 절약할 수 있어서 좋을 것이라고 믿었다. 그러나 몇 달 뒤 그녀는 가족들이 자신을 돌봐주거나 경제적으로 도움을 줄 생각이 없다는 사실을 알게 됐다. 결국 모든 부담을 고스란히 떠안게 된 수잰은 금세 주눅이 들고 의기소침해졌다.

보디와 수잰 모두 처음에는 노력해봤지만 노인 갱년기를 극복하는 데 실패했다. 그리고 그런 경험 때문에 좌절했고 결국에는 우울증에 빠졌다. 이들의 사례에는 일반적인 노인 갱년기의 상황에서와 마찬가지로 그런 실패를 낳은 세 가지 기본 요소인 '향수鄕愁', '과거의 뇌', '마찰'이 존재했다.

향수

'향수'란 과거에 큰 만족, 행복, 의미를 주었던 장소, 시간, 환경에 대한 정서적인 갈망을 뜻한다. 향수라는 뜻의 영어 'nostalgia'가 그리스어로 '귀향'이라는 뜻인 'nóstos', 그리고 '고통'이라는 뜻의 'álgos'에서 유래했다는 사실만 보아도, 이 향수가 얼마나 영향력이 큰 심리 현상인지를 알 수 있다. 이 용어는 원래 고대 병사들의 향수병을 묘사하는 말로 쓰였다. 관련 연구에 따르면 향수를 불러일으키는 관점은 우리 마음을 평안하고 연결된 느낌을 주는 장소로 이동시킴으로써 외로움을 없애고, 스트레스에 대처하고, 한결 나은 기분을 느끼고, 더 큰 의미를 품고, 도움 받는다는 느낌을 강화시킨다고 한다.[80]

다른 모든 과거의 기억들과 마찬가지로 향수를 불러일으키는 관점역시 실제로 존재하거나 일어났던 일과 반드시 일치해야 하는 것이 아니다. 시간이 흐르면서 바뀔 수 있는, 유발되거나 만들어진 기억이라는 것이다. 우리는 과거의 기억이 뇌에 영구적으로 새겨진다고 상상하지만, 사실 기억은 잘 변한다. 특히 반복적으로 회상할 경우 더더욱 그렇다. 그러므로 우리는 필요에 따라 향수를 떠올리고, 현 상황에서 형상화해서, 지금의 상황을 더 기분 좋게 받아들일 수 있다.

그러나 노인 갱년기에는 향수가 좋은 기분과 위안만 가져다주는 것이 아니다. 과거에 고착시켜 현재 상황에 어두운 그림자를 드리우고, 미래가 부적당하거나 위험하다고까지 생각하게 만드는 덫으로 작용하기도 한다. 그런 사람은 더 이상 존재하지 않는 과거의 세계를 보전하고, 발전시키고 싶어 한다. 이때 유일한 방법은 현실을 밀어내거나 부정하는 것뿐이다. C. S. 루이스는 이런 위험을 포착하고 이렇게 말했다.

"과거의 기억이라는 이 아름다움은, 우리의 진정한 갈망을 담은 훌륭한 심상이다. 하지만 잘못하면 기억은 어리석은 우상으로 바뀌어 숭배자들의 가슴에 실망을 안긴다. 그것은 실재가 아니기 때문이다."[81]

특정한 관습을 보전하려고 애쓰는 문화에서는 끝없이 지속적으로 거슬리는 요소를 뽑아내야 하는데, 그러려면 공동체 수준에서의 엄청난 노력과 훈계가 필요하다. 노인 갱년기를 보내는 동안 개인적인 수준에서 친구와 가족도 없이 그렇게 해나가기는 힘든 일이다.

내 환자였던 미라는 자기가 원해서가 아니라 딸의 성화에 못 이겨서 나를 찾아왔다. 그녀는 76세였으며 해마다 겨울이면 남편을 뉴욕에 홀로 두고, 혼자서 마이애미에 사는 딸네 집에 와서 지내고 간다. 나를 만났을 때 그녀는 그로부터 20여 년 전에 자살한 큰아들에 대한 슬픔 말고는 다른 문제가 없다고 말했다. 미라는 한 시간 넘게 아들에 대한 이야기를 하면서, 아들이 증권업자로 큰 성공을 거두었고, 자식도 둘이나 있었는데, 결혼 생활이 파탄에 이르면서 우울증에 빠졌고 결국에는 목숨을 잃게 되었다고 설명했다.

그 사건이 일어나기까지의 상황을 자세히 설명하면서, 며느리와의 관계를 이야기하는데, 그 이야기가 마치 일주일 전에 있었던 일처럼 들렸다. 나는 이미 20여 년이 지났는데도 그때의 일이 그녀의 마음속에 아주 생생히 살아있음을 느꼈다. 그녀는 이 상실감을 바탕으로 삶을 살았다. 또한 자신의 슬픔과 죽은 아들이 그 자식들에게 바랐을 것이라고 상상한 것을 이제는 훌쩍 커서 이미 성인이 되어버린 손자손녀에게 강요했다. 남편과의 관계는 어느새 냉랭해졌다. 남편과의 관계보다 그녀 자신의 슬픔이 항상 우선이었기 때문에 남편과는 시간을 거의 보내지 않았다.

미라의 딸은 자기 어머니가 죽은 큰아들에 관해 이야기하거나 손자손녀와 놀아주는 것 말고는 다른 이야기를 일절 안 하려 하는 것을 보고 갈수록 걱정이 커졌다. 몇 년 동안 수차례 심리 치료를 받았는데도 집착은 좀처럼 수그러들지 않았다. 딸은 죽은 오빠의 자식들이 특히 결혼을 해서 각자 가정을 꾸리려는 참이어서 더 그런지, 집요하게 강요하고 참견하는 할머니의 성격을 갈수록 못 참아 하는 것 같아서 걱정했다.

아들이 살아 있던 시절의 향수는 그토록 오랜 세월이 지났음에도 슬픔을 덜어주는 효과가 있었지만, 다른 모든 관계와 삶의 여러 활동이 제대로 굴러가지 못하게 저해하고 있었다. 그녀는 죽은 아들의 자식들에게 제2의 어머니 역할이 필요할 때 비교적 잘 해냈지만, 그 역할도 이제는 막을 고하게 될 터였다. 아들이 살아 있던 시절의 세상과의 연결은 서서히 사라져갔지만 그녀는 여전히 그 안에 갇혀 있었다. 어찌되었든 슬픔을 넘어설 방법을 찾아야 했다. 하지만 그녀는 그런 변화가 자기 아들을 포기하고 잃는 것과 똑같은 것이라고 보았다. 미라에게 그런 생각은 그야말로 상상조차 할 수 없는 일이었다.

오래된 두뇌

'새로운 두뇌'가 필요하다는 보디의 말은 중요한 사실을 암시한다. 인간의 뇌는 주어진 시간, 장소, 문화 내에서 사회화하며 그에 맞게 특정한 방식으로 연결된다. '최고의 세대'라고 불리는 세대에는 그 명칭에 걸맞게 국가에 기여하고 애국하는 공통적인 견해가 형성되어 있다. 베트남전쟁 시절에 자란 자식 세대와는 달랐다. 자식 세대는 로큰롤을 들으며 자랐지만 그들은 빅 밴드 음악을 들으며 자랐다. 또 자식 세대는 여성 해방 운동과 성 혁명을 이끌었지만, 그들은 남자와 여자로 구분되는 전통적인 역할 속에 자랐다.

이러한 코호트(동일한 특색을 공유하는 통계 집단) 효과는 삶에 관해 생각하고 느끼는 일반적인 방식을 규정하며, 이런 사고방식은 한번 형성되면 잘 허물어지지 않는다. 보디는 기존의 스타일을 깨고 새로운 방식을 도입해서 성공한 사진작가 반열에 올랐지만, 이후 '새로운 두뇌'로 무장한 젊은 사진작가들이 나타나면서 보디를 비롯한 기존의 사진작가들을 밀어냈다.

만일 이런 '오래된 두뇌'들이 새로운 두뇌들의 사고를 따라잡기 힘들어졌다면, 이들은 흔쾌히 다른 일로 눈을 돌리거나 예전의 직업을 포기할 수 있어야 한다. 보디는 광고 사진 작가로 계속 일하고 싶어 했지만 새로운 스타일을 따라잡을 수 없었기 때문에 바로 그 직업에서 실패에 이르렀다. 그는 미술상으로 직업을 바꾸어서 다소나마 성공을 이루었지만, 예전 같은 큰 명성과 부와는 비교도 안 됐다. 그리고 직업적으로도 힘들고 기대치를 낮추지도 못하는 이런 상황에 처하면서 노인 갱년기에서 헤어나지 못하였다.

마찰

때로는 변화로 인내해야 할 심리적 감정이나 인간관계에서의 감정, 총체적인 마찰이 너무 많아져서, 고통을 줄이기 위해 침잠하게 된다.

그런 상황에서는 충분한 의지, 투지, 자존감이 부족해질 때가 많다. 심리학자 앨버트 밴듀라Albert Bandura는 그런 의지, 투지, 자존감 같은 특성을 '자기효능감'이라고 지칭했다. 자기효능감은 어떤 목표를 충족하거나 완수할 능력에 대한 믿음을 말한다. 나이가 들어도 자신의 능력과 자질에 관련된 지식은 흔히 그대로 유지되지만, 실행 능력에 자신감을 잃는 경우가 가끔 생긴다.

이렇게 자기효능감이 결여되면 실패하거나 품위를 잃을지 모른다는 두려움이 생기는데, 그런 두려움이 노인 갱년기의 무력감을 악화시킨다. 결혼 생활을 원만하고 행복하게 보내다가 이혼을 하거나 배우자와 사별한 사람들 중 다수가 노년에 누군가를 다시 만나 아끼고, 사랑하고, 성적인 관계까지 나누는 사이로 발전하는 것을 자신 없어 하거나 아예 불가능한 일로 여긴다. 오해로 갈등이 생기거나 거절당할지 모른다고 걱정하며 연애 관계나 성적인 부분에 잠재적인 부담을 느끼고, 그럴 가치가 없다는 결정을 내린다. 실제로 혼자가 되는 것이 쉽고, 혼자 있는 편이 낫다. 그렇다고 짝 없이 혼자 지내는 모든 노인이 노인 갱년기를 겪는다고 말하려는 것이 아니다. 홀로 지내겠다는 결정에 자신도 어쩔 수 없는 두려움이 작용한 측면도 있음을 지적하려는 것이다.

노인 갱년기에 경험하는 대표적인 몇 가지 두려움은 이 요소들이 결합되어 나타난다. 예들 들어 컴퓨터와 스마트폰을 사용하다가 문제가 생겼을 때 어떻게 해결하는지 노인들에게 물으면, 성인이 된 자녀나 손주들에게 물어본다고 대답하는 사람이 많다.

그런데 역사적으로 나이 든 세대가 젊은 세대에게 기술 조언을 받았던 경우는 지금껏 없었다. 고대 부족 사회에서는 어른이나 노인들이 사냥, 짐승의 가죽 벗기기, 바느질, 식사 준비 같은 중요한 관습을 가르쳤다. 나이 든 세대에서 젊은 세대로 지식이 전수되는 관습은 그 이후로도 이어져 내려왔다. 하지만 1980년대 무렵부터 더 작고, 새롭고, 빠른 기술이 주기적으로 나오게 되면서 상황이 역전됐는데, 새로 출현하는 기술 중에는 청소년이나 청년들이 주로 관심을 갖는 음악이나 게임 활용과 연관된 기술들이 많았다.

나를 비롯해서, 신기술을 받아들이는 데 애를 먹는 나이 든 세대는 신문, 라디오, 일반 전화가 세상을 주름잡던 시절의 향수를 종종 이야기한다. 나이 든 세대는 기계로 할 수 있는 일이 훨씬 적었고 그나마도 기술을 쓰려면 미리 맞추거나 준비해야 했던 아날로그 시대에 자랐다. 그러다 보니 스마트폰으로 사진, 문자, 애플리케이션을 자유자재로 오가며 사용해야 할 때 혼란, 좌절, 총체적인 마찰을 겪는다. 오늘날과 같이 급속히 진보하는 디지털 세계가 도래했음에도 컴퓨터, 스마트폰, 인터넷의 도움을 받는 것을 고려조차 해보지 않고 구조적인 노인 갱년기를 겪는 80~90대 노인들이 갈수록 증가하고 있다.

전반적으로 봤을 때 그런 노인들은 신기술을 거부하거나 두려워하는 현대판 러다이트Luddite나 테크노포브Technophobe와는 거리가 멀다. 그들이 신기술이나 신기술이 낳은 소셜미디어 등의 문화적 표현물을 거부하는 건 그들의 세계관을 위협한다고 보기 때문은 아니다. 심리학자이자 인간 공학자이며 마이애미 의대 노화센터 소장인 세라 차야 박사에 따르면, 노인들이 신기술을 거부하거나 적극적으로 받아들이지 않는 이유는 잠재적으로 가치 있다고 보지 않거나, 그런 기술을 사용할 환경을 갖추고 유지할 기회나 적절한 도움을 얻기 힘들어서일 가능성이 크다. 차야는 나이 든 사람들도 신기술에 발을 담그면 그 본질적인 가치에 깊이 감탄하고, 기술의 설계와 실행 방식에 관한 의견을 제시하기도 한다는 사실을 알게 되었다.

탈출구는 없을까?

보디의 사례를 접하면서 노인 갱년기 문제에 대해 깊이 고민해보게 되었다. 또한 노인 갱년기에서 빠져 나갈 방법도 찾을 수 있었다. 그가 걸어온 길은 개인사 속에 깊이 뿌리를 내린 긴 여정이었다.

그는 제2차 세계대전이 끝날 무렵 브뤼셀에서, 벨기에 동남부의 왈론 사람인 어머니와 1920년대 초에 러시아 혁명이 일었던 우크라이나에서 건너 온 아버지 사이에서 태어났다. 그의 아버지는 일하기보다는 책과 신문 읽기를 더 좋아했던 지식인이었다. 하지만 처가에 걸핏하면 돈을 빌려서 미움을 샀다. 전쟁 후 배급제가 실시되던 어려운 시절에 숙련 재봉사였던 그의 어머니는 가족들 밥을 굶기지 않으려고 갖은 노력을 다했다. 보디가 기억하는 바에 따르면 열두 살 무렵까지는 먹을 것도 변변히 못 먹고, 돈도 없고, 장난감을 비롯해 그 무엇도 가진 것 없이 쪼들리게 가난하게 살았다고 한다.

1958년에 보디와 부모, 여동생 두 명은 가난과 빚, 양가 친척들에게 받는 미움에서 벗어나고자 미국으로 이민을 떠났다. 보디는 미국에 처음 도착해서 뉴욕 시 항구 바닥에 떨어져 있는 5달러짜리 지폐를 발견하고, 미국은 말 그대로 길에 돈이 깔려 있나보다고 생각했다고 한다. 그날 뜻밖의 수확을 얻은 보디는 인생에서의 모든 성공은 자신의 두 눈과 손을 통해서만 얻게 되리라는 사실을 깨달았다.

그의 아버지는 가족들에게 애정도 별로 없었고, 생계를 부양하지도, 사랑을 표현하지도 않는 사람이었다. 어머니는 아버지보다는 말이 통했지만 어머니도 그다지 다정다감한 편은 아니었다. 그렇더라도 어머니는 재봉사로 열심히 일해서 가족을 먹여 살렸다. 보디가 기억하는 바에 따르면 어머니는 파리의 패션쇼에서 선보였던 디자인을 흉내 내서 옷을 만드는 솜씨가 뛰어났기 때문에 고급 양장점들이 앞다투어 찾는 능력 있는 인재였다.

보디는 고등학교 때 처음 카메라를 다루기 시작했으며 곧 그 재미에 푹 빠졌다. 그러다보니 자연스럽게 사진에 관심이 생겨, 사진 공부에 큰 재미를 느꼈고, 자기 집 지하실에 암실을 만들기까지 했다. 그의 특출한 재능을 알아봐주었던 미술 선생님의 조언과 가르침 덕분에 그는 전문 사진가를 꿈꾸게 된다. 보디는 인상적인 사진을 담은 작품집을 제출해서 캘리포니아 패서디나에 있는(보디의 말에 의하면 사진계의 하버드대학교라고 할 수 있는), 아트센터 칼리지 오브 디자인에 합격한다.

명망 있는 디자인 학교에 다니게 된 것은 엄청난 기회였지만, 분위기가 치열해서 매일 밤 지나칠 정도로 세밀한 부분까지 챙겨야 하는 프로젝트에 매달려야 했다. 그런 과제 대부분은 그가 관심 있는 영역과는 동떨어진 내용들이었다. 오래지 않아 돈도 떨어지고 에너지도 소진되어, 그는 고향인 맨해튼으로 돌아와서 사진 업계에서 일을 시작했다. 처음에는 사진사 조수로 취직해서 경력을 쌓고 나중에는 프리랜서가 되어 독립적으로 일을 했다. 디지털 카메라와 디자인 소프트웨어가 있어서 누구든 유용한 기술을 직접 사용할 수 있는 지금 같은 시대가 되기 전에는 훌륭한 사진작가들이 극진한 대접을 받았다. 보디는 기필코 그 자리에 오르겠다고 결심했다. 그는 조금씩 경험을 얻고 인맥을 넓히면서, 서서히 꾸준하게 실력과 명성을 쌓아 나갔다. 그러다가 1970년대 중반에는 마침내 맨해튼에 개인 스튜디오를 열었다.

그는 전문 분야를 광고 사진으로 특화하고 미용, 커피, 주류를 비롯한 다양한 제품을 홍보하는 사진 작품에 몰두했다. 다채로운 색과 움직임을 순차적으로 정교히 펼쳐내는 그의 스타일은 화가 노먼 록웰 풍의 고루한 스타일이 주를 이루었던 그 전 세대 스타일을 대체해 나갔다. 그는 조명을 기술적으로 사용해서 최적의 색감을 표현해내는 데 뛰어났고, 배우를 잘 유도해서 미술 감독들이 원하는 얼굴 표정을 정확히 포착하는 방법을 잘 알았다. 월트 체임벌린, 헨리 키신저, 제임스 얼 존스를 포함한 수많은 연예인과 정치인들이 스튜디오에 몰려들었다. 그는 기발한 장면과 극적인 얼굴 묘사에 모두 능통했으며, 완성도 높은 사진 작품을 완성하기 위해서 전국 이곳저곳을 누비며 촬영했다.

1982년에는 IBM과 5년간에 걸친 대형 계약을 체결했는데, 이 기간에 찰리 채플린처럼 분장한 배우가 신형 PC를 다루는 내용의 광고를 수십 편 제작해서 유례없는 성공을 거두었다. 내가 처음 보디를 만나고 그의 경력에 관해 전해 듣자마자, 곧바로 고등학교와 대학교 시절 PC를 사고 싶다는 생각을 하면서 해당 광고를 봤던 기억이 생생히 떠올랐을 정도로 유명한 광고였다. 보디의 예술적인 시각도 한몫했었는지 훗날 애플에게 자리를 내주기 전까지, 당시 IBM은 시대를 앞서가는 멋진 컴퓨터의 이미지를 굳혔다.

보디는 5년 동안 전성기를 누린 뒤에 서서히 추락하기 시작했다. 수입은 1984년에 최고치를 올렸다가, 그 뒤로 해가 지날수록 일감이 줄면서 수입도 같이 하락했다. 스타일이 바뀌기 시작했음을 그도 감지할 수 있었다. 주요 광고회사의 미술 감독들은 단계별 구분이 덜 명확한 광고를 원했다. 이런 변화로 그는 자신이 몸담은 분야에 대해 곰곰이 생각해보았다.

"광고는 일종의 눈속임이에요." 그가 말했다. "어느 정도 시간이 흐르면 사람들이 그 속에 숨겨진 눈속임을 인지하기 시작합니다. 그러면 그 광고는 더 이상 효력을 발휘하지 못해요. 스타일이 바뀌지 않는 한에는 말입니다. 따지고 보면 제가 업계에 진출할 수 있었던 것도 앞 세대 사람들의 스타일이 시대에 뒤처졌기 때문이었어요. 실제로 제가 발을 들여놓으면서 많은 사람들을 밀어냈지요." 그리고 이제는 보디가 밀려날 차례였다. 광고는 한 세대를 죄다 먹어치우고, 뭔가 새로운 것에 굶주리면 다 먹은 뼈를 뱉어내는 가혹한 업계였다. 보디는 이제 그런 뼈 같은 신세였다.

그런 처지에 놓인 보디는 처음에는 우울감에 빠져서 자살이라는 극단적인 생각까지 하였다. 그에게는 일이 자존감의 근원이었기 때문이다. 그는 새로운 사진술을 연구하고, 광고회사에 보여주려고 공들여서 작품집을 만드는 등 다시 일어나려고 노력했다. 미술 감독들은 작품은 훌륭하다며 칭찬했지만 그에게 일감을 주지는 않았다. 경험보다는 새로운 스타일을 더 중요하게 생각했기 때문이다. 보디는 미술 감독들의 관심을 끌려면 무엇이 필요한지를 알았지만, 그에게는 감독들이 찾는 더 젊고 신선한 예술적 감각이 없었다.

사업을 되살려보려 몇 차례 노력했지만 모두 실패했고, 보디는 결국 스튜디오를 닫고 새로운 길을 찾아 나섰다. 이후 몇 년간 미술 갤러리를 운영하고 미술 출판사에서도 일했다. 그럴 때마다 미약하게나마 성과가 있었지만 금세 그만두었으며, 예전에 누렸던 것 같은 사업적 성공이나 개인적인 만족을 얻기는 힘들었다. 그 사이에 이혼을 하고 잠시 새로 여자친구를 만나기도 했지만 재혼은 하지 않았다. 자금 사정이 여의치 않아서 딸과 손주를 만나러 뉴욕에 가끔씩 다녀올 만한 여유도 없었다.

보디가 처음 나를 만나러 왔을 때 그는 심적으로 불안정한 상태였다. 가까스로 생계를 이어갈 정도로 경제 상황도 안 좋았다. 그가 맨해튼에서의 영광스러운 날을 그리워했던 것은 무엇보다도 모든 것이 풍족했던 그때와 너무나 다른 생활에 경제적인 압박감이 컸기 때문이었다. 그러나 그의 노화 증상은 심각하지 않았으며 노인 갱년기도 아직은 겉으로 드러나지 않은 상태였다. 그러다 몇 년이 지난 뒤였다.

그는 뭔가 새로운 프로젝트를 추진 중이라고 내게 말했다. "어떤 건데요? 언제 좀 보여주실 수 있으세요?" 내가 부탁했다. 그런 나의 요청에 보디는 어느 날 돌돌 만 캔버스를 팔에 끼고 커다란 노트북 컴퓨터를 들고서 내 사무실에 찾아왔다. 부스스하고 숱 많은 회갈색 머리카락을 흐트러뜨리고, 동그란 붉은 테 안경, 밝은 노란색 구아이아베라 셔츠, 흰색 린넨 바지, 특유의 푸른색 스웨이드 신발을 매치한 모습이, 유행을 앞서가는 마이애미 예술가 같은 분위기를 물씬 풍겼다.

그는 지난번에 만났을 때보다는 한결 안정되어 보였다. 노트북 컴퓨터를 내 책상에 올려놓는 그의 얼굴에서 흥분한 기색이 느껴졌다. "예술계로 돌아가야겠다는 결심을 했습니다." 그가 말했다. "왜 지금 그런 생각을 하셨습니까?" 내가 물었다. "내 인생이 끝나가고 있다는 생각이 들었거든요." 그가 대답했다. "앞으로 20년을 더 산다고 하더라도, 어찌되었든 저는 삶을 마무리하는 시점에 있습니다. 그런 시점에서 제가 무엇을 남기게 될까요? 누가 저를 기억할까요? 그냥 이렇게 떠날 수는 없다, 뭔가 남겨야겠다는 생각을 했습니다." 보디의 마음속에 있던 존재에 관한 질문은 '왜 나이가 들까?'나 '왜 생존해야 할까?'가 아니라,

'왜 성장해야 할까?'라는 분명한 메시지였다. 그리고 그가 찾은 답은 '유산으로 남길 뭔가 새로운 것을 창조하기 위해서'였다.

그는 시간을 들여 만든 창작품을 내게 보여주며, 곧 갤러리에서 전시하겠다는 꿈을 불태웠다. 그는 과거에 찍은 사진 수십 장을 추린 다음 두 장씩 짝을 지어 나란히 담았다. 추린 사진들 중에는 그가 젊은이였던 1970년대 초에 찍은 것이 많았다. 예를 들어 어떤 사진을 보면, 왼쪽에는 브롱크스 동물원에서 하마들이 줄지어 연못으로 걸어 들어가는 흑백 사진이, 오른쪽에는 멋지게 옷을 차려 입고 일요일에 교회 예배당으로 줄지어 들어가는 여자들을 찍은 컬러 사진이 나란히 있다. 또 어떤 사진을 보면 활짝 웃는 오동통한 아기의 얼굴을 클로즈업해서 찍은 흑백 사진과, 텅 빈 주유소의 모습을 담은 컬러 사진이 나란히 대비된다.

보디는 얼핏 보기에 마구잡이로 뽑아놓은 듯한 이런 사진 조합 간에 뭔가 본질적인 관련성이 있어야 하는 건 아니라는 증거로 만들기 시작했다고 설명했다. 그리고 사진만으로는 부족하다 싶었는지 예전에 여자친구에게 받았던 편지 일부를 잘라 내서 콜라주 기법으로 겹쳐서 붙였다. 보디가 사진을 '마구잡이'로 골랐다고 이야기했지만, 사진에 덧붙여진 글을 읽어보니, 정신 역학에 관심이 많은 정신과 의사로서 이 사진 조합에 숨겨진 의미를 읽어내지 않을 수 없었다.

내가 추궁하자 마지못해 그가 인정했다. "자전적인 스토리가 담겨 있어요. 그런데 사진만으로는 미완성 상태이고, 글을 덧붙여야 온전한 의미가 전달됩니다." 예를 들어 아기-주유소 사진에 붙은 글은 이렇다.

'두렵지만 나 혼자 힘으로 무언가를 해볼 기회다.'

그 글귀를 읽으면서 한쪽 눈으로는 세상에 나설 준비가 된 웃는 아기를 보고, 다른 쪽 눈으로는 연료를 넣을 준비가 된 텅 빈 주유소를 본다. 그의 작품에는 두려움과 기회가 함께 나타난다. 긴 동면에서 깨어나 새로이 창조활동을 시작하는 보디 내면의 예술적 기질과 마찬가지로 말이다. 조지 번스의 사진에서 보여준 것과 같은 똑같은 기쁨의 얼굴을 내비치면서, 보디는 그의 사진 작품 중 하나가 인쇄된 캔버스 천을 풀었다. 갤러리에 전시하기 위해 준비한 작품이었다.

보디가 자신의 작품에 관해 이야기하기 시작할 때, 나는 그가 겪는 노인 갱년기가 끝나가고 있음을 느꼈다. "예전에는 뭔가를 하려는 욕구가 없었어요. 이제는 더 자유롭고 긍정적인 기분이에요. 작품 활동을 하는 것이 좋아요. 컴퓨터 앞에서 온종일 작업을 하고서 아무것도 못 건지는 날도 있지만 기분은 항상 좋습니다." 그는 과거 사진을 훑어보다가, 학교에 여동생을 데리러 갔을 때 찍은 사진처럼 강한 향수를 불러일으키는 사진을 보면 종종 마음이 울적해진다. 하지만 그런 향수는 그에게 위안이 될 뿐 아니라 창조력을 한층 불태우며, 그런 창조력은 그에게 큰 의미를 준다.

보디는 거의 모든 사람이 인생에서 직면하는 질문의 근본적인 답을 찾았다. 누구든 나이 들면 삶에서의 역할이나 역량, 목표들이 바뀐다. 그렇게 되면 변화에 발맞추어 생각하고 새로운 방식을 찾아야 한다. 그렇지 않으면 편하고 익숙한 노인 갱년기의 길로 침잠해서 시간 속에 멈춰버리고 제한받는 생활을 해야 할지 모른다. 또한 우리가 할 수 있거나 선뜻 줄 수 있는 것보다 더 많이 내놓아야 하는 상황에 닥쳐서 스스로와 주위 사람들이 큰 충격을 받는 위험에 빠질 수밖에 없다.

나이가 들면 이런 한계에 처한다는 사실은 모두가 알고 있는데, 이런 한계를 뛰어넘어 성장하고자 노력해야 하는 이유는 과연 무엇일까? 우리가 성장하는 건 새로운 무언가를 창조하기 위해서다. 그리고 그렇게 함으로써 우리와 주위 사람들의 삶에 큰 의미를 가져다줄 수 있다.

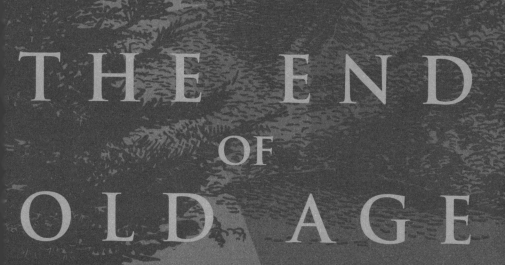

6장

재탄생, 재창조, 창조적인 나이 듦

THE END

OF

OLD AGE

평범한 사람은 없다.
우리가 대화를 나누는 이들은
그저 죽어서 사라질 존재가 아니다.[82]

— C. S. 루이스C. S. Lewis, 『영광의 무게*The Weight of Glory*』

아동 발달 이론에는 '적합한 부모good enough parent'[83]라는 개념이 있다. 1950년대에 영국의 소아과 의사이자 정신분석학자였던 D. W. 위니콧D. W. Winnicott이 제시한 이 용어는, 부모로서 양육 과정에서 어느 정도의 부족함이나 실수는 있지만, 그래도 아동의 건강한 발달이 가능할 만큼의 충분한 관심과 애정을 아이에게 쏟는 엄마 또는 아빠를 지칭한다.

이런 표현에는 이 세상에 완벽한 부모는 없지만 그렇더라도 올바른 방향으로 나아가기 위해서 반드시 충족해야 할 어느 정도의 기준은 있다는 의미가 담겨 있다. 그리고 이는 노인학에서 '성공적인 노화'[84]라고 부르는 개념에 상응한다.

1990년대 후반에 존 로우John Rowe와 로버트 칸Robert Kahn이 처음 연구하면서 유명해진 '성공적인 노화'라는 개념을 살펴보면, 노년의 성공을 세 가지 요소로 나누어 설명한다. 그 세 가지는 '질환과 장애를 겪을 위험을 피하거나 최소화하기', '정신적·육체적 기능을 높은 수준으로 유지하기', '의미 있는 활동에 적극적으로 참여하기'이다. 성공적인 노화라는 표현에는 이 세상에 완벽한 노화의 모범 답안은 없지만 나이가 들어 어느 정도의 감퇴와 기능 부전이 예견되더라도 충분한 운동과 활동을 유지해야 성공할 수 있다는 의미가 담겨 있다.

이 성공적인 노화라는 용어는 여러 모로 비판을 받고 수정되었다. 하지만 우리가 어떻게 나이 들기를 바라는가의 본질적인 진실, 다시 말해 많은 이들이 장애와 질병 없이 정신적으로나 육체적으로 모두 활발히 활동하게 되기를 바란다는 사실을 내비친다. 건강하게 나이 들어가는 사람은 모르겠으나, 정신이나 육체의 기능 일부가 손상되었거나, 활동에 제한이 있는 사람은 그런 바람이 애초부터 비현실적인 경우도 있다.

하지만 이렇게 불편한 이들도 각자의 목적과 의미 속에 나이가 들어가는데, 성공적인 노화 모델은 이런 사람들의 역할과 기여는 대부분 경시한다. 게다가 이 모델은 인생의 9단계에 있는 사람들을 완전히 배제시킨다. 이런 사각지대는 노화의 성공을 소수의 편협한 가치에 의거해서 판단하는 위험을 드러낸다. 실제로 이 모델에서 제안하는 성공적인 노화에 실패할 경우, 특정 시점 이후로는 나이 듦에 아무런 가치나 의미가 없으며, 나이 듦은 윤리적으로 무시하거나 심지어 제거해야 할 부담에 가깝다는 인식을 조성할 우려도 있다.

그보다 한층 넓은 견해는 심리학자 로버트 힐Robert Hill이 제안한 '긍정적인 노화'[85]라는 개념에서 찾을 수 있다. 로버트 힐에 따르면, 노년을 대하는 최상의 자세는 긍정적이고 낙관적이며 용기가 있고, 삶의 변화에 맞춰 적응하고 조절할 수 있는 마음 상태를 말한다. 이 상태는 질병과 장애의 영향을 받지만, 그렇다고 질병이나 장애의 유무에 좌우되지는 않는다. 긍정적인 노화는 나이가 들면서 나타나는 긍정적인 측면과 부정적인 측면에 적극적으로 대처하는 방법을 제시하는데, 노인학자인 폴 & 마그그레테 발테스가 제시한 SOC 노화 모델[86]이 그런 긍정적인 노화 모델의 일종이다.

나이와 관련된 기능 저하가 나타나면 우리는 여러 가지 목표 중 몇 가지를 '선택'해서, 가장 적절하고, 달성하기 쉽고, 의미 있는 것에 집중한다. 그리고 연습이나 실습을 더 많이 해서 능력을 '최적화'하고, 어떤 결손이 발생할 경우 '보완'할 수 있도록 활동이나 수행을 조절한다. 발테스 부부를 비롯한 여러 학자들이 자주 인용하는 사례는 나이가 많이 들어서까지 활발하게 활동했던 피아니스트 아르투르 루빈스타인이다. 루빈스타인은 노년에 기량이 떨어지자 자기가 정한 범위 내에서 연주곡을 정하고, 연습량을 늘려 연주 실력을 더 끌어올렸다. 곡의 역동성이 강조되는 부분은 연주 템포를 바꾸는 식으로 보완했다.

성공적인 노화와 긍정적인 노화, 두 모델 모두 기능 감퇴와 손실로 규정되는 노화를 앞두고 어떻게 생존하고 변화할 것인가를 이야기하지만, 노화 자체가 장점이나 해결책의 근원이 될 수 있다고는 보지 않는다. 그 두 모델 모두 어떻게 '성장'할 수 있는가, 다시 말해서 어떻게 하면 '더 강하고 활기차게', '잘 하고', '번창'할 수 있는지에 관해서는 거의 다루지 않는다. 성장하고 번성한다는 뜻의 영어 'thrive'는 '꽉 붙잡다'라는 뜻의 고대 스칸디나비아 단어 'thrifask'에서 유래한 단어로, 적극적으로 덤벼들어 손에 넣는다는 의미가 담겨 있다. 이는 활력, 성장, 융성의 뜻이 내포된 단어 'flourish'와도 유사하다. 나이 들면서 성장한다는 건 능동적으로 행동하면서 스스로 발전하고 새로운 길과 목표를 개발한다는 의미이며, 예전에 있던 것 이상을 성취하거나 창조한다는 의미이다.

나이 듦을 바라보는 주요한 세 번째 관점은 이런 성장의 개념이 담긴 진 코헨의 '창조적인 노화[87]모델이다. 노인정신과 의사인 코헨은 노화의 정상적인 측면과 질병 등이 동반되는 비정상적인 측면을 모두 연구하고 접하면서, 외부 조건과 관계없이, 모든 노화가 진행되는 과정 중에도 높은 목적의식, 성취의식이 존재한다는 사실을 인식하였다. 그래서 나이 듦을 그 자체로만 보지 않고 나이가 들면서 생기는 가능성, 즉 나이가 들었음에도 '불구하고'가 아니라, 나이가 들었기 '때문에' 성취하는 것들에 주목했다.

그가 노인학에 발을 들일 때만 해도 사람들이 나이 듦을 멸시하던 시절이었기 때문에, 노인학에 관심이 있다는 그의 말에 상관이 그에게 정신과 상담을 받아보라고 조언을 했을 정도였다고 한다. 코헨은 그런 주변의 반응에 굴하지 않고 노인정신의학 분야를 개척해 나갔다. 그가 그런 열정, 공감, 미래상을 갖게 된 데에는 과거의 경험이 영향을 끼쳤다.

정신과 레지던트로 근무하던 젊은 시절, 그는 한 노인 주거 시설에 거주하는 노인들의 정신 건강 문제를 돌보는 일을 맡았다. 그 노인들 대다수는 과거에 정신병원에 장기 입원해 있던 환자들로, 탈시설화 바람이 불던 1960년대 말에서 1970년대 초 사이에 퇴원했던 사람들이었다. 이 임무를 맡기 전까지만 해도 당시에 널리 퍼져 있던 노화에 대한 부정적인 선입관이 그에게도 있었다. 하지만 그가 접한 현실은 우려와는 달리 자못 긍정적이었다.

"가장 암울한 환자들을 만나게 될 것이라고 다들 제게 언질을 주었지만, 알고 보니 그 어르신들은 정신이 아주 초롱초롱하고, 귀 기울여 듣고, 잘 따라주는 사람들 축에 들었습니다. 환자에게 애정이 있는 의사 입장에서 크게 만족할 만한 환자들이었지요."[88]

그들을 돌보면서 정신 질환이 있는 사람들이 나이가 들었을 때 겪는 일반적인 어려움들도 물론 눈에 띄었지만, 그와 동시에 가능성도 확인하였다. 적절한 자원과 조치로 상태가 한결 호전되는 사람들도 있었다. 더 깊이 파고들수록, 단순한 생존의 문제를 초월한 성장과 발전이 보였다. 그리고 그 노인 환자들에게서 새로운 능력과 관심사도 나타나는 것을 지켜보았다. 코헨은 그들의 삶에서 창조성이 역동적이고 변혁적인 역할을 하는 것을 확인했다.

현재까지 나이 듦을 다뤘던 모든 문헌과는 달리 창조적인 노화에 주목했던 코헨의 견해는 대단히 획기적인 것이었다. 그는 창조성이 상황을 다른 방식으로 보고 생각하도록 유도하고, 문제보다는 가능성에 초점을 맞추도록 만들기 때문에 노년의 잠재력을 키울 수 있다고 주장했다. 코헨은 "우리가 각자 온전한 존재로 살 수 있게 하는 숨겨진 힘은 우리 내면의 창조적인 정신이다"[89]라고 말하면서, 창조성이 물론 예술적인 표현에도 필수적이지만 일상에서도 매우 큰 영향력이 있다고 보았다. 그는 창조성이 의욕을 높이고, 몸의 건강을 증진하고, 인간관계를 풍요롭게 하고, 유산을 남기는 네 가지 측면에서 노화 과정에 도움이 된다고 설명했다. 코헨은 근본적으로 나이 듦 그 자체가 창조성의 촉매라고 믿으며, 이렇게 말한다.

"창조성은 모든 나이에, 모든 조건에서 일어날 수 있지만, 나이가 주는 경험의 풍요로움이 창조적 가능성을 엄청나게 확장시킨다."

창조적인 노화를 설명하기 위해서 코헨은 노년에 새로운 모습을 보인 영향력 있는 인물들의 사례를 자주 언급했다. 이런 사례에 내가 직접 환자들과 여러 노인들을 만나면서 관찰해온 바를 접목하면, 나이 듦의 긍정적인 측면이 명확하게 드러내는 핵심적인 교훈 몇 가지를 추릴 수 있다. 이런 교훈들은 나이가 들어 피치 못할 변화에 직면할 때, 우리가 스스로를 재창조하는 데 나이 듦이 어떤 도움이 되는지를 확인할 수 있다.

교훈 1: 과거가 우리 각자의 재탄생에 도움이 될 수 있다

1941년 겨울, 71세의 한 남성이 비참한 노년을 맞이하고 있었다. 반복적인 극심한 복통으로 위험하고 힘든 수술을 받아야 했으며, 병상에 누워 시름시름 앓다 나중에 몇 달 동안은 의식이 혼미한 상태로 보냈다. 가망이 없다는 진단을 받고서도 용케 살아남았지만, 그 뒤로는 휠체어 신세를 져야 했으며 예전과 같이 활동하는 건 불가능했다.

독일군이 사랑하는 그의 조국 프랑스에 들이닥쳐서 다채로움이 가득했던 그의 세계를 갈기갈기 찢어 놓았다. 전쟁이 여러 해에 걸쳐 이어지는 동안 반복적인 감염, 통증, 식욕 부진으로 그의 몸은 만신창이가 되었다. 그에게는 가까운 가족이 없었다. 부인은 이미 수년 전에 그의 곁을 떠났으며, 딸은 독일 비밀경찰 게슈타포에 끌려가서 죽기 직전까지 고문을 당했다. 노년은 그가 소중히 여겼던 모든 것을 앗아간 뒤 노쇠하고 불편한 몸, 고독, 미래에 대한 불안만을 남겼다. 그 시절을 회상한 그의 글을 읽다 보면 '나이 듦'이란 선대에서 내려와 후대로 전해지는 저주, 무시무시한 비극이라는 생각이 저절로 든다.

이제는 시간을 돌려 2014년 가을로 가보자. 파리에서는 색채의 향연이 펼쳐지는 패션쇼가 한창이다.[90] 크리스티앙 디오르의 최신 디자인으로 강렬한 색감의 천 조각을 걸친 모델들이 유쾌한 테크노 음악과 관객의 환호 속에 뽐내듯 걷는다. 비평가들의 마음을 완전히 사로잡았던 이 대담하고 맵시 있는 디자인은 그로부터 약 73년 전, 반쯤 죽은 상태로 병실에 누워 있던 그 노쇠한 남자에게서 직접적으로 영감을 받은 작품들이다.

이 패션쇼에서만이 아니라 현대 예술, 패션, 광고, 문화에 지대한 영향을 끼친 이 위대한 예술적 영감은 바로 그 남자의 노년에 나온 것이다. 말년에 빈사 상태에 이르러서 삶을 단념하라는 진단까지 받았던 이 남자는 바로 프랑스의 화가 앙리 마티스이다.[91] 그의 삶에서 나이 듦은 멸시의 대상이 아니라 유력한 힘으로 작용했다.

그런데 마티스는 어떻게 그럴 수 있었을까? 의식이 오락가락하고 반쯤 죽은 것과 다름없던 상태에서 어떻게 자신의 작품 세계를 그토록 혁명적으로 전환할 수 있었을까? 1941년 봄에 그가 다시 건강을 되찾을 수 있도록 옆에서 간호했던 수녀들은 마티스를 '죽음에서 부활한 자'라고 불렀다. 가망이 없다고 보았던 그는 다행히 소생하였고, 길고 고통스러운 회복 과정을 거쳐야 했다. 간신히 살아나긴 했지만 침대에 눕거나 휠체어 앉은 상태로 대부분의 시간을 보내야 했다.

예전처럼 대형 캔버스 앞에 서서 몸을 이리저리 움직여가며 그림을 그리는 건 불가능했다. 하지만 다시 일어선 마티스는 정신이 또렷했고,

목표를 향해 나가려는 의지가 강했다. 마티스는 아들에게 쓴 글에서 "마치 두 번째 인생을 맞은 기분이다. 애석하게도 그리 길지는 못하겠지만 말이다"[92]라고 이야기했다.

어쩌면 여러 달 동안 침대에 누워 지내면서 젊은 시절의 의미 깊은 기억에서 영감을 받았던 것인지도 모른다. 그는 스무 살 때 장 질환을 앓으면서 마찬가지로 몇 달 동안이나 병석에 누워 지낸 적이 있다. 그때 룸메이트가 옆에서 동기를 불어넣어주었고 어머니에게 선물로 받은 붓, 물감, 캔버스가 있었던 덕에 마티스는 처음으로 그림을 그리기 시작했다. 그리고 그 일은 이내 평생 열정을 품고 추구할 목표가 됐다. 마티스는 "물감을 손에 쥔 순간부터 이것이 내 인생임을 직감했다. 마치 좋아하는 먹이를 향해 저돌적으로 덤벼드는 동물처럼, 그림에 빠져들었다"[93]면서, "내가 완전히 홀로 평온하게, 자유로울 수 있도록 만들어진 천국"을 발견했다고 고백했다.

노년의 마티스는 기력도 없고 심한 통증에 시달렸지만, 친구들과의 편지를 주고받으면서 조금씩 기운을 얻었다. 이후 의뢰받은 프로젝트 몇 가지를 시작으로 작품 활동을 재개했다. 처음에는 침대 옆에 있는 벽에 그림을 그리고 친구들에게 보낼 편지나 엽서를 꾸미는 등 작은 것부터 시작했다. 마티스는 그런 어려움 속에서도 "떠들썩한 농담, 시시콜콜한 이야기, 장난이 가득한 편지들" 덕분에 사람들과 가까이 있는 듯 정을 느끼고, "노년의 병약함, 질환, 기능 쇠퇴, 외로움, 의기소침, 두려움에서 벗어날 수 있었다"[94]고 회상한다.

그리고 그는 전에 해본 적 없는 기발한 방식으로 그림 그리는 법을 개발했다. 그의 옆에서 헌신적인 도움을 주었던 조수 리디아 델렉토르스카야가 선명한 색이 채색된 종이를 가져오면 그는 가위를 들고 자유로운 곡선, 높낮이가 있는 도형을 오려 냈다. 그가 '데코레이션'이라고 이름 붙인 조각을 가위로 오려 내면, 그다음에 조수에게 지시해서 채색된 대형 캔버스나 벽 위에 자른 종잇조각을 다양한 디자인으로 배치했다.

그 결과는 놀라웠다. 선명하게 빛나는 색채는 그의 고향인 프랑스 북부의 조상들이 만든 정교하고 아름다운 직물을 연상시켰다. 그리고 그 모양은 전후 유럽의 움직임과 자유의 정신을 상징적으로 드러냈다. 종이를 오려서 만드는 마티스의 새로운 스타일은 1947년에 출판된 〈재즈〉라는 작품집에 처음 소개되었는데, 그 안에는 대담하게 자른 종잇조각들을 섞어 만든 곡예사, 서커스 공연가, 동물을 표현하는 작품들이 담겨 있다.

가장 유명한 것으로 신화의 '이카루스'를 표현한 작품을 꼽을 수 있다. 이 작품에는 검은색의 둥글넓적한 몸체에 작고 동그란 붉은색 심장이 있는 인물이 있고, 뒤로는 짙은 파란색 하늘에 노란색 별 모양을 한 여러 개의 광채들이 대비된다. 이 작품에서 느껴지는 이미지는 나이 든 마티스만큼이나 상징적이다. 흙과 죽음을 향해 뛰어들든 아니면 단순히 빛나는 하늘에 평화롭게 기대고 있든, 마티스의 심장은 여전히 맹렬하게 뛰고 있다.

마티스의 부활에는 나이 듦의 힘을 대변하는 두 가지 중요한 요소가 있다. 첫째, 종이를 오려서 만든 작품들은 그의 예술 세계 전체의 연속체이면서도, 근본적으로 새로운 예술적 접근 방식이다. 둘째, 그의 작품에는 과거의 그 무엇과도 비교할 수 없을 만큼 강렬한 대담성과 자유의 정신이 깃들어 있다는 것이다. 마티스가 "젊었을 때에도 지금과 같은 작업을 할 수 있었을지 모르지만, 그때는 엄두를 내지 못했을 것이다"[95]라고 말했던 것을 보면, 그런 변신을 가능하게 만든 숨겨진 힘이 '나이 듦'이었음을 그도 분명히 인식하고 있었다.

세월은 그에게 용기와 더 큰 창조력을 가져다주었다. 1952년에 생을 마감한 그가 생전에 마지막으로 힘을 쏟은 작품은 프랑스 베니스에 있는 예배당이었다. 이 완벽한 걸작을 그는, 수술을 받을 때부터 줄곧 그의 옆에서 보살펴 주었던 간호사에게 헌정했다. 예배당 스테인드글라스의 절묘한 모양과 색채를 보면 나이 듦의 가장 중요한 선물이 무엇인지가 엿보인다. 마티스는 "내가 하고 싶은 말을 할 수 있는 단계에 이르기 위해 그토록 긴 시간이 필요했다"[96]는 강력한 말로 나이 듦의 가치를 절묘하게 표현했다. 그야말로 나이 든 모든 사람들이 공감할 만한 의미 깊은 명언이다.

마티스와 그 밖의 많은 사람들에게서 우리는 창조적인 노화의 첫 번째 기본적인 교훈을 배울 수 있다. 재창조라는 과정은 삶을 긍정적으로 보고 궁지에게 벗어나는 계기가 될 수 있다. 우리는 지나온 길에서 최선을 찾고, 그 일부를 재정리하며, 수정하고, 새로운 맥락에서 다시 최선을 찾게 된다. 마티스는 베니스 예배당을 만들 때 그의 과거가 어떤 도움이 되었는지를 이렇게 표현한다. "이 작품은 내 전부다. 어린 시절 내 안의 최고의 것들이 모두 깃들어 있다."[97] 그는 과거의 본질적인 기억과 생각을 보전하면서도 재구성하여 새로운 것을 창조했다.

나이 듦의 변화와 미지의 삶이 두려울지 모르지만, 우리는 재창조 과정을 통해서 다시 용기를 내고 자신감을 얻는다. 설사 그 변화 과정에 기억과 지혜를 재가공하는 수고가 필요하더라도 말이다.

교훈 2: 현재가 재창조하는 데 도움이 될 수 있다

노년의 몸은 젊을 때만큼 유연하거나 나긋나긋하지 못하다. 나이가 들면 힘줄이 짧아지고 경직되며, 뼈가 얇아지고 관절염이 나타나며, 근육은 닳고 약해진다.

노인들 모두가 겪는 불편하고 성가신 이런 변화는 무용가로 활동하던 74세 여성에게 특히 충격적인 영향을 끼쳤다. 비평가들의 기준에 맞추는 건 둘째 치고, 자기 스스로의 기준을 충족할 정도의 춤 연기가 더 이상 불가능해졌기 때문이다. 결국 그녀는 50년간의 빛나는 성과를 뒤로 하고 1970년에 무대에서 내려왔다. 나중에 그녀는 이런 말을 남겼다.

"누구에게든 일에서 은퇴해야 하는 시기가 오기 마련이다."98

하지만 무용은 그녀의 삶 그 자체였기 때문에, 일이 없는 삶은 가늠할 수도 대처할 수도 없었다. 그녀는 4년 동안 우울증과 술에 빠져 지내면서 건강을 해쳤고, 끝내 절망 속에 모든 것을 끝내기로 결심한다. 더이상 가망이 없어 보이는 한 나이 든 여성의 자살이라면 비극이라는 수식어가 붙지 않을지도 모르겠다. 따지고 보면 그녀는 윤리학자 에제키엘 이매뉴얼이 "소비하는 것이 기여하는 것만큼의 가치가 있는지"99를 따져보라고 주장했던 시점을 넘어서까지 살고 있었으니 말이다.

이제는 시간을 앞으로 돌려서, 이 여주인공이 암울함 속에 자살 충동을 느꼈던 시점으로부터 약 21년이 지난 1991년으로 가보자. 뉴욕 시티 센터 무대에는 세계적으로 유명한 무용단의 작품 〈여신의 눈The Eyes of the Goddess〉100과 그 밖의 작품들이 공연 중이다. 무대는 칙칙한 마차 한 대와 삐죽이 선 나무 한 그루밖에 없어서 삭막하다. 비평가들도 그 점에 주목하고, "황량하지만, 그럼에도 소생의 약속이 담겨 있다"는 평가를 전했다.

그 공연의 마지막 부분에는 고령의 무용수 미하일 바리시니코프가 무대로 뛰어올라와 노련함이 물씬 느껴지는 멋진 춤 연기를 선보였다. 눈부시게 뛰어난 이 모든 안무를 만든 사람은 이 무용단의 창단자로, 바로 약 21년 전에 자살 충동을 이겨내고 살아남았던 고령의 여주인공이자 저명한 무용가였던 마사 그레이엄이다. 그녀는 95세로 세상을 떠나기 전까지 무용가에서 안무 연출가로, 단장에서 연출자로 변신하여 전문성을 회복하면서 긴 명성을 누렸다.

마티스의 사례에서와 마찬가지로 우리는 죽음의 소용돌이와 노년 마지막 무대 사이에 얼마나 놀라운 일이 벌어졌는가를 확인하게 된다. 그 기간은 기력이 쇠하고 기능이 퇴보하는 와중에서도 균형을 되찾고 꽃을 피운 시기였다. 앞에서와 마찬가지로, 그레이엄이 어떻게 목숨을 부지했으며, 한 발 나아가 어떻게 더 성장할 수 있었는지 질문해보아야 마땅하다. 병원 입원실에서 혼수상태에서 깨어났을 때 그녀는 연령점에 도달했다. 이로써 처음에는 무용의 세계에서 막을 고해야 했고 그 다음에는 삶에서 종말을 고해야 할 것처럼 보였다. 그러나 불가사의하면서도 예측 가능한 일이 벌어졌다. 나이 듦의 힘이 발동되기 시작한 것이다. 그녀는 이렇게 회상한다.

"그런데 어느 날 아침, 내 안에 뭔가가 북받쳐 오르는 기분이었어요. 그리고 내가 다시 꽃피울 것이라는 믿음이 들었지요. 그런 미궁 속의 사명이 머릿속에 맴돌면서 제가 앞으로 계속 나갈 수 있게 지탱했어요."[101]

그레이엄은 미래를 그리면서, 자신의 잠재적인 능력에 대한 한 가닥 희망을 품었다. 그러기 위해 우선은 자신의 대표 창작 공연 중 하나인 〈미궁 속의 사명Errand into the Maze〉을 다시 무대에 올렸다.

이 작품은 그리스 신화 속의 무시무시한 괴물 미노타우로스를 소재로 한 것이다. 미노타우로스는 사람의 몸에 소의 머리를 한 괴물로, 미궁 속에서 숨겨진 통로를 지배하고 있다. 무대 위에는 센박과 여린박이 바뀐 싱커페이션 효과를 낸 기이한 음악이 흐르고, 여자 주인공은 밧줄로 표현된 미궁을 따라 걸으며 이쪽저쪽으로 몸을 튼다. 그러다가 위시본(닭고기나 오리고기에서 목과 가슴 사이에 있는 V자형 뼈—옮긴이) 모양의 틈으로 들어가는데, 그곳에서 황소 뿔을 달고 높이 뛰어오르는 남자 무용수와 맞닥뜨린다.

미노타우로스로 분장한 이 남자 무용수와 한 바퀴 돌 때마다 여자 주인공은 조금씩 두려움을 떨쳐 내고 자신감을 얻는다. 그리고 미노타우로스가 땅에 내려온 순간에 제압하고 그가 들고 있던 막대를 떨어뜨린다. 그녀가 두려움을 이겨 내면서 음악도 차츰 부드러워진다. 이제 그녀는 조형물 틈 사이로 담대하게 서서, 자신의 다리를 앞뒤, 안팎으로 비틀어 마침내 통과한 뒤에, 승리의 뜻으로 두 팔을 번쩍 들어올린다.

죽음 직전까지 갔다가 돌아온 그레이엄에게 남은 선택은 쉽지 않았다. 직접 춤을 추는 것은 이제 힘들어졌기 때문에, 한발 물러나 새로운 관점에서 뭔가를 창조해야 했다. 그리고 자기가 직접 공연할 춤이 아니라 다른 무용수들을 위해 춤을 만드는 안무가로 재탄생해야 했다. 또 술을 끊고, 알코올 의존증과 스트레스를 해결해서 회복탄력성을 키울 새로운 방법을 찾아야 했다. 그리고 비평가들이나 그녀가 속한 무용단에서 그녀의 복귀를 바라지 않았던 사람들과 맞서 이겨내야 했다.

지금도 유튜브 동영상을 검색하면 젊은 시절 마사 그레이엄의 특유의 안무 영상을 볼 수 있다. 또한 기품 있게 나이 든 마사 그레이엄이 무용가 특유의 쪽 찐 머리를 하고 진보라색 가운과 검은색 장갑을 끼고 안무가석에 앉아서 그녀가 말년에 만든 작품 중 하나인 〈메이플 리프 래그Maple Leaf Rag〉를 지도하는 영상을 찾아볼 수 있다.

자서전 『고뇌의 기억Blood Memory』에서 그녀는 자신의 불굴의 정신과 목적의식을 이야기하면서, 기력이 쇠해서 죽음을 눈앞에 둔 상황에서도 "내가 직면해야 하고 직면하고 싶은 건 바로 지금 이 순간이다"[102]라고 말한다. 그리고 이렇게 역설한다.

"계속 나아가는 것 말고 다른 어떤 선택의 여지가 있겠는가? 이건 나를 위한, 내 삶이다."

그런데 그녀가 스스로의 모습을 재창조할 능력을 어떻게 찾았을까? 그녀는 '이 모두가 어디에서 시작되는가?'라는 질문을 던지고, 노년의 힘에서 그 답을 구했다.

"인생은 어딘가에서 시작하는 것이 아니라, 그저 계속되는 것 같다."

마사 그레이엄과 같은 사람들에게서 우리는 창조적인 노화의 두 번째 중요한 교훈을 배울 수 있다. 우리는 과거를 잊을 수 없지만 힘과 영감을 얻기 위해 자주 돌아보아야 한다. 한편 어떤 역할, 목표, 열정을 평생 변함없이 추구할 수는 없다. 신체적인 민첩성과 지구력이 필요한 활동처럼 세월의 흐름에 따라 가능하지 않은 것도 있기 때문이다. 그런 변화나 퇴행 현상이 나타나면, 전에 했던 것의 연장선상에서 또는 새로운 방향에서 새로운 시도에 나서야 한다.

또 과거에 누렸던 일부 조건을 거리낌 없이 내려놓고 새로운 모습을 받아들일 자세가 되어야 한다. 자기 정체성과 남들과 관계를 맺는 방식을 재창조하는 과정은 처음에는 더디게 시작하지만 시간이 흐를수록 속도가 붙는다. 그리하여 결국에는 우리의 발전을 저해하는 요소들에서 벗어날 수 있게 돕는다.

창조적인 나이 듦

지금까지 일이나 연구 활동을 하면서 스스로의 삶을 재창조하기로 결심하고 성공적으로 실행에 옮긴 친구, 동료, 환자들을 수없이 많이 만나왔다. 나이 들면서 경험하고 느꼈던 점을 흔쾌히 털어 놓은 고마운 사람들 중에는 배우 줄리 뉴마도 있다.

그녀는 영화배우이자 무대 위의 댄서로 뛰어난 경력을 쌓아왔다. 〈7인의 신부〉와 관능적인 캣우먼 역할로 뛰어난 연기를 선보인 1960년대 텔레비전 시리즈 〈배트맨〉 등 여러 작품에 출연했다. 노년에는 신경성 장애가 생겨서 작품 활동에 제약이 따랐지만, 그녀는 작가이자 블로거, 그리고 페이스북 팔로어 수가 13만 명이나 되는 소셜미디어 스타로 거듭났다.

화면 속에 그녀는 아름답고 섹시한 이미지로 널리 알려져 있다. 하지만 84세가 된 그녀와 몇 분만 이야기를 나누어 보면 그런 이미지를 초월해서, 다양한 주제에 정통한 지식인이자 장애가 있는 아들을 정성껏 돌보는 헌신적이며 사랑스러운 어머니의 모습을 발견하게 된다.

성인의 인지 발달을 연구하는 심리학자 크리스토퍼 헤르초크는 뇌의 지적·감정적 능력 중에서 나이와 관련이 있는 변화를 내게 설명해 주었다. 대화를 나누면서 나는 64세인 헤르초크 박사에게 성인이 된 자식 둘 말고도 이제 갓 세 돌을 넘긴 막내가 있다는 사실을 알게 됐다. 자식들의 일에 발 벗고 나서는 성격인 그는, 노년의 자기 자신을 관리하고 자식들을 책임지는 두 가지 역할을 모두 충실히 해내고 있다. 그는 자기 직업과는 관련이 없는, 어린 늦둥이를 둔 아빠라는 새로운 정체성을 얻게 됐는데, 젊은 시절이었다면 전혀 생각하지 못했을 이런 상황을 맞았고 지금은 나이가 들었기 때문에 훨씬 감사하는 마음을 갖게 됐다.

노년에 스스로의 모습을 재창조한 사람들을 보면, 나이와 연관된 변화를 수용하는 건 물론이고 창조적인 정신을 과거와 현재에 모두 기꺼이 적용하는 자세를 공통적으로 찾아볼 수 있다. 그런 상태에 이르려면 창조성의 정의를 한층 넓게 받아들여야 한다.

나는 있는 그대로의 모습으로 살아갈 것이다

창조성을 논하기 위해서 우선은 71세의 저명한 무용가이자 안무가인 리즈 러먼의 이야기를 꺼내려고 한다.

러먼은 댄스 익스체인지Dance Exchange라는 현대 무용단을 창단했으며, 2002년에는 맥아더재단의 '천재 장학금'을 수상하기도 했다. 러먼의 작품은 세대 차가 나는 다양한 연령의 무용수들이 등장하고 과학 관련 주제를 다루는 것이 특징인데, 한번은 공연에 요양시설 거주 노인들을 참여시킨 적도 있다.

그녀는 끊임없이 창조하고, 실험하고, 도전하는 활동이 일상화되어 있다. 실제로 그녀는 능숙하고 창조적인 안무가에서 애리조나 주립 대학 전임 교수라는 새로운 모습으로 재탄생했다.[103] 그래서 지금은 무용학을 기본으로 모든 예술 분야를 다루는 교수로 활동하고 있다.

러먼은 저서 『하이킹 더 호리존틀Hiking the Horizontal』에서 창조성이 다른 사람들과의 세계에서 예기치 못한 새로운 관계를 만들고, 역설적으로 보이는 아이디어를 연구하고 포용하게 만들고, 개인적인 관점에서 벗어나, 불편함을 더 깊은 탐구의 동력으로 볼 수 있게 한다고 설명한다. 창조성은 서로 다른 관점을 불러들임으로써 상황을 재규정하고 상세히 알아보는 과정이다. 어렵고 힘든 상황이 끝도 없이 계속되고, 때로는 아무 소득이 없이 끝나기도 하지만, 창조의 과정은 우리를 앞으로 나아갈 수 있게 하고, 새로운 아이디어와 해결책을 제시한다. 근본적으로 창조성은 우리 각자가 삶에서 고유의 목적을 실현하고 있다는 느낌을 주어 삶에 깊은 만족감을 준다.

스스로를 재창조하고 새로운 모습을 찾는 과정은, 자신의 숨은 잠재력과 나이 듦의 힘을 실제로 느낄 수 있게 하는 창조적인 노화의 단면이다. 예를 들어 러먼은 자신의 과거 이미지를 버리고 처음부터 다시 시작하는 법을 배웠다. 미국에서 활동하는 안무가로서 그녀는 늘 뉴욕 댄스 페스티벌의 주 무대를 장식해야 한다는 강박관념을 가지고 있었다. 무대에 오르지 못하면 자신의 경력에 먹칠을 하게 된다고 받아들였으며, 그런 일이 벌어졌을 때는 자기 자신이나 작품에 어떤 문제가 있는가를 분석했다.

하지만 대학에서 새로 둥지를 틀고부터는 아무도 그 부분에 신경을 쓰지 않았다. 러먼은 동료들이 그런 기준으로 그녀의 입지를 평가하지 않는다는 것을 알았고, 그래서 그녀도 더 이상은 마음을 쓸 필요가 없었다. 그런 깨달음이 들고부터 그녀는 자유로워졌고, 자신만의 길을 걸을 수 있었다. 이후 그녀는, "나는 있는 그대로의 모습으로 살아갈 것이다"라고 선언했다.

러먼은 창조성은 독창성과 똑같지 않으며, 독창성은 더 희귀한 것이라고 역설한다. 창조성의 경우 창조성이 발휘되기 위한 조건을 갖춘 뒤에 바꾸거나 조절할 수 있다. 사람들은 누구나 아침에 잠에서 깬 순간부터 하루 온종일, 상황에 맞게 행동하고 결정을 내리면서 창조적으로 활동한다. 러먼은 이렇게 설명한다.

> "창조성은 자기도 모르는 사이에 나타납니다. 머릿속이 번쩍하면서 이미지가 떠오르면 자기도 모르게 놀라게 돼요. 하지만 적당히 연습하면 창조성을 자유롭게 활용하고 거둬들일 수 있어요."

나이 듦 그 자체가 창조성을 자극하고 개발함으로써 변화를 촉발하기도 한다. 노인 심리학자 진 코헨에게는 그런 믿음이 있었기 때문에, 노년의 주요 과제는 지금까지의 성과를 성찰하고 수용하며 삶을 마무리할 준비를 하는 것이라는 에릭슨의 견해와는 근본적으로 다른 견해를 내놓는다. 코헨은 중첩되는 몇 가지 단계로 구성된 '인간의 잠재력 단계'[104] 모델을 제시해서 인간의 지속적인 발전과 성장을 표현했다.

코헨의 모델의 첫 단계는 30대 중후반에서 60대 중반 사이의 '중년 재평가 단계'이다. 이 단계에서 그는 '탐구 에너지'라고 부르는 힘을 활용해서 삶을 재평가하고 긍정적인 변화를 이루기 위한 새로운 동기를 찾는다. 이어서 60대 중반에서 70대 중반 사이에는 '자유 단계'가 나타난다. 이 단계에 이른 사람들은 과거에 고려하지 않았던 실험적이고 획기적인 활동을 해보고자 하는 절박감을 느끼며, 보통 퇴직 이후에 시간과 마음의 여유가 생기면서 나타나는 경우가 많다.

60대 후반에서 90대 사이에 나타나는 '마무리 단계'는 세상에 기여하고 삶의 큰 의미를 찾으려는 욕구가 시작되는 경우가 많다. 마지막으로 70대 후반에서 삶을 마무리하는 순간에 걸친 '앙코르 단계'가 있다. 이 단계는 삶의 주요 활동을 재정립하고, 재확인하며, 기념하는 시기이다. 내가 개인적으로 만나왔던 사람들 중에도 이 모델에서와 같은 인간의 잠재력이 본질적으로 드러나는 사례가 많았다.

· · ·

그중에 생명이 다해가는 부인 문제를 의논하기 위해서 나를 찾아왔던 마틴이라는 노년의 남성이 있었다. 87세인 그의 부인 엘라는 뇌졸중에 따른 인지 장애로 단기 기억력이 크게 손상되었고, 혼자서는 거동할 수가 없었다. 대뇌 피질 아래쪽에 큰 손상을 입은 사람들이 흔히 그렇듯, 그녀는 매사에 무관심하고 말이 별로 없으며 뭔가 해보려는 흥미나 동기가 거의 없었다. 그래서 날마다 침대에 눕거나 안락의자에 앉아 창밖을 내다보며 하루 대부분을 보냈다. 최근 몇 달 사이에는 음식을 삼키는 능력이 급격히 떨어져서, 퓌레로 걸쭉하게 만든 음식을 먹을 때조차 연신 기침을 하거나 캑캑거렸다. 마틴은 부인 없이 두 자녀만 데리고 우리 병원을 찾아와서, 앞으로 어떤 조치를 취해야 할지 의견을 구했다.

그는 엘라를 중학교 때 만나서 평생 엘라 한 사람만 사랑하며 살았으며, 엘라의 배우자라는 신분이 그의 주된 역할이자 정체성이었다. 올해로 88세인 마틴은 사업을 하다가 은퇴한 뒤로 뇌졸중을 앓은 엘라의 곁에 온종일 붙어 간호해왔다. 엘라를 들어서 의자에 앉히거나 화장실까지 데리고 가야 할 때처럼 힘이 부족할 경우에만 간병인의 도움을 받았다. 마틴은 엘라의 건강 문제로 마음이 산란했지만 엘라의 예후를 냉철하게 판단했으며, 엘라에게 영양 공급관을 연결하는 것은 원하지 않았다. 마틴은 나와 가족들과 의논한 끝에 엘라를 호스피스 병원에 보내기로 결정했다.

마틴의 그런 결정은 순리에 따른 것이었지만, 친구이자 동반자이자 남편으로 75의 세월을 함께 보낸 사람이 과연 그 상실감을 견딜 수 있을지 의문스러웠다. 나는 마틴의 정체성이 엘라와 함께 사멸하지 않을까 염려됐다. 그래서 도움을 주고 싶은 마음에 그를 따로 사무실로 불러서 삶과 미래에 관해 몇 시간 동안 이야기를 나눴다.

주위 사람들 눈에 비치는 마틴은 부인을 중심으로 평생을 살았던 별 특징 없는 사람이었다. 마틴도 개인적으로 이런저런 건강 문제를 겪고 있으며, 동년배들과 비교했을 때 그다지 활기차고 건강해 보이지는 않았다. 그는 대체로 조용하고 겸손하며, 몸가짐으로 보나 갈색 또는 회색 셔츠에 검정색 바지가 주를 이루는 옷차림으로 보나, 사람들의 이목을 끌 만한 구석이 없다. 사실 그가 현재 처한 상황을 보고 불쌍하게 여기거나, 비참한 상황을 눈앞에 둔 단조롭고 따분한 삶이라고 쉽게 판단해버릴 수 있다.

하지만 그가 어떤 사람인지 알아보려고 진솔하게 이야기를 나누면서 나는 흠칫 놀랐다. 그는 처음에는 자기 자신에 대해서나 지나온 삶에 대해서 털어놓기가 부담스러운 눈치였다. 나는 우선 엘라를 어떻게 만났는지부터 물었다. 그의 설명에 따르면 두 사람은 어린 시절 같은 동네에 사는 이웃이었다고 한다. 자신만만한 태도로 껌을 씹는 말괄량이였던 엘라와 호리호리하고 어수룩했던 마틴은 거의 첫눈에 서로에게 푹 빠졌다. 중학교 시절부터 서로 호감을 가지다 고등학교 때에는 서로 떨어질 수 없는 사이로 진전했으며, 마틴이 군에 입대해서 통신병으로 유럽에 파병되기 직전 결혼을 약속했다.

나는 평소 제2차 세계대전의 역사에 각별한 관심이 있었기 때문에, 마틴에게 어떤 임무를 맡았느냐고 꼬치꼬치 물었다. 그는 특유의 겸손한 태도로 조심스럽게 대답했다. "아, 저는 그냥 막사에서 장교와 함께 임무를 수행했던 게 전부였어요." 몇 차례 더 구슬린 끝에, 마틴이 바로 벌지 전투에서 조지 패턴 장군과 같은 막사에 있으면서 직접 명령을 하달받았던 통신병이었음을 알아냈다. 그 역사적인 사건이 벌어지던 중요한 순간에, 마틴이 패턴 장군 몇 발짝 옆에서 그의 명령에 따라 유능하고 묵묵히 중요한 임무를 수행했던 덕분에 전투가 순조롭게 진행되었던 것이다.

나는 마틴의 젊은 시절 이야기에 눈이 번쩍 뜨였다. 나와의 최근 만남을 포함해서 그가 젊은 시절부터 맡아왔던 모든 역할과 책임은 그의 막대한 경험과 지혜에서 나온 것이라는 깨달음이 들었기 때문이다.

우리가 이 시대의 중대한 역사적 사건을 패턴 장군을 비롯한 천재적이고 카리스마 있는 위대한 인물들의 공으로 돌리지만, 마틴같이 전문성을 갖춘 사람들의 근면과 헌신도 역사의 시계가 흘러가는 데 그에 못지않은 큰 역할을 했다.

이야기가 끝나갈 무렵 내 마음은 마틴에 대한 경외와 존경으로 가득 찼다. 갈색이나 회색 계통의 칙칙한 옷차림으로 눈에 안 띄게 슬며시 우리 병원을 들락날락하던 이 노년의 남성에게서 강렬하고 선명한 인상을 느꼈다. 그는 88년 동안 쉼 없이 전쟁, 결혼, 가족, 사업을 이끌어왔다. 그의 능력을 어떻게 의심할 수 있겠는가? 마틴은 나와의 대화를 즐기는 것 같았지만 몇 시간이 지난 뒤 이제 더 이상은 아첨하기 위해 던지는 내 질문에 대꾸해줄 생각이 없는 듯, 고맙다는 인사를 건네며 일어섰다.

애석하게도 엘라는 그로부터 며칠 뒤 세상을 떴다. 마틴은 가족들을 불러 모아서 장례식을 치렀고, 더 이상 과거에 얽매이지 않았다. 그는 시카고로 돌아가서 자식과 손자 손녀 가까이에서 살면서, 단순히 남편이나 아버지가 아니라 집안의 가장으로서의 새로운 역할로 변신했다. 그런 상실을 겪은 뒤에 움츠러들고 쇠약해지지 않을까 걱정했던 것과 달리, 그는 가족의 리더가 되어 조용하면서도 결연하게 앙코르 단계에 진입했다. 마틴은 가족의 목표를 제시하고 하나로 결합시키는 소중한 존재였다.

노년의 잠재력과 막대한 성과를 간과하면 엄청난 손해를 입는다. 그런 잠재력과 에너지가 우리 안에 늘 존재하며 상당히 활성화된 상태임에도, 애석하게 사람들은 제대로 관심을 갖지 않는다. 우리가 나이 듦을 멸시하고 오로지 쇠퇴와 쇠약의 시기로만 본다면, 삶에서 가장 영향력 있고 유력한 힘을 박탈하는 셈이 된다.

그러니 해법은 간단하다. 노인들에게 관심을 갖고, 그들의 예비 능력이 무엇인지 살피고, 회복탄력성을 배워, 스스로를 재창조하고 재탄생시키는 능력을 발견하는 것이다. 우리가 관찰자의 입장이나 참여자의 입장에서 그런 힘을 목격하고 경험하면, 나이 듦을 보는 견해가 바뀔 것이다. 그러면 우리가 나이 들어가는 그 시기에 답을 찾고 방향을 얻을 수 있을 것이다. 또한 축하해 마지않을 만큼 깊고 풍부한 노년의 다양한 문화를 확인할 수 있을 것이다.

노년의 문화

21세 대학생이었을 때 나는 헨리 A. 머리Henry A. Murray[105]라는 유명한 정신과 의사를 만날 특별한 기회를 얻었다. 머리는 성격 연구 분야에서 가장 위대한 학자 중 한 명으로 꼽힌다.

나는 그의 집을 몇 차례 방문해서 나이 듦이 인간의 성장에 어떤 능력을 부여하며, 그것이 어떻게 가능한지에 관해서 깊은 가르침을 받았다. 흰 턱수염을 기른 모습으로 휠체어에 앉은 머리는 93세의 지긋한 나이였음에도 원기가 왕성했다. 그는 하버드대학의 심리학부가 자리한 대형 건물에서 몇 블록 떨어진 곳의 조용하고 그늘진 빅토리아풍 주택에 살았다. 집 안에는 책이 가득했다. 내가 머리를 만날 수 있었던 건 그의 조교인 유진 테일러를 통해서였다. 유진 테일러는 머리와 마찬가지로 턱수염을 길게 길렀으며, 그의 우상이자 연구 대상이었던 위대한 미국 심리학자 윌리엄 제임스와 비슷한 풍모를 하고 있었다.

헨리 머리는 칼 구스타브 융의 친구였으며 지그문트 프로이트와도 알고 지내는 사이였다. 머리는 하버드대학 정신과 병동의 전前 원장이자, 주제 통각 검사TAT: thematic apperception test(로르샤흐 잉크 반점 검사 외에 가장 널리 사용되는 투영 검사법)를 만든 사람으로 유명하다. 또 제2차 세계대전 당시 정보기관인 전략사무국OSS에서 사용하던 심리 프로파일 체계를 만드는 데 거들었던 것으로도 잘 알려져 있다.

상상이 가겠지만 머리의 집에 발을 들여놓을 때의 내 심정은, 내가 평생 몸담을 분야를 집대성했던 지난 시절 학자들의 강력하고 탁월한 견해에 에워싸인 기분이었다. 그 집에 찾아갔을 때 한번은 2층 연구실에 앉아 있는데, 책상 위에 놓여 있는 상아로 조각한 정교한 고래 이빨과 여러 조각 세공품들에 나도 모르게 눈길이 갔다. 이런 유물을 왜 이렇게 많이 모았느냐고 그에게 묻자, 머리는 고래잡이배에서 벌어진 이야기인 『모비딕』과 『빌리 버드』를 쓴 위대한 미국 소설가 허먼 멜빌의 열광적인 팬이며 그에 대해 짬을 내서 연구하고 있다고 답했다. 머리는 멜빌이 여러 인물의 성격을 다채롭게 묘사하는 방식이 아주 마음에 든다고 설명했다.

그러면서 하버드대학 정신과 병동의 비공식인 문장紋章으로 그가 의뢰해서 만든 동메달[106]을 꺼내서 내게 보여주었다. 메달에는 평온해 보이는 사람의 얼굴 밑으로 바다 생물 몇 마리가 헤엄치는 모습이 새겨 있었다. 메달에 새겨진 그림은 표층에 드러나는 모습 밑으로 온갖 역동적인 힘이 내재하는, 인간의 성격을 완벽히 비유한 것이라고 그가 설명했다. 그 메달에는 출처가 명확하지 않지만 도마의 복음으로 알려져 있는 이런 인용문이 새겨져 있다.

구하는 자가 찾을 때까지 멈추지 않게 하라.
그가 찾으면 그는 깜짝 놀랄 것이다.

이 인용문에는, 매우 다양하고 깊이 있는 인간의 표정을 탐구하려면 편견이나 주저함 없이 그 사람에 관해 철저히 조사해야 한다는 머리의 믿음이 담겨 있다. 그렇게 조사하고 연구하면 한 인물의 현재 성격과 잠재적인 성격을 파악하는 놀랍고 냉철한 눈이 생긴다.

머리는 어떤 글에서 이런 말을 한 적이 있다.

"각자의 성격은 정치 연설자, 압력 단체, 어린 아이, 정치 선동가, 공산주의자, 고립주의자, 전쟁 도발자, 지지 정당이 불명확한 자, 이권을 노리는 자, 의안 통과를 위해 서로 협조하는 자, 로비스트, 전제 군주, 그리스도 같은 인격의 소유자, 책모가, 변절자, 보수 정당 지지자, 권위에 맞서는 혁명주의자들로 구성된 최고 의회議會다. 본질적으로 이런 사실을 알지 못하고, 마음을 굳게 닫아 잠그고, 끊임없이 밀려 드는 모습과 감정을 무시하는 심리학자는 … 가족 내 여러 구성원들과 더 친해지도록 노력해야 한다."107

머리를 개인적으로 만난 뒤로는, '개개인은 다수로 구성된 의회'라는 이미지가 내 가슴속에 깊이 남았다. 나중에 의사가 되어 일을 시작한 뒤로도 나는 모든 환자를 이런 세심한 시선으로 보고, 사람들을 만날 때 늘 이런 믿음을 적용하려고 노력했다. 우리는 하나의 얼굴을 보고 단편적인 이야기만 듣지만, 그것은 오로지 표면적인 견해에 불과하다. 모든 사람의 내면에는 거대한 고래가 드넓은 대양의 수많은 해류를 헤엄치듯 수없이 흘러 지나가는 지식, 기술, 경험, 목격담, 생각, 느낌, 열정이 존재한다.

노인 전문의 활동을 시작할 때만 해도 나는 그런 관점이 과연 노인들에게도 적용될지 확신하지 못했다. 인생의 긴 세월을 거친 뒤에는 의회의 복도가 텅 비거나, 바다의 해류가 모두 말라버리는 게 아닐까? 하지만 전문의로서 활동을 시작하고 경험이 쌓이면서 그렇지 않다는 사실을 확인하게 되었고, 나는 머리가 제시했던 견해가 얼마나 영향력이 있는 것이었는지를 다시금 깨달았다. 나이가 들면 각 개인의 의회는 더욱더 많은 모습과 열정으로 가득 채워졌으며, 바다는 더 풍요롭고 다양해졌다. 나이 듦은 큰 해류를 해저에서 수면으로, 해안에서 다른 해안으로 이동시킨다. 나이 듦은 삶이 계속해서 흐르게 한다.

그렇다면 이제는 우리 스스로를 전체적인 측면에서 바라볼 필요가 있다. 나이가 들면서 각 개인의 능력, 관심, 경험, 관계, 공헌 등의 요소가 한데 어우러져서 나타나는 결과물을 '노년의 문화age culture'라고 부르면 좋을 것 같다.

영단어 '컬처culture'라는 단어에는 여러 가지 뜻이 있다. 우선 좁게는 풍부한 영양을 공급하는 수단이자 생물의 성장을 촉진하는 행동인 '배양' 혹은 '배양균'이라는 의미가 있다. 배양균은 그 자체로 이용하거나 이스트, 박테리아, 세포계를 배양해서 더 큰 무엇인가를 만들고 조사하는 데 쓴다. 넓은 의미에서의 '컬처'는 어떤 결집된 집단의 집단적인 의식, 관습, 행동, 기술, 즉 문화를 뜻한다.

그래서 노년의 문화라고 할 때 그 두 가지 의미가 모두 녹아들어 있다. 노년의 문화는 우리 각자의 능력과 경험으로 구성된다. 또 개인적으로 보면 타인과의 관계를 드러내며, 가족이나 공동체 수준에서는 노년의 종합적인 활동이나 태도를 드러낸다.

각자 자신의 노년의 문화를 이해하고 싶다면, 스스로 이런 질문을 던져보도록 하자.

나는 어떤 사람이었는가? 나는 과거에 무엇을 배우고, 성취하고, 경험했는가? 나의 가장 중요한 능력과 경험은 무엇인가? 이런 질문의 답은 **'지혜의 비축분'**을 드러낸다.

나는 어떤 사람인가? 내 시간을 어떤 활동에 가장 많이 쓰며, 누구와 가장 많이 보내는가? 현재 어떤 활동을 하고 있으며, 무엇에 관심과 열정을 가지고 있는가? 이런 질문의 답은 **'삶의 목적'**을 알려준다.

나는 어떤 사람이 될 것인가? 나는 앞으로 무엇을 하고, 보고, 경험하고 싶은가? 내 시간을 누구와 함께 보내고 싶은가? 남들에게 무엇을 남기고 싶은가? 이런 질문의 답은 스스로의 모습을 바꾸고 **'재창조할 방법'**을 알려준다.

각자의 노년의 문화는 앞으로의 성장을 위한 배양액이다. 영양소가 풍부한 기본 원료를 준비하고, 변화에 맞게 대응하고 조절하는 과정을 거치면, 새로운 활동이라는 풍성한 결과물이 완성된다. 노년의 문화를 적절히 인식하고 형성하면 나이 듦을 피할 수 없는 숙명으로만 바라보았던 케케묵은 사고에서 벗어날 수 있다.

그렇게 되면 진정한 자유와 진실을 경험하고 마침내 '우리가 하고 싶은 말을 할 수 있게' 된다. 이 모든 노력 뒤에 숨겨진 나이 듦의 진정한 묘약은 바로 창조성이다. 창조성은 나이가 들면서 나타나는 신체 기능의 쇠퇴나, 더 나아가 인생의 9단계에 나타나는 인지 장애에도 영향받지 않고, 해가 갈수록 무르익고 부풀어 오를 것이다.

인생의 9단계에서의 성장

　노년과 관련된 대부분의 계획은 인지 장애나 신체 장애가 있어서 인생의 9단계로 분류되는 사람들을 배재한다. 9단계에도 성장은 충분히 가능하지만, 그러려면 다른 사람의 도움, 장애물에 부딪치더라도 포기하지 않겠다는 강력한 의지와 최선의 전략이 필요하다. 이때 정신적으로나 육체적으로 가장 심각한 상태에 이르렀을 때에라도 세상을 즐길 수 있는 능력은 유지되기 때문에, 예술 활동에 참여하는 것이 가장 유익한 방법으로 꼽힌다.

* * *

　나는 친한 친구 마리아나의 어머니, 실리아를 오래전부터 알고 지내면서 공경해왔다. 지난 15년간 그녀는 남편과 사별하고 뒤이어 파킨슨병이 진행되면서 힘든 시기를 보냈다. 올해로 85세인 그녀는 여러 가지로 힘든 상황에 처해 있다. 파킨슨병으로 몸의 움직임이 둔화되면서 쇼핑, 운동, 여행처럼 한때 좋아하던 일상적인 활동 대부분을 할 수 없게 되었거나 할 수 있더라도 피하려고 한다.

　또 파킨슨병으로 우울, 무관심, 가벼운 인지 장애 같은 증상이 동반됐다. 모든 면에서 느리고, 관심을 덜 두고, 심할 경우에는 거부했다. 마리아나가 알던 어머니의 모습은 건축가로 종횡무진 활약하고, 깊은 통찰력과 말주변으로 대화를 이끌었으며, 함께 쇼핑을 다닐 때는 약삭빠르고 빈틈이 없고, 세 명의 손주들에게 현명한 할머니 노릇을 톡톡히 하는 훌륭한 사람이었기 때문에, 어머니의 변해가는 모습을 지켜보기가 많이 힘들었다.

그렇더라도 마리아나는 어머니가 보이는 증세를 그대로 내버려두지 않았다. 어머니의 행동이 느려지고 있다는 사실을 자각하고 곧바로 어머니를 데리고 신경과 전문의를 찾아가서 종합 진단을 받았다. 처방에 따라 약을 복용하고 일주일에 세 번씩 물리치료를 받게 하고, 마사지 치료도 시작했다. 우울증과 관련해서는 정신과 전문의와 상담을 받고, 심리치료사를 집으로 불러서 어머니의 모국어인 포르투갈어로 치료사와 대화를 나눌 수 있게 했다. 그리고 그림, 음악, 요리, 컴퓨터 수업에 등록하고, 가족이 모이는 자리를 수시로 만들었다. 실리아는 보통 마리아나의 의견에 따르고 재미나 관심을 살짝 보이는 듯도 했지만, 그런 관심은 금세 식어버렸다. 그래서 마리아나가 정해 놓은 일정을 막무가내로 거부하거나 완전히 무관심한 태도로 일관할 때도 있었다.

실리아의 상태는 복잡하고 까다로웠다. 파킨슨병은 진행성 신경 질환으로, 뇌의 일부 세포들이 퇴보하면서 몸의 동작이 느려진다. 걸을 때 발을 질질 끌고, 얼굴 표정이 굳어져서 마치 가면을 쓴 듯하고, 몸이 떨리고, 간헐적으로 완전히 몸이 굳어버리는 현상이 나타난다. 약물을 복용해서 운동 기능을 일시적으로나마 회복시킬 수 있지만 환각이나 편집증 같은 부작용이 나타나기도 한다.

파킨슨병을 앓는 사람들 중에는 우울증이나 불면증이 함께 나타나는 경우가 많다. 실리아에게서도 이런 증상들이 분명히 확인됐지만 겉으로 드러나지 않으면서 은밀히 진행되는 증상이 더 많았다. 예를 들어, 쓰러질까봐 걱정하거나 심할 때는 공포감을 느끼고, 사람들이 모인 자리에서 당황스러워하며, 활동에 참여하려는 의욕이나 에너지가 없고, 사기와 자존감이 떨어지는 등의 증상이었다. 마리아나는 어머니를 위해 최선을 다했지만, 그 싸움은 결코 쉽지 않았다.

그러던 어느 날 마리아나는 놀라운 장면을 목격한다. 시내 외곽에 있는 리조트 호텔에서 친척 결혼식이 열렸는데, 실리아도 결혼식 하객으로 마지못해 참석하게 됐다. 결혼식이 끝나고 나서 모두들 수영장 주변에 앉아서 카리브해풍의 활기찬 춤곡인 메렝게 연주를 감상하고 있을 때였다. 갑자기 실리아가 자리에서 벌떡 일어서더니 야외 베란다로 성큼 걸어 나가서 음악 리듬에 맞춰서 몸을 흔들었다. 춤을 추고 있었던 것이다! 거의 무의식중인 행동이었지만 마리아나는 그 사건을 중요하게 받아들이고, 마이애미로 돌아오자마자 새로운 계획을 세웠다.

마리아나가 알고 지내는 사람 중에 노인들을 대상으로 줌바 수업을 하는 디오시리스라는 댄스 강사가 있었다. 그녀에게 실리아의 아파트로 와서 개인 레슨을 해달라고 간곡히 부탁한 것이다. 디오시리스는 그런 부탁을 익히 들어왔기 때문에 기꺼이 돕겠다고 했다.

디오시리스도 처음에는 "못 해요", "그런 건 젊은 사람이나 하는 거지"라면서 노인들을 대상으로 한 줌바 수업을 거부했었다. 그러다 나중에 춤에 푹 빠져드는 노인들을 많이 접하면서 생각이 완전히 달라졌다. 디오시리스는 그 분야의 전문가로, 지금은 춤과 음악을 결합해서 노인들의 활동력, 체력, 균형감을 증진시키고 자신감을 불어넣는 특별 수업을 진행하고 있다. 그 수업에서는 일어서거나 앉을 수 없는 사람, 지팡이나 휠체어의 도움이 필요한 사람 할 것 없이 누구든 줌바를 배울 수 있다. 디오시리스는 심지어 시각 장애가 있어서 앞에서 하는 동작을 전혀 볼 수는 없는 사람들에게도 줌바를 가르친다. 그런 시각 장애를 가지고 있는 사람들은 남들처럼 줌바를 배울 수는 없지만 일어서거나 바닥에 앉아서 음악의 박자를 듣고 느끼며 몸을 움직인다.

행복한 표정으로 웃으며 비즈나 작은 방울이 달린 치마를 걸치고 살사, 메렝게, 쿰비아, 레게톤 음악에 맞춰 춤을 추는 강사들이 진행하는 이 수업에는 전염성이 있다. 디오시리스가 이 수업을 이끄는 건 그녀의 개인적인 열정에서다. 그녀가 콜롬비아 바랑키야에서 마이애미로 이민을 온 직후에 춤의 효과를 직접 체험했기 때문이다. 당시 그녀는 첫째 아이를 낳고 몸이 불어난 데다가 미국 생활에 적응하지 못해서 우울증을 겪었지만, 줌바를 통해 새로운 삶을 얻었다. 콜롬비아에서 춤꾼으로 활동하던 경력을 되살려 더 건강하고 행복해질 수 있었던 것이다.

실리아는 처음 줌바 수업에 참여할 때는 내키지 않아 했지만, 수업을 들을 때나 들고 나서 컨디션이 나아지는 것을 느꼈다. 수업을 들은 뒤로 몇 시간 동안은 운동 신경이 한결 좋아졌으며, 대화에 더 적극적으로 참여했다. 실리아는 보통 하루에 한 가지를 하는 것도 힘들어 했지만, 줌바를 시작한 뒤로는 평균 두 가지 활동을 소화할 수 있게 됐다.

　다소 제한적일지 모르지만, 이런 사례를 통해 인생의 9단계에 직면해 인지적·정신적인 한계에 부딪친 사람들에게 필요한 핵심적인 요소 세 가지를 확인할 수 있다. 첫째로 이런 창조적인 나이 듦을 실현하려면 다른 사람의 창조적 능력이나 도움이 필요하다. 둘째, 그 과정에서 시행착오를 많이 겪게 된다. 셋째, 신체적으로나 정신적으로 심각한 장애가 있더라도 접근할 수 있는 방법은 항상 있다. 음악과 춤, 시각 예술은 그중에서도 특히 효과가 큰 편이다. 작가 다이앤 애커먼이 남겼던 이런 지혜롭고 시적인 말이 떠오른다.

　"종에 금이 가면 소리가 그전만큼 깨끗하지 못할지 모르지만, 그렇더라도 예전과 다름없는 감미로운 소리를 낼 수 있다."[108]

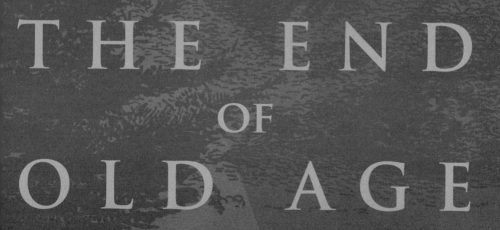

제4부

건강한 노년을 설계하는 실천 계획표

THE END
OF
OLD AGE

내가 하고 싶은 말을 할 수 있는 단계에 이르기 위해
그토록 긴 시간이 필요했다.[109]

—앙리 마티스Henri Matisse

7장

나이 듦을 재규정하기

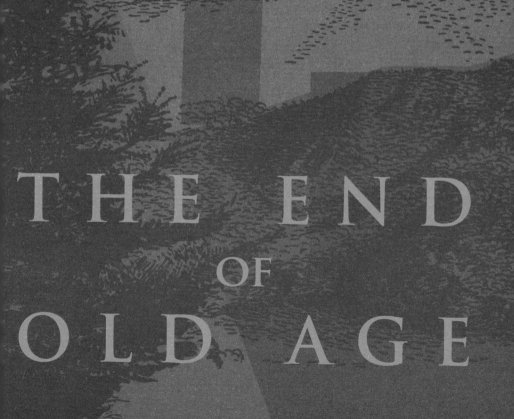

THE END

OF

OLD AGE

장수하는 사람들에게 삶의 비법이 무엇이냐고 물어보면 아주 다양하고 개인적인 답변을 들을 수 있다. 그 방법들 중에는 우리가 각자 삶에 적용해봄직한 것도 있지만, 상식에 어긋난 기이해 보이는 방법들도 있다.

어찌되었든 각자에게 의미 있는 길을 결정하는 건 자기 자신이며, 그런 결정은 나이가 들었기 때문에 생기는 지혜, 목적, 창조성을 토대로 나온다는 사실만큼은 확실하다. 다른 그 누구도 우리를 대신해서 결정해줄 수 없다.

우리가 앞으로 함께 만들어볼 '실천 계획표'는 노년에 발현되는 장점을 최대한 잘 활용하는 데 도움을 줄 것이다. 다시금 생각해보면 우리의 궁극적인 목표는 그저 오래 살기만 하는 것이 아니라 더 나은 삶,

더 의미 있는 삶을 사는 것이다. 때문에 이 실천 계획표는 모든 나이 들어가는 사람에게 적용될 수 있지만 자신이 처한 상황과, 또는 돕고자 하는 사람의 상황에 맞게 조정해야 더욱 효과를 발휘할 수 있다.

별다른 문제가 없는 경우

자신이 일반적으로 건강하고 행복한 사람이라 생각한다면, 이와 같은 실천 계획이 성과와 능력을 보다 더욱 뚜렷하게 만들 수 있을 것이다. 또한 잠재적인 어려움에 대비하게끔 하고, 더 새롭고 창조적인 시도에 나설 동기를 불러일으켜줄 것이다.

꽉 막힌 기분이 드는 경우

육체적·정신적 문제로 고통을 받거나 기력이 쇠했거나 노인 갱년기에 갇힌 기분일 때, 이런 실천 계획은 목표를 향해 나아갈 지침이 된다. 하지만 늘 혼자서 변화를 결정할 수 있는 것은 아니며, 가족, 친구, 전문가의 도움을 받아야 한다는 점을 명심해야 한다. 다른 사람들에게 의존하는 것은 현실적일 뿐 아니라, 더 건전한 방안이다. 타인과 관계를 맺고 서로 도움을 주고받을 기회가 생기기 때문이다. 이 책에서 제안하는 방법들은 비슷한 문제를 겪은 적 있는 사람들을 관찰하면서 얻은 회복탄력성과 창조성에 관한 교훈을 토대로 한다.

도움이 필요한 경우

9단계에 있는 사람들의 경우, 이런 실천 계획은 간병인 등의 보호자, 가족, 친구, 의료진들이 그 사람의 노년의 문화를 이해하고 받아들일 수 있게 한다. 또 즐겁고 의미 있는 활동에 더 많이 참여시킬 실질적인 전략을 세울 수 있게 한다. 궁극적으로 이런 과정은 노년의 가치, 품위, 존엄을 드러낸다.

실천 계획표를 만드는 것은 비교적 간단해서, 그저 몇 시간만 짬을 낼 수 있으면 충분하다. 그리고 이 책 외에 종이 몇 장과 연필 혹은 볼펜만 있으면 된다. 다른 무엇보다 필요한 것은 열린 마음, 자신의 삶을 돌아보려는 적극적인 의지이다. 그리고 옆에서 의견을 제시해줄 믿을 만한 사람이 몇 명 있으면 좋다. 실천 계획표는 기본적으로 5단계로 구성하여 만들어볼 수 있다.

1. 비축분

나의 비축분은 무엇인지 찾아본다. 이 단계는 내가 어떤 지혜를 가지고 있는지 평가하는 데 도움이 될 것이다.

2. 회복탄력성

나의 회복탄력성을 평가한다. 이 단계는 삶의 목적을 드러낼 것이다.

3. 재창조

재탄생과 재창조에 대해 생각해본다. 이 단계는 변화를 가로막는 잠재적인 방해 요인을 가려내고, 나의 노년의 문화가 무엇인지 밝히고, 창조성의 불을 지필 것이다.

4. 유산

자신의 유산이 무엇인지를 생각해본다. 다른 사람들과 미래를 위해 무엇을 남기고 싶은가? 이 질문에 대답하는 과정에 중요한 결정이나 창조적인 아이디어가 떠오를 수도 있다.

5. 축하

나이 듦을 축하하는 의식이나 행사를 계획한다. 삶의 주요한 변화 단계를 기리는 의식이나 행사가 있지만, 나이 듦을 기리는 의식은 없다. 나이 듦을 긍정적인 측면에서 다시 고려했으니, 이제는 나이 듦을 축하할 새로운 방식을 찾을 필요가 있다.

여기까지 읽어오면서 독자들의 나이 듦을 바라보는 시선에 이미 변화가 생겼기를 바란다. 그리고 이 실천 계획표를 통해 나이 드는 과정을 가치 있게 여기고, 스트레스를 더 잘 이겨내고, 창조적으로 변화해 나갈 방법을 더 잘 찾아서 바람직한 노년을 보내는 데 도움이 되었으면 한다.

우리는 오래 사는 것뿐 아니라 더 나은 삶을 만들기 위해 시도하고 또 시도한다. 나는 이런 과정을 '다시 나이 드는re-aging' 과정이라고 부른다. '다시'라는 접두어가 붙을 만한 요인이 아주 많기 때문이다. 기본적으로 지금 우리에게는 나이 듦의 과정을 수정하고 바꾸어서 최선의 경험과 결과를 성취할 기회가 아주 많이 남았다.

마이애미 내각을 꾸려서 시험해보다

나는 지금껏 이와 같은 실천 계획표를 만들기 위해 환자, 간병인, 그리고 공식적으로나 비공식적으로 이해관계가 있는 모든 집단을 대상으로 상담치료, 논의, 강연을 진행해왔다. 그러다가 이 책을 집필하기로 계획을 세우면서 새로운 시도에 나섰다. 노인들로 구성된 실험 집단을 결성한 다음 '마이애미 내각'이라는 이름을 붙이고, 그 집단을 대상으로 전면적인 실험을 진행하기로 한 것이다.

그런데 사실 이들을 결집한 사람은 마이애미 북부의 해안가 작은 마을의 부副면장인 내 친구 주디였다. 내가 주디에게 부탁했던 조건은 간단했다. 나이가 70대, 80대, 90대인 사람들 중에서 나이 듦에 관해 이야기 나누는 데 관심이 있는 다양한 부류의 사람들을 모아달라는 것이었다. 그리하여 어느 화창한 오후에, 주디의 집 식탁에 샌드위치, 피클, 탄산수, 유대인들의 전통 쿠키 루겔라흐와 블랙앤화이트 쿠키를 잔뜩 차려 놓고, 주디가 불러 모은 사람들이 동그랗게 둘러앉아 대화를 나눌 채비를 했다.

이 '마이애미 내각'의 구성원들 모두가 적극적이고 생동감이 넘쳤다. 시작하는 순간부터 끝날 때까지 인생담, 이야기, 일화, 농담, 격언이 쉴 새 없이 오갔다. 나는 이 모임을 준비하면서 아마 주로 내가 앞에 나서서 그동안의 연구와 진료 활동 경험과 지식을 사람들에게 이야기해 주어야 할 것이라고 예상했다. 하지만 대화가 시작되자 그곳에 모인 사람들이 앞다투어 의미 있는 이야기를 꺼내는 바람에 나는 입을 열 틈도 없었다. 그야말로 신선한 충격이었다. 마치 그들이 이 책에서 말하고자 했던 바 그대로, 나이 듦의 힘을 생생히 보여주고 있는 듯했다.

나는 한결 겸손해졌고, 마음 깊이 감동을 받았다. 노년의 삶을 혹평하거나 노년의 힘을 믿지 않는 사람들을 모두 불러 이 자리에 앉혀놓고, 노인들이 가족과 더 큰 공동체에 얼마나 가치 있는 존재인지를 느끼게 해주고 싶을 정도였다. 나는 이들의 이야기와 지혜를 통해서 실천 계획의 각 단계를 상세히 확인할 수 있다.

셸리: 남편을 여읜 80세 여성이다. 앞에서 회복탄력성에 관해 논할 때 그녀의 이야기를 일부 소개했었다.

켄: 혼자 사는 78세 남성으로, 시설 관리인으로 일한다.

데이비드: 87세의 해군 참전 용사다. 여러 직업을 거쳐 현재는 작가이자 극작가로 활동하고 있다.

피터: 제2차 세계대전 참전 용사이며, 부동산 중개업자로 일하다가 퇴직했다.

알프레드: 역시 제2차 세계대전 참전 용사이며, 뉴욕에서 전기 기술자로 일했다.

시델: 브루클린 출신의 89세 여성으로 남편 알프레드와 68년 동안 부부로 지냈다.

이 사람 외에, 그날 주디 집에서 열렸던 모임에는 참석하지는 못했지만 이 실천 계획을 만드는 데 기여했던 사람들이 더 있다.

짐: 위스콘신 출신의 이혼한 75세 남성, 운전기사로 일하고 있다.

노마: 남편을 여읜 90세 여성, 서인도제도 바베이도스 출신이다.

1단계: 비축분

(내가 지금까지 쌓아온 것은?)

실천 계획표를 만드는 첫 번째 단계는, 지혜로운 사람들의 다섯 가지 유형과 역할(학자, 현자, 관리자, 창조자, 예지자)을 바탕으로 우리가 살아가는 동안 어떤 것들을 비축해왔는지 찾아보는 것이다.

이와 관련한 자세한 내용은 2장 끝에 '지혜의 왕관'이라는 제목의

나의 지혜 차트	
유형	당신이 가지고 있는 지혜는? 당신의 역할은? 당신이 쌓아온 비축분은?
[학자] 나의 핵심 지식·경험·능력, 주요 관심사	
[현자] 나의 의사결정에 큰 영향을 미치는 주요 가치(예: 중요한 믿음, 윤리의식) 또는 성격	
[관리자] 사회와 공동체에 대한 관심과 참여 활동	
[창조자] 창조적인 활동·역할·관심	
[예지자] 영적·종교적·철학적 관심과 견해, 목표 와 좌우명	

표에 정리되어 있다. 이 설명을 다시 한 번 살펴보고, 종이 한 장을 준비한다. 그리고 옆에 있는 것과 같은 '나의 지혜 차트'를 작성해보며 각자 살아오는 동안 내 인생에 어떤 지혜들이 비축되었는지 찾아보자.

인생의 이력서를 쓴다는 마음으로, 지금껏 해왔던 모든 일과 지금 할 수 있는 일들을 생각해서 적는다. 자랑할 기회라고 생각하고, 아주 하찮은 것이라도 좋으니 생각나는 내용을 모두 나열해보자. 자신을 잘 아는 사람에게 읽어보고 빠진 부분이 없는지 이야기해달라고 부탁해도 좋다. 만약 내 것이 아닌, 다른 누군가의 것을 대신 적는 경우라면, 그 사람이 평생 동안 쌓아온 경험과 활동을 꼼꼼히 기록하고자 노력해야 한다.

이 활동은 기본적으로 '나는 어떤 사람이었는가?'와 '나는 현재 어떤 사람인가?'라는 질문에 대한 답이 되기 때문에, 3단계에 각자의 노년의 문화를 밝히는 과정에도 도움이 될 것이다.

· · ·

마이애미 내각 구성원들과의 모임에서, 데이비드는 87년 동안 살아오면서 아주 많은 경험을 했기 때문인지 조금이라도 더 알려주고 싶은 마음에 열성적으로 대화에 참여했다. 그의 인생 스토리는 놀라웠다. 그는 미시간호 동부 연안에 있는 몬테규의 작은 마을에서 자랐다. 그의 집안은 미시간에 최초로 정착한 이민자들 중 하나로, 4대 위 조상은 독립전쟁에 나가 싸운 병사였다.

데이비드는 자기가 살아온 삶을 간략히 정리하면서 대화의 문을 열었다. "저는 근 90년을 살아오면서 하고 싶은 일을 다 해봤기 때문에 후회는 없습니다. 젊었을 때 세계 여러 곳을 돌아다니며 살고, 낭만적인 사랑을 하고, 인생 이야기를 책으로 내고 싶다는 꿈을 꿨는데, 그 모두를 이루었습지요. 저는 제가 원하는 방식으로 세상을 살았습니다. 그러니 언제 떠나도 여한이 없습니다." 그는 표에 여러 경력과 능력을 적어 넣었다.

데이비드는 훤칠한 키에 흠잡을 데 없이 훌륭한 옷차림을 하고서, 멋지고 당당한 스타일로 분위기를 압도했다. 그에게서는 자신감과 긍지가 물씬 풍겼다. 그는 과거의 삶이나 현재 관심 갖는 분야, 지금까지 거둔 성과를 거침없이 이야기했다.

이야기를 듣다 보니, 그가 87세나 되었다는 사실이 믿기지 않았다. 그는 평생 혼자일 새 없이 늘 곁에 연인이 있었지만, 자식을 원했던 적은 한 번도 없다. 현재 사귀는 사람은 32세의 축구 선수이다. 데이비드의 친구 하나가 "그 사람은 정말로 너한테 푹 빠졌거나, 그게 아니라면 최고의 연기자임이 분명하다"라고 말했는데, 이에 데이비드는 "무슨 상관이야!"라고 응수했다고 한다.

데이비드가 갖춘 능력과 생활 방식은 나이를 초월한 것이다. 내가 볼 때 그는 인지적인 기능이 거의 저하되지 않은 슈퍼에이저에 해당하는 사람이다. 87세인 지금에도 70세 때와 다름없이 활발히 활동하고

데이비드가 작성한 지혜 차트	
유형	당신이 가지고 있는 지혜는? 당신의 역할은? 당신이 쌓아온 비축분은?
[학자] 나의 핵심 지식·경험·능력, 주요 관심사	여섯 가지 직업을 거쳤다. ① 정원사 ② 해군 장교(1952~1953년에 북태평양 마셜 제도에 있는 비키니 환초에서 수소폭탄 실험을 목격함) ③ 광고회사 간부 ④ 발레 댄서, 그리고 조프리 발레단 운영자 ⑤화장품 회사 레브론과 로레알의 광고기획 총괄 ⑥ 작가, 극작가
[현자] 나의 의사결정에 큰 영향을 미치는 주요 가치(예: 중요한 믿음, 윤리의식) 또는 성격	연극을 무대에 올리려면 끊임없이 협상하고 조율하는 과정이 필요하다. 나는 내 창조적인 시각과 판단력을 믿으며, 내가 선호하는 것을 남들에게 알리는 데 두려움이 없다.
[관리자] 사회와 공동체에 대한 관심과 참여 활동	책과 극본을 집필하면서 다른 사람들에게 내 관점과 견해를 알리고 가르칠 기회가 생겼다.
[창조자] 창조적인 활동·역할·관심	현재 책과 희곡을 쓰고 있으며, 그중 한 편은 런던의 무대에서 최근에 초연됐다. 나는 『100가지를 하면서 70대 맞기』를 포함해서 30권 이상의 책을 집필했다.
[예지자] 영적·종교적·철학적 관심과 견해, 목표와 좌우명	내 세계관은 그 자체로 종교적이지는 않지만, 밝고 수용적인 태도를 바탕으로 한다. 내 삶의 관점을 이렇게 요약할 수 있겠다. '일어날 것으로 기대했던 모든 것이 일어나지 않았고, 아무도 기대하지 않았던 끔찍한 일들이 많이 일어났다. 그리고 노력을 게을리하지 않는 한, 실패와 성공에는 차이가 없다고 생각한다.'

있다. 데이비드는 엄청난 에너지와 열정으로 경험과 창조성을 계속해서 증진시키고, 자신의 모습을 지속적으로 재발명하고 있다.

• • •

시델은 데이비드와 나이도 비슷하고 마찬가지로 에너지가 넘치지만, 그녀의 역할은 주로 가족 관계를 중심으로 한다는 점에서 차이가 있었다. 시델은 68년 동안 남편 간병을 포함해서 집안의 모든 대소사를 관리해왔기 때문에 집안의 안주인이라는 표현으로 자신을 소개한다.

시델의 남편인 알프레드는 처음에는 지혜 차트를 선뜻 적지 못하고 머뭇거렸다. 그래서 시델이 옆에서 나서서 대신 작성해주려고 했다. 시델이 도와주고 싶어서 거들었지만 알프레드는 부인의 의견에 좌지우지하지는 않았다. 그도 그 나름대로 자기 인생에서 헌신적이고 이타적인 모습을 보였던 여러 주요 경험에 대해 할 말이 있었다.

그는 젊은 시절 해군 소위로 제2차 세계대전에 참전해서 해군 쿨바호의 구축 호위함에 승선했다. 1944년에 일본의 자살 특공대원인 가미가제 조종사가 미국 해군 스와니호의 항공기 호위대와 충돌했을 때, 그는 부상당하거나 화상을 입은 채로 항공기에서 뛰어내린 해군 91명을 구조했던 경험이 있다. 또 전쟁 말기에 있었던 일본 이오지마 전투에서 수리바치산에 미국 국기가 꽂히던 상징적인 순간을 목격하기도

시델이 작성한 지혜 차트	
유형	당신이 가지고 있는 지혜는? 당신의 역할은? 당신이 쌓아온 비축분은?
〔학자〕 나의 핵심 지식·경험·능력, 주요 관심사	나의 현재 역할은 59세에서 67세 사이인 다섯 남매와 손주 12명, 곧 태어날 2명을 포함한 증손주 9명을 둔 집안을 이끄는 안주인이다. 나는 댄스 교실에서 시간당 12.5센트를 받고 일했던 첫 직업을 시작으로 평생 일을 하며 지내왔다는 사실을 자랑스럽게 여긴다.
〔현자〕 나의 의사결정에 큰 영향을 미치는 주요 가치(예: 중요한 믿음, 윤리의식) 또는 성격	나는 남편 알프레드의 곁을 늘 지키고 보살피는 헌신적인 부인이자 보호자다. 그가 암으로 두 차례 투병하는 동안 옆에서 돌봤다. 나는 가족들을 정신적으로 이끄는 역할을 해왔던 것 같다. 나는 아이들과 대화를 통해 늘 내 생각과 느낌을 나누는데, 그것이 내가 아이들에게 남긴 유산이라고 본다. 오래전부터 청소년 체육 프로그램을 운영하면서, 학생들을 운동과 팀스포츠에 참여시키기 위해 노력해왔다.
〔관리자〕 사회와 공동체에 대한 관심과 참여 활동	나는 늘 변함없이 내 자리를 지키며 도움이 필요한 사람들에게 바로 손길을 내밀기 때문에, 일상의 삶에서 관리자 역할을 하고 있다고 생각한다. 나는 투표소에서 자원봉사자로 일했으며, 이동 주택들이 몰려 있는 지역에서 무보수로 회계 업무를 봐주었다.
〔창조자〕 창조적인 활동·역할·관심	나는 남편, 자식, 손주들이 고민하는 문제들에 해결 방안을 제시해야 할 때가 많다.
〔예지자〕 영적·종교적·철학적 관심과 견해, 목표와 좌우명	나는 유대인이며 가끔씩 예배를 드리러 가고, 유대 명절을 보낸다. 내 인생의 좌우명 두 가지는, '나는 웃는 얼굴로 잠에서 깬다', 그리고 '나는 아주 바쁘게 지낸다'이다.

했다. 그 뒤로는 전기 기사로 일을 했는데, 자유의 여신상 전기 시스템을 수리했던 경험을 가장 자랑스러운 순간으로 꼽았다. 또 알프레드는 대가족의 가장으로서 꾸준함과 자기만족의 가치를 가족들에게 끊임없이 알리는 현자이기도 했다.

"저는 나이 먹는 것에 대해서는 생각을 안 합니다. 그저 하루하루를 즐긴다면, 나이는 문제 될 게 없어요."

· · ·

노마는 90세이며 바베이도스 섬에서 자랐다. 선장이었던 노마의 아버지는 노마가 만 한 살이었던 1925년에 돛대가 달린 스쿠너선을 타고 바다에 나갔다가 폭풍우에 휩쓸려 실종되고 말았다. 노마는 젊을 때 아마추어 댄서이자 배우로 활동했다. 결혼한 지는 53년이 되었으며, 자식이 셋이고 그 밑으로 손주가 다섯인데, 그중 한 손주는 유명 전문 댄서이자 배우이다.

그녀는 1989년 허리케인 휴고가 상륙했을 때 폭풍 해일이 1미터 가까이나 일고 거센 비바람이 몰아쳐서 집 지붕이 날아가는 재해를 겪은 적이 있다. 그 위험 속에서 몇 시간 동안 가족들과 모여서 벌벌 떨었지만 다행히 무사히 넘긴 기억이 있다. 그리고 1999년에는 외아들을 잃었고, 2003년에는 남편을 잃었다. 그녀는 현재 관절염이 심해서 잘

걷지 못하고, 대상포진 후 신경통으로 얼굴에 통증이 있다. 청력과 기억력이 손상되었으며, 무기력하고, 신장에 결석이 가득 차 있어, 인생의 9단계에 처해 있다고 보아도 좋은 상태였다.

그녀는 이제 혼자 힘으로는 살아갈 능력이 없어진 데 대해 슬퍼했다. 딸 마거릿은 "어머니는 위험한 비탈길을 걷고 있는 것과 마찬가지다"라고 말한다. 마거릿은 어머니를 돌보기 위해 마이애미에 있는 어머니 집으로 들어와 함께 살고 있다. 이러한 상황에도 불구하고 노마는 건전한 예비 능력을 보전하고 있었다(자세한 내용은 다음 페이지의 차트를 통해 확인할 수 있다).

지난 연말 연휴에 노마가 향기 좋고 먹음직스런 바베이도스 블랙 케이크를 들고 찾아왔을 때 나는 그녀의 지혜를 직접 보고 느낄 수 있었다. 술을 넣어 만드는 이 디저트 케이크는 영국에서 크리스마스에 주로 먹는 케이크로, 건포도를 넣어 만든 푸딩의 카리브해식 버전이다. 이 케이크를 굽기 세 달 전에 노마는 미리 건포도, 푸룬, 커런트, 시트론을 섞어서 갈아 두었다. 그리고 그것을 증류 와인, 마운트 게이 럼, 팔러넘falernum이라는 알코올이 함유된 시럽을 재어 두었다. 이후 케이크를 오븐에 구운 다음, 바베이도스 럼주에 다시 한 번 적시고, 으깬 아몬드를 겉에 한 겹 바른다. 그녀의 딸 마거릿은 많은 달걀을 한꺼번에 섞고, 밀가루를 체로 거르고, 절인 과일을 황설탕·버터·잘게 다진 체리·아몬드·레몬·바닐라 추출액과 부드럽게 섞는 방법을 케이크의 대가인 어머니에게서 배웠다.

노마의 지혜 차트 (딸 마거릿이 대신 작성함)	
유형	당신이 가지고 있는 지혜는? 당신의 역할은? 당신이 쌓아온 비축분은?
〔학자〕 나의 핵심 지식·경험·능력, 주요 관심사	어머니는 탭댄서이자 배우였다. 그녀는 강력한 허리케인을 무사히 넘긴 경험이 있으며, 아들과 남편을 먼저 떠나보낸 아픔을 겪었다. 또 어머니는 보드게임과 컴퓨터 단어 맞추기 게임을 즐겨 한다. 그녀는 유머 감각이 뛰어나며, 바베이도스 블랙 케이크 만드는 솜씨가 일품이다.
〔현자〕 나의 의사결정에 큰 영향을 미치는 주요 가치(예: 중요한 믿음, 윤리의식) 또는 성격	어머니는 집안의 안주인이며, 자식들과 손주들은 지금도 그녀에게 의견과 조언을 구한다.
〔관리자〕 사회와 공동체에 대한 관심과 참여 활동	어머니는 감리교회 신자이다. 그녀는 성격이 좋아서 사람들이 잘 따른다. 교회에서 누군가 문제가 있거나 어딘가가 안 좋아 보이면 그녀는 곧바로 그 사람에게 다가가서 "오늘 뭔가 불편한 기색인데, 무슨 일 있어요?"라고 말을 건다.
〔창조자〕 창조적인 활동·역할·관심	어머니는 영시 작문에 탁월한 재능을 가지고 있다. 교회 목사는 그녀에게 신입 회원과 신혼 부부 등을 위해 시를 지어달라고 부탁하곤 한다.
〔예지자〕 영적·종교적·철학적 관심과 견해, 목표와 좌우명	어머니는 신앙심이 깊다. 평소에 항상 기도를 하고, 날마다 명상을 하고, 성경을 많이 읽는다.

노마는 우리 직원들과 나에게 훌륭한 요리 솜씨를 선보일 수 있어서 기뻐했다. 그녀는 얼굴 가득 미소를 품고, 다들 아주 맛있게 먹었다

는 말에 활기차게 웃었다. 세월이 흐를수록 케이크를 준비하고 만드는 일의 더 많은 부분을 마거릿이 담당하게 되었지만, 케이크를 굽는 과정에서 얻는 큰 자부심과 즐거움은 거의 대부분이 노마의 몫이다.

데이비드, 시델, 노마의 지혜 차트를 통해 보았듯이, 일단 삶에서 어떤 성과를 올렸고 어떤 부분에 관심이 있었는지를 돌아보면 그리 어렵지 않게 다양한 형태로 발현되는 지혜를 찾아 적을 수 있을 것이다. 이런 차트를 작성해보면 늦은 나이임에도 아직까지 가능한 일들이 무엇인지를 확인하면서 자부심을 갖게 된다. 이 차트는 실행 계획 3단계에서 다시 활용할 예정이다.

2단계: 회복탄력성
(나에게 닥친 시련과 대응은?)

두 번째로는, 회복탄력성을 평가하려 한다. 이번 단계의 활동 목표는 지금껏 경험했던 주요한 연령점을 돌아보면서 나에게 회복탄력성이 있었던 시기를 찾아내고 이를 확대해보는 것이다. 그렇게 되면 나의 주요한 버팀목, 적응력, 핵심 자원이 무엇인지가 드러날 것이다.

이 과정은 삶에서 나이와 관련된 목적을 집중 조명한다. 이 표를 작성하는 시점이 연령점에 직면한 상황일 수도 있지만 그렇지 않을 가능성도 크기 때문에, 최근에 있었던 가장 힘들었던 상황을 기준으로 작

연령점 표

사건:

보류:

계산:

해결:

성하는 것으로 충분하다. 지금 육체적·정신적으로 괴로운 상황에 직면해 있다면, 이 연령점 표를 한꺼번에 작성할 필요는 없다. 나의 상황에 맞추어 한 단계씩 정리해가는 것도 가능하다. 다음의 주디의 사례를 읽으며 참고해보길 바란다. 그렇다면 이제 각자 연령점의 경험을 떠올리며 옆에 있는 표를 채워 넣어보자.

• • •

마이애미 내각을 조직했던 내 친구 주디는 몇 년 전에 심각한 연령점에 맞닥뜨려 극심한 고통을 겪던 와중에 나를 찾아왔다.

내가 처음 주디를 알게 된 건, 그녀가 자기 남편을 내 사무실로 보내서 진단을 받게 하면서였다. 그녀의 남편은 수년 전부터 알츠하이머병을 앓고 있어서, 누군가가 24시간 옆에 붙어 돌보면서 옷 입히고, 밥 먹이고, 불안과 흥분을 가라앉혀 주어야 했다. 그때까지만 해도 그는 비교적 평온하고 안정적이어서 복용하는 약물을 약간만 조절하는 것으로 충분했으며, 그 이듬해까지는 큰 무리 없이 지나가는 듯했다.

그러던 중 어느 일요일 저녁에 주디가 떨리는 목소리로, 울면서 내게 전화를 했다. 그녀는 극심한 공포와 우울에 빠진 상태였다. 정기적으로 받는 피검사에서 간효소 수치가 높게 나왔다는 검사 결과를 듣고 자기에게 심각한 병이 생긴 것이 분명하다고 생각했던 것이다. 심리 상태가 급격히 안 좋아지면서부터 주디는 자리에 누워 이불을 푹 뒤집어쓰고 지냈다. 아직 정확한 진단이 나오지 않았으며 심각한 병에 걸 렸다는 분명한 징후가 있었던 것도 아니지만, 보살핌이 필요한 남편과 아들을 남겨 두고 자기가 먼저 죽을 수도 있다는 생각만으로도 이미 그녀는 동요하기 시작했다.

그녀는 "한 발은 무덤에, 다른 한 발은 바나나 껍질 위에 둔 기분"이 라고 말했다. 연령점에 상당히 가파르게 추락한 편으로, 남편을 평생 돌봐야 한다는 부담, 기력 소진, 부인이자 엄마로서 맡겨진 책임 간에 균형을 잡아야 한다는 걱정에서 초래된 것이 분명했다. 그녀가 연령점 에 처음 직면했을 상황을 표로 나타내면 아래와 같다.

나는 주디의 전화를 받고 깜짝 놀랐다. 주디는 내가 지금껏 만났던 환자 보호자들 중에 가장 밝고, 침착하고, 체계적인 사람이었기 때문

주디의 연령점 표: 사건과 보류
사건: 정기 피검사에서 간효소 수치가 높게 나와서 심각한 간 질환으로 진단받을 가 능성이 생겼다.
보류: 검사 결과로 불치병 진단을 받을 수 있다는 사실에 충격과 걱정에 빠졌다. 엄청 난 불안과 공포 속에 눈물을 쏟고 절망감을 느꼈으며, 에너지, 흥미, 식욕이 사라졌다. 방 침대에 누워서 이불을 푹 뒤집어쓰고 꼼짝도 하지 않았다.
계산:
해결:

이다. 피검사 소식을 듣고 나는 전혀 놀라지 않았으며 그 시점에서 심각한 질환이나 불치병의 징후는 전혀 보이지 않았다. 그렇지만 그런 사실이 중요한 것은 아니었다.

남편과 아들을 부양하려면 자신의 건강이 밑바탕이 되어야 하는 상황에서, 피검사의 이상 소견은 주디에게 존재의 위협으로 다가왔다. 나는 자세한 상황을 파악하기 위해 즉시 그녀를 만나서 이야기를 듣고 위안과 조언을 건넸다. 또, 감정이 워낙 극도로 침체된 상태였기 때문에 단기간 작용하는 신경안정제를 처방했다. 약을 먹으면 최소한 집 밖으로 나설 수 있을 테니 일상적인 일을 재개할 수 있을 것이다. 하지만 앞으로 시간을 두고서 지속성 있는 항우울제를 복용하고 지속적인 상담 치료를 병행해 나가야 할 터였다. 주디가 어느 정도 안정이 된 뒤에는 '계산' 단계를 시작할 수 있었다.

남편을 돌보는 일로 주디의 자존감과 자신감이 이미 약화된 상태였기 때문에, 건강에 이상이 있을지도 모른다는 그리 심각하지 않은 소식이 그녀에게는 사형 선고처럼 들렸던 것이다. 모든 두려움이 무대의 중앙을 차지하고 그녀를 완전히 제압했다. 그녀는 인생에서 처음으로 자신도 언젠가는 죽게 되고 다른 사람들의 도움을 받아야 할 것이라는, 받아들이기 힘든 생각을 해보게 됐다. 다행히 그녀는 내 진료실에 직접 찾아와 회복 절차를 밟아 나갔다. 약과 상담 치료가 효과가 있었지만, 주디가 안정을 되찾고 평소 상태로 완전히 되돌아온 건 피검사 결과가 나와서 병이 없다는 사실이 증명된 후의 일이었다. 해결책은 단

사건: 정기 피검사에서 간효소 수치가 높게 나와서 심각한 간 질환으로 진단받을 가능성이 생겼다.

보류: 검사 결과로 불치병 진단을 받을 수 있다는 사실에 충격과 걱정에 빠졌다. 엄청난 불안과 공포 속에 눈물을 쏟고 절망감을 느꼈으며, 에너지, 흥미, 식욕이 사라졌다. 방 침대에 누워서 이불을 폭 뒤집어쓰고 꼼짝도 하지 않았다.

계산: 내 몸에 이상이 생기거나 세상을 뜬다면 누가 나 대신 남편을 돌볼 것인가? 아들에게도 여전히 내 손길과 관심이 필요하며, 내가 죽으면 아들은 고아와 다름없는 처지가 될 것이다. 나는 늘 침착하고 자립적인 사람이었지만, 지금은 제대로 통제가 되지 않는 기분이다. 내 스스로를 젊고 능력 있는 사람으로 여겨왔는데, 이제는 늙고 약해진 기분이다.

해결:

순히 기본으로 돌아가는 것이 아니었다. 그녀는 자신과 삶에 관한 여러 가지 깊은 교훈을 얻어서, 앞으로 위기가 닥쳤을 때 버틸 힘을 미리 키워둘 수 있었다.

주디는 이 연령점 이후 완전히 다른 사람이 됐다. 남편을 보살피는 보호자, 성인이 된 아들의 조언자, 지역사회의 헌신적인 정치인으로 삶의 목적을 명확히 했다. 그녀는 새롭게 충전한 에너지와 더 깊은 열정으로 이 세 가지 역할을 충실히 해나갔다. 그 외에도 우리 병원에서 간병하느라 지친 사람들의 큰언니로서의 역할과 비공식적으로 나를 대표하는 역할이 추가됐다.

사건: 정기 피검사에서 간효소 수치가 높게 나와서 심각한 간 질환으로 진단받을 가능성이 생겼다.

보류: 검사 결과로 불치병 진단을 받을 수 있다는 사실에 충격과 걱정에 빠졌다. 엄청난 불안과 공포 속에 눈물을 쏟고 절망감을 느꼈으며, 에너지, 흥미, 식욕이 사라졌다. 방 침대에 누워서 이불을 푹 뒤집어쓰고 꼼짝도 하지 않았다.

계산: 내 몸에 이상이 생기거나 세상을 뜬다면 누가 나 대신 남편을 돌볼 것인가? 아들에게도 여전히 내 손길과 관심이 필요하며, 내가 죽으면 아들은 고아와 다름없는 처지가 될 것이다. 나는 늘 침착하고 자립적인 사람이었지만, 지금은 제대로 통제가 되지 않는 기분이다. 내 스스로를 젊고 능력 있는 사람으로 여겨왔는데, 이제는 늙고 약해진 기분이다.

해결: 생명이 위험한 상태는 아니었다. 건강 문제가 생겨도 동요하지 않고 논리적으로 상황을 판단해야겠다는 생각을 하게 됐다. 나의 정서적인 아킬레스건은 아들에 대한 걱정이었다. 내 아들의 엄마 역할을 제대로 못하게 될 만한 상황이 생기면 나는 금세 깊은 불안감에 빠진다. 그리고, 나는 몸이 아픈 이들에게 더 큰 연민을 느끼게 되었다. 다른 사람의 도움이 절실히 필요한 사람들에게 힘이 되는 것이 얼마나 중요한지를 깨달았다.

그리고 주디는 친한 사람들 몇 명을 더 모아 간병인 지원 단체를 만들었다. 그녀의 연령점은 짧은 고통의 시간이었지만 삶의 목적을 명확히 가리고 확장하는 계기가 됐다. 그녀는 나와 만날 때마다 그때의 위기를 돌아보면서 그 일이 우리 센터에서 간병인 지원 프로그램을 시작하는 데 얼마나 큰 역할을 했는지 이야기를 나누곤 한다.

주디와는 달리 연령점에 여러 가지 스트레스를 겪는 사람들도 있다. 내 친구 짐의 경우가 그렇다.

짐은 내가 진료하던 한 환자의 운전사였다. 그는 75세이며, 이혼을 했고, 아들이 두 명, 손주가 세 명 있다. 성장기를 위스콘신 노스우즈에서 보냈는데, 짐의 할아버지는 그곳에서 낚시장이 딸린 리조트를 운영했다. 짐은 라켓볼에 심취해서 전국을 다니며 경기를 치렀으며, 체육 클럽 관리자로 일하다가 50대 중반에 리무진 운전사로 직업을 바꾸었다. 그래도 아직까지 운동과 스포츠에 관심이 많으며, 특히 풋볼팀 위스콘신 배저스와 그린 베이 패커스의 골수팬이다. 사실 짐과 내가 처음 대화를 나누게 된 것도, 나 또한 패커스를 매우 좋아하는 팬이었기 때문이었다. 이후에 그는 포트 로더데일에 있는 시끌벅적한 스포츠바에서 패커스 경기를 함께 보자고 내게 청하기도 했다.

짐은 설암 진단을 받고, 가까운 친척이 아주 심각한 병을 앓게 되었으며, 아들이 모두 이혼을 하는 등 수많은 스트레스에 처해 있었다. 이런 힘든 일들이 한꺼번에 겹쳤지만, 짐은 이미 심혈관을 네 군데 수술하고, 심방세동, 3기에 이른 편도선암을 포함해 여러 번 위기를 겪으면서 담담해진 상태였다. 다른 사람이라면 진작 '보류' 단계에 머물며 어쩔 줄 몰라 했겠지만 그는 의연하게 넘어갔다. 최근 암 진단을 받고서도 걱정하기는 했지만, '자, 문제를 해결하고, 넘어가자. 걱정으로 끙끙 앓고 있지는 않을 거야. 문제가 있으면 해결책도 있는 거니까'라는 태도를 취했다.

'계산' 단계에 이르렀을 때 그는 말하고 음식을 삼키는 것이 힘들어질 가능성이 있다는 사실로 고민했지만, 긍정적인 마음 자세를 유지하

사건: 최근에 설암 진단을 받았다. 같은 해에 가족 중 한 명이 중병을 앓고 있다는 사실과 두 아들이 이혼 수속 중이라는 사실을 알게 되었다.

보류: 다소 불안하지만, 긍정적인 마음자세를 갖는다. "괜찮을 거야." "문제가 생기면 해결책을 찾으면 돼." "오히려 패커스 경기가 나에게는 큰일이며, 경기를 보며 스트레스를 잘 다스릴 수 있다."

계산: 말을 하고 음식을 삼키는 데 지장이 생길지도 모른다는 문제를 어떻게 극복할 것인가? 앞으로도 일을 계속할 수 있을지가 약간 걱정되기도 한다. 두 아들이 이혼을 잘 극복해 넘길 수 있을지 의문이다.

해결: 다른 의사에게 의견을 구해서, 로봇 수술을 하는 외과 의사를 찾았다. 로봇 수술은 회복이 훨씬 빠르고 부작용이 적다. 나는 완벽히 회복됐으며, 말을 하는 데 약간의 불편이 따르는 것은 그다지 마음 쓰이지 않는다. 나는 두 아들의 든든한 지원자, 고객들의 믿음직한 운전기사, 볼링 리그 정규 회원, 배저스와 패커스 풋볼팀의 광팬으로 끝까지 남을 것이다.

려고 애썼다. "괜찮을 거란 느낌이 들었어요. 치료가 실패할 것에 대해서는 걱정한 적이 없습니다." 짐은 패커스 팀의 풋볼 경기를 볼 때 가장 많이 흥분되며 속상해진다고 내게 말했다. 과장하는 것처럼 들릴지 모르지만, 패커스 팀의 경기가 짐에게는 극심한 정신적 괴로움이 되기도 한다. 또 오히려 다른 걱정들은 대수롭지 않게 넘길 수 있게 해주는 사건이 될 수도 있다.

그래도 간간이 고통스런 감정이 몰려오는 상황이 반복됐다. 이는 연령점의 '보류' 단계로 잠시 회귀한 것으로 볼 수 있겠다. 그는 그럴 때마다 늘 써왔던 익숙한 경로로 '계산', '해결' 단계에 진입해서 무사히 잘 통과했다. 이런 경로가 불안정해질 때는 신뢰할 수 있는 가족이나 친구를 만나 이야기를 나누며 풀었고, 단순히 그들과 함께 있는 것만으로 저절로 안정이 됐다. 결국 이 과정은 문제없이 잘 지나갔다.

놀랄 것도 없는 사실이지만 짐은 친구들, 가족, 같이 운동하는 동료들에게 아주 소중한 사람이다. 그가 출전하는 볼링 리그의 선수들은 보통 그보다 스무 살에서 서른 살 아래인데, 그들은 짐이 거의 아버지뻘이 되는 사람이라는 것을 믿기 힘들어 한다. 나이가 들면서 건강 문제와 가족 관계에서 어려움이 한꺼번에 닥쳤지만, 나이 듦은 동시에 그에게 한층 깊어진 지혜, 놀라울 정도로 긍정적인 태도를 주었다.

· · · ·

각자의 연령점 표를 만들면서, 주디와 짐이 모두 실질적이면서도 상징적인 스트레스에 직면했었다는 사실에 주목해보자. 나에게 닥쳤던 재앙을 분석해야 하는 것으로 느껴서는 안 된다. 그저 자신의 능력으로 대처하기 버거웠던 사건, 감정적으로 격해졌던 사건, 자신의 목표나 믿음·가치에 의문을 제기하게 만든 사건을 떠올려본다.

그다음에는 문제의 해결책으로 이끌면서도 삶의 목적을 확장시키는 방안을 생각할 수 있으면 좋다. 때로는 피하고 싶거나 무의식적인 저항 때문에 생각해보지 못했던 이슈가 분석하기에 가장 알맞은 연령점이 되기도 한다.

연령점의 네 단계 중 어떤 한 단계에서 꽉 막힌 기분이 들 때는, 그것을 성장의 기회로 여겨라. 다른 사람들은 어떻게 그 난관을 헤쳐 나갔는지 알아보자. 그리고 믿음이 가는 가족이나 친구들에게 고민을 이야기하고 의견을 구해보자. 때로는 두려워하지 말고 전문가의 도움을 받아보자. 나이 듦은 앞으로 나아갈 많은 힘을 준다는 사실을 기억하자. 이러한 단계들이 큰 변화를 낳을 수 있다.

3단계: 재창조

(나의 새로운 역할은?)

재탄생과 재창조에 대해 생각해본다. 이번 단계 활동의 목적은 가장 중요한 가치와 일, 활동에 열정을 다시 불어넣고, 나이 듦에 따른 변화가 찾아왔을 때 자기 자신을 재발견할 수 있는 방법을 찾는 것이다.

이 단계에서는 변화를 막는 잠재적인 장벽이 무엇인지 알아보고, 내가 할 수 있는 창조적이고 의미 있는 활동 또는 관계에 어떤 것들이 있는지 찾아보며 '노년의 의무'를 마음에 새긴다. 다행히도 앞에서 했던 활동으로 이미 이 3단계 활동의 준비가 되어 있을 것이다. 이 단계의 활동은 꼭 필요하며 즐겁고 일상적인 활동을 하도록 돕는다.

그렇다고 해도 이 시점에서 "나는 변할 수 없어(혹은 그 사람은 변할 수

271

없어)"라는 말로 즉시 거부하는 사람들도 있을 터이다. 그런 사람들은
다음과 같은 상황에 처해 있거나 이런 이유를 댈지 모른다.

- 신체적인 문제 (예: "나는 그럴 상황이 안 돼요." 또는 "몸이 너무 아파
  요.")
- 정서적인 문제 (예: "마음 상태가 그다지 좋지 못해서, 감당할 수 없을 것
  같아요.")
- 부정적인 태도 (예: "그러고 싶지 않아요.")
- 자원 부족 (예: "그 비용을 댈 돈이 없어요." 또는 "나를 거기까지 데려다
  줄 사람이 없어요.")
- 허락받기 힘듦 (예: "남편이 허락을 안 할 거예요.")

이런 장벽은 어떤 활동을 제한하거나, 완전히 막아버리거나, 전면적
인 노인 갱년기를 촉발할지 모른다. 그렇더라도 차선책을 찾을 수는 있
으며, 그건 심지어 9단계에서도 가능하다. 꽉 막힌 기분이 든다면 노년
에 엄청난 변화의 잠재성이 내재한다는 사실을 명심하면 좋겠다. 그저
스스로의 강한 힘을 확인하고 앞으로 나아가기만 하면 된다.

창조적인 노화는 인생을 바꾸는 정도가 아니라 밝은 앞날을 확언
한다. 그저 나이 듦의 배를 조정하기만 하는 것이 아니라, 위험한 여울
을 피하고 새로운 해류, 바람, 혁신적인 형태의 배와 방향키를 찾아서
전에 가봤던 곳보다 더 멀리 나아갈 수 있게 해준다.

우선은 나이 듦이 가져다준 엄청나게 다양한 성과와 힘(내가 '노년의 문화'라고 부르는 것)을 확인하는 것부터 시작하자. 자신의 모든 관심, 능력, 경험, 기술, 가치에 대해 깊고 넓게 생각해본다. 지혜 차트와 연령점 표를 다시 확인한다. 종이 한 장을 꺼내서 '노년의 문화'와 비슷한 양식의 표를 만든다.

이 표를 작성하려면 다음 질문을 스스로 해봐야 한다.

나는 어떤 사람이었는가?

내 과거의 모습을 규정하는 요소는 무엇이었을까?

나는 어떤 사람인가?

내 삶의 대부분의 시간을 차지하고 여전히 나를 규정하는 요소는 무엇일까?

나는 어떤 사람이 될 것인가?

나이가 더 들어서까지 유지하거나, 발전시키고, 변화하고 싶은 요소는 무엇인가? 어떻게 해야 그렇게 할 수 있을까?

내가 남길 유산은 무엇인가?

다른 사람들에게 무엇을 남기고 싶은가? (이 질문은 4단계에서 더 자세히 논하게 된다.)

노년의 문화

나는 어떤 사람이었는가?	나는 어떤 사람이 될 것인가?
나는 어떤 사람인가?	**내가 남길 유산은 무엇인가?**

'노년의 문화' 표를 작성할 때는 스스로에게 너그러워져야 한다. 조금은 으스대도 괜찮다. 달성 가능한지 여부에 크게 신경 쓰지 말고, 소박하게라도 꿈을 품어보자.

여기서 노년의 문화를 규정하는 목적은 각자가 가진 힘과 능력에 주목하고, 각자의 노년을 재규정해보는 것이다. 과거에 자신이 어떤 사람이었는지, 지금은 어떤 사람인지, 그리고 앞으로 어떤 사람이 되고 싶은지를 돌아봄으로써 삶의 목적과 미래에 대한 긍정적인 전망을 통합한다. 마거릿 모갠로스는 저서 『에이지와이즈agewise』에서, 노년을 쇠약해지는 시기로만 생각하는 일반적인 견해에 사로잡히지 말고, 우리 스스로를 나이가 들수록 활발하게 성장하는 존재로 바라보는 자세가 대단히 중요하다고 강조한다.[110]

앙리 마티스는 캔버스 앞에 서서 그림을 그리는 대신에 종이를 오려 붙여 만드는 작품의 대가로 자기 스스로를 재발명해 나가면서, 〈재즈〉라는 제목의 작품집을 만들었다. 이 작품집의 제목은 우리가 나이 들면서 찾고자 하는 리듬과 움직임의 자유를 아주 적절히 비유한 것으로, 마티스의 전기를 썼던 한 작가는 이를 "활력 넘치고 자유로우며 … 위기와 성공, 불운과 성공이 지속적으로 교차하는 것"[111]이라고 묘사하기도 했다.

어떤 이들은 그런 측면에서 생동감이 지나쳐서 부주의함에 이른다. 결국 마티스가 예술적으로 그려냈던, 태양에 너무 가까이 날아갔다가 자만이 부른 위험을 깨닫고 넓고 깊은 바다 속에 빠진 그리스 신화의 이카루스처럼 말이다. 그 신화 속 이야기에서, 날개를 만든 이카루스의 아버지 다이달로스가 이카루스에게 신중한 조언과 충고를 했지만 어리석은 아들이 아버지의 경고를 귀담아듣지 않았던 대목에서 나이 듦에 관한 교훈을 얻을 수 있다. 꿈을 꾸되 조심해야 한다. 자신에게 부족한 부분과 한계를 마음에 새기고, 자신의 힘과 강점을 찾아야 한다.

● ● ●

마이애미 내각 구성원들 중에 자신에 대한 소개가 가장 간략했던 사람은 켄이었다. 그의 삶의 철학은 간단하고 명확하다.

"저는 의사와 교회를 멀리합니다. 그리고 제가 대접받고 싶은 대로 남을 대접합니다. 나이 듦에 대해서는 어떻게 생각하느냐고요? 그에 대해서는 별로 생각을 안 합니다."

말수가 너무 적어서 그를 오해하는 사람들도 있을지 모르지만, 대화를 해보니 그는 확실한 노년의 문화를 가지고 있었다.

켄의 노년의 문화에 따르면 켄은 대단히 흥미로운 세월을 보냈고 굉장히 창의적인 사람이었으며, 자신의 일에 매우 헌신적으로 임해왔기 때문에 자부심이 강하고 근면한 사람이었다. 만일 노년의 문화가 재무 포트폴리오였다면, 미래를 위한 보장이 없다는 단 한 가지 결함만 빼

켄의 노년의 문화	
나는 어떤 사람이었는가?	**나는 어떤 사람인가?**
• 버지니아 출생, 흑인 • 돈을 벌고 차를 사기 위해서 자동차 영업 사원이 됨 • 청소 회사를 만들어서 경영하다가 매각함 • 그 지역 상공회의소의 유일한 흑인 직원으로 근무 • 뉴욕으로 거주지를 옮기고, ABC에 취직해서 프로 권투 경기를 면밀히 조사하는 일을 함 • 무하마드 알리와 친분이 생김 • 2003년에 17년간 함께했던 여자 친구를 잃었음	• 해변 마을에서 헌신적으로 일하는 시설 담당관 • 15년 동안 결근을 한 적이 한 번도 없음 • "내가 대접받고 싶은 대로 남을 대접한다"라는 자세로 생활하고 있음 • 의사들은 시간 소모적이고 불필요한 검사를 너무 많이 하기 때문에, 가급적 병원을 멀리함 • 교회들이 과거에 인종 차별에 일조했기 때문에 교회를 멀리함 • 내 가족은 내가 일하는 해변 마을 공동체와 다름없음
나는 어떤 사람이 될 것인가?	**내가 남길 유산은 무엇인가?**
• 일을 할 수 없을 때까지 일하려고 한다. • 퇴직이라는 단어는 내 사전에 없다.	지역사회를 위한 전적인 지원과 헌신이다. 그날 모였던 모든 사람들이 나의 진실함과 전문성을 알아봐주었다. 나는 사회가 제대로 기능하도록 돕고 싶으며, 그렇게 하고 있다.

면 아주 훌륭한 포트폴리오로 볼 수 있을 것이다. 켄의 인생은 곧 그의 직업이며, 직업은 곧 그의 가족이다.

나는 그가 죽는 날까지 일을 하지 않을까 싶다는 생각이 들었다. 그렇게 생각하게 된 것은 켄이 병원에 입원하여 여러 가지 검사를 받았던 이야기를 전해 들으면서부터다. 입원한 채로 검사 결과를 기다리던 그는 의사가 병을 진단하고 명확한 계획을 세우기까지 시간이 너무 많이 걸린다고 생각했다. 더는 기다리지 않겠다는 생각에 그는 그냥 병원에서 퇴원해버렸다. 그리고 그날 오후에 바로 출근을 했다.

심각한 병이 있을지도 모르는 상황에서 너무 경솔한 행동이 아니었나 싶을지 모르겠지만, 이 일화에서 켄의 최고의 강점을 엿볼 수 있다. 그는 인생에서 단 하나의 목적에 완전히 전념하는 태도로 임했고, 결과적으로 엄청난 성공을 거두기도 했다. 그날 모였던 마이애미 내각 구성원들은 그가 지역사회에서 대단히 중요한 역할을 하고 있다면서 다들 입에 침이 마르도록 칭찬했다. 그는 그 지역 주민들을 위해 배후에서 일하는 마법사처럼, 모든 것이 깨끗하고 안정적으로 매끄럽게 운영되도록 관리하고 있다.

일단 노년의 문화를 명확히 작성하면, 자신이 스스로와 타인에게 어떤 가치가 있는지에 관한 예리한 안목, 즉 자기 효능감에 대한 더 강한 믿음, 자신의 미래를 내다볼 수 있는 기회가 생긴다.

미래에 남길 유산에 대해서는 4단계에서 더 자세히 알아볼 것이다. 이 단계에서는 각자의 노년의 문화를 활용해서 노년에 어떤 삶을 살고 싶은지를 생각해볼 수 있다. 그 과정에서 내리는 선택은 예전부터 해오던 활동이나 관심 있는 취미를 새롭게 수정하거나 아예 새로운 관심 분야에서 재창조할 수 있게 도움을 준다. 지금의 상황에 만족하더라도, 자기 자신이나 주위 사람들의 삶의 질을 높이기 위해 할 수 있는 일은 늘 있다. 인생의 9단계에 있는 사람들도 의미 있는 활동을 위한 새로운 아이디어를 생각해낼 수 있다.

재창조하고 새롭게 변신하는 과정을 시작할 때는 나이가 들면서 발달하는 다섯 가지 지혜에 기초해서 행동에 옮기는 것이 좋겠다. 이런 행동들을 '노년의 의무age imperative'[112]라고 부르며, 자세한 내용은 다음의 표로 정리해두었다.

노년의 의무의 실천 계획은 지혜 차트와 노년의 문화에서 곧바로 연결되며, 지금 하고 있는 일들과 미래에 할 수 있는 일들을 한눈에 확인하는 데 도움이 된다. 여기서 '미래에 할 수 있는 일'들에는 지금 하는 활동의 지속, 새로운 활동, 앞으로 신체적으로나 정신적으로 제약이 생길 것으로 예상될 경우 그에 대한 사전 대책 등이 포함된다.

그럼 빈 종이를 한 장 꺼내서 '노년의 의무의 실천 계획'을 작성해보자. 예시는 다음 페이지에 표로 정리되어 있다.

이 표는 두 가지 기본적인 조건(낮거나 높은 기동성, 개인 활동이나 집단의 활동)하에서 각자 할 수 있는 활동으로 구성된 진 코헨의 '사회적 포트폴리오'와 비슷하다. 예를 들어 수영은 높은 기동성이 필요하면서도 개인적으로나 집단적으로 모두 가능한 활동인 데 비해, 정원 가꾸기는 낮은 기동성으로도 가능하고 개인적으로 성취할 수 있는 활동이다.

노년의 의무	
[학자] 배우기, 가르치기 **[9단계]** 관찰하기, 회상하기	능동적으로 상호작용을 하면서 배우거나 가르칠 수 있는 교육 활동을 하나 선택한다. **[예시]** 평생 교육원 프로그램을 수강한다(배우기), 학교에서 자원봉사자로 일한다(가르치기) **[9단계의 예시]** 음악을 듣거나, 발레를 관람하거나, 생태 박물관을 방문하는 등 능동적인 관찰 활동을 한다(관찰하기), 과거의 추억을 이야기한다(회상하기)
[현자] 비교 평가하기, 결정하기 **[9단계]** 참석하기, 지지하기	토론이나 논쟁이 필요한 활동이나 의사 결정이 필요한 활동을 하나 선택한다. **[예시]** 독서 클럽에 참여하기(비교 평가하기), 조직을 감독하는 이사회에 참여하기(결정하기) **[9단계의 예시]** 결혼식이나 일요 예배, 어버이날 가족 식사 같은 중요한 행사에 참여하고(참석하기), 관심과 즐거움을 표현할 기회를 갖기(지지하기)
[관리자] 관심 갖기, 연계 맺기 **[9단계]** 돌보기, 대표하기	목표, 사명, 세대 간 상호작용에 도움을 주는 단체나 조직의 일원이 되거나 봉사자가 된다. **[예시]** 정치 집회에 참석하기(관심 갖기), 전시관이나 생태 박물관에서 가이드 일을 하기(연계 맺기) **[9단계의 예시]** 다 자란 식물을 수확하거나, 동물을 돌보는 활동에 참여하기(돌보기), 아기가 세례나 할례를 받는 동안 무릎 위에 앉고 있거나 독립기념일 행사에서 국기를 흔드는 것처럼 특별한 기념·가치·문화를 기리는 문화행사나, 가족행사, 시민행사에 참석하기(대표하기)
[창조자] 상상하기, 창조하기	무언가를 새롭게 혹은 다르게 만드는 활동·취미·수업을 찾는다. **[예시]** 마을 극단에서 연기하기(상상하기), 미술 강의 듣기(창조하기) **[9단계의 예시]** 창조적인 스토리텔링(상상하기)이나, 도움을 받으며 진행하는 회화나 조각(창조하기)
[예지자] 수용하기, 친분 나누기 **[9단계]** 축성하기	더 큰 목적을 위해서 친분을 나누는 문화, 의식, 영적, 종교적 단체나 여러 세대가 함께 어울리는 단체의 일원으로 활동한다. **[예시]** 매일 종교 경전을 읽거나 종교 지도자의 가르침을 듣기(수용하기), 매주 예배에 참석하기(친분 나누기) 위의 활동들은 9단계에도 적용할 수 있으며, 때로는 고령자들이 참여함으로써 의식이 한층 더 경건해질 수도 있다(축성하기)

노년의 의무 실천 계획		
노년의 의무	지금 하고 있거나 할 수 있는 일	미래에 할 수 있는 일
[학자] 배우기, 가르치기		
[현자] 비교 평가하기, 결정하기		
[관리자] 관심 갖기, 연계 맺기		
[창조자] 상상하기, 창조하기		
[예지자] 수용하기, 친분 나누기		

노년의 의무 실천 계획(9단계)		
노년의 의무	지금 하고 있거나 할 수 있는 일	미래에 할 수 있는 일
〔학자〕 관찰하기, 회상하기		
〔현자〕 참석하기, 지지하기		
〔관리자〕 돌보기, 대표하기		
〔창조자〕 상상하기, 창조하기		
〔예지자〕 수용하기, 친분 나누기, 축성하기		

코헨은 가까운 가족이나 친구들의 의견을 반영해서 가능한 다양하게 구성하고, 신체적으로나 정신적으로 더 심한 한계에 부딪쳤을 때에도 가능한 일종의 '보험' 같은 활동을 포함시켜서 사회적 포트폴리오를 만들어야 한다고 제안했다.

미술 활동은 '노년에 의무적으로 해야 하는 활동'에 꼭 포함해야 하며, 9단계에 있는 사람들의 경우는 특히 더 그렇다. 내 친구이자 동료인 엘리자베스 로콘은 그와 관련해서, "동굴에 벽화를 그렸던 원시 사회부터 지금까지 미술은 늘 인간성의 근본이었다"고 말한다.

인도네시아 자카르타에서 태어났으며 중국인의 혈통을 이어받은 로콘은 예술과 노인학을 연구했다. 2007년에 그녀는 오하이오 옥스퍼드에 있는 마이애미대학교에서 인지 기능이 손상된 사람들이 참여할 수 있는 '미술로 마음 열기Opening minds through art'라는 프로그램을 만들었다. 로콘은 재능이 없다고 생각해서 미술 활동을 거부하는 사람들이 너무 많은 현실을 안타까워한다. 그녀는 미술을 하는 데 재능이 문제가 되지는 않는다고 본다.

"인간은 모두 예술적 표현의 욕구를 가지고 있어요. 예술은 물, 음식, 사회관계와 마찬가지로 일종의 자양분의 역할을 하는 거예요."

로콘은 연구를 통해서 심각한 인지 기능 장애가 있는 사람들조차 스스로를 예술적으로 표현하기 시작하면 활짝 꽃을 피울 수 있다는 사실을 확인했다. 예술은 인간을 다른 동물들과 구별시키는 특성으로, 예술이 없으면 인간성이 덜 발현된다고 그녀는 믿는다.

4단계: 유산

(내가 세상에 남길 것은?)

네 번째 단계는, 자신의 유산이 무엇인지 생각해보는 것이다.

처가의 증조부모인 에런과 벨은 버킷리스트에 적은 소원이 단 한 가지였는데, 성지에 직접 가보는 것이다. 1925년에 그 부부는 집에서 위스콘신에 있는 작은 마을까지 3개월간의 여행을 떠났다. 처음에는 차로 이동하다가 기차를 타고 뉴욕항까지 갔다. 그곳에서 배를 타고 대서양을 가로질러, 지중해를 통과하여 이탈리아 나폴리만과 불쑥 솟은 베수비오산을 지났고, 마침내 이스라엘 가르멜산 아래에 있는 하이파항에 닿았다.

에런은 영국이 위임 통치를 시작한 지역을 거쳐 가는 그들의 순례 여행기를 작은 공책에 시간 순으로 적어두었다. 신예의 농업 식민지를 보고 경탄했던 일, 푹푹 찌는 날에 먼지를 잔뜩 마시며 땀을 흘렸던 경험, 라헬의 무덤에서 눈물을 흘렸던 순간, 그리고 통곡의 벽에서 열렬히 기도했던 순간을 기록으로 남겼다.

그들의 여행은 오늘날 많은 사람들이 버킷리스트에 적어놓았던 대로 비행기를 타고 멀리 있는 유명한 산을 찾거나, 섬에 있는 리조트를 방문해서 스키나 스노클링을 즐기거나, 아니면 그냥 수영장이나 해변에 누워 스마트폰으로 사진을 찍으며 즐기는 것과는 크게 달랐다. 유명 음식점의 고급 음식도, 아이비리그 대학 출신의 강연도, 돈을 많이 들이는 쇼핑도 없었다. 그들의 여행은 즐거움을 위한 것이 아니라 어떠한 열정에서 출발한 것이었다.

그들은 수많은 세대를 거쳐 내려온 버킷리스트 목록을 마침내 실현하는 사명을 띠고 여행길에 올랐다. 그 여행은 그 두 사람을 위해서였을 뿐 아니라 그들의 자식과 손주들을 위해서이기도 했으며, 그 후손들은 그로부터 거의 90년이 지난 지금도 두 사람의 여행을 떠올리며 깊은 영향을 받고 있으며 마음 깊이 새기고 있다.

나는 노령의 친구들이나 환자들이 그와 비슷한 성지순례, 탐험, 여행을 떠나는 것을 많이 보아왔다. 이들은 폴란드, 중국, 쿠바, 스페인 등을 찾아 자기 조상의 뿌리를 찾고, 더 깊은 무언가와 연결되고자 한다. 그리고 자신이 찾은 정체성과 가치를 가족이나 친구들에게 전하고자 한다. 이런 여행은 '이것이 우리의 과거 모습이며, 우리의 현재 모습이고, 앞으로의 모습이다'라고 선언하는 강력한 메시지를 가지고 떠나는 여행이다.

나이 듦은 정체성과 유산에 관한 이런 메시지를 충실히 이해하고 전파할 수 있게 한다. 그 임무는 집안의 의례에 참석하는 것처럼 현재 당면한 활동도 있지만, 때로는 조상의 고향을 찾는 여행을 주도하는 것처럼 복잡한 임무도 있다. 또 오랫동안 전해 내려온 소중한 요리 레시피나 특별한 퀼트 바느질법을 가르쳐주는 것처럼 단순한 임무도 있는가 하면, 전쟁을 겪었던 시절의 고통스런 경험을 십대 후손에게 가르치는 것처럼 힘든 경우도 있다. 그 방식이나 형태가 어떻게 되었든 상관없이, 나이 듦의 결실이 지혜와 존재의 흔적으로 우리 삶을 넘어서까지 확장된다는 사실에 주목해야 한다.

유산이 어떤 역할을 하는지 알아보기 위해, 우선 유산의 행동으로 가장 잘 알려진 두 가지부터 생각해보자. 첫 번째는 데이비드 보위의 수상 앨범 〈블랙스타Blackstar〉이다. 이 앨범은 2016년에 그가 간암으로 69세의 나이에 삶을 마감하기 이틀 전에 발매됐다. 두 번째는, 레너드 코헨의 유명한 앨범 〈유 원 잇 다커You want it darker〉로, 마찬가지로 2016년에, 82세로 세상을 뜨기 3주 전에 발매됐다.

보위의 〈블랙스타〉는 애절하고 신비스러운 그의 마지막 작품이며, 임박한 죽음을 암시하는 가사와('하늘을 올려다 봐. 나는 천국에 있어') '블랙스타' 뮤직 비디오에서 보석이 박힌 해골이 우주복 차림으로 으스스한 외계 행성에 누워 있는 장면처럼, 창조적인 삶의 여정을 마무리하는 이미지가 담겨 있다. 그 장면은 의심할 여지없이 그의 1969년 노래 '스페이스 오디티Space Oddity'에서 목숨을 잃은 우주비행사로 나오는 톰 소령의 마지막 안식처를 떠올린다.

코헨의 앨범 역시 임박한 죽음에 초점을 맞춘 마지막 작품으로, 극심한 고통 속에 자기 집 거실에서 제작한 것으로 알려졌다. 앨범 표제이기도 한 노래의 이런 가사는 그가 자신의 운명을 인식하고 수용하고 있었음을 드러낸다.

"히네니('저 여기 있습니다'라는 히브리어), 히네니, 저는 준비됐습니다. 주님."

확실한 죽음 앞에 직면했던 이 두 사람의 뛰어난 예술 작품에서 다른 사람들을 위한 유산을 남기고자 하는 의지가 느껴진다. 유산은 한 세대에서 다음 세대로 전해지는 재능이나 그 밖의 실체로 정의할 수 있다. 나이가 들면 우리는 자신이 살아온 삶과 끼쳤던 영향을 최대한 명료하게 보게 된다. 그리고 자신의 결정과 창조물의 가치와 결과를 돌아보게 된다. 세상을 떠난 뒤에 자신의 유산을 완전히 보지는 못하겠지만, 그 소중한 가치를 만들어두기 위해 삶에서 최선을 다하게 만들기 때문에 유산은 우리에게 강력한 삶의 목적을 제공한다.

보위와 코헨의 음악은 사람들에게 대단히 깊은 영향력을 끼쳤으며 앞으로도 계속 그럴 것이다. 그들은 앞으로의 세월 동안 수백만 명이 자신의 노래를 들을 것임을 알았기 때문에, 자기가 하고 싶었던 이야기를 할 수 있었다.

· · ·

하지만 다른 많은 사람들의 경우에는 유산이 그처럼 명확하지는 못하다. 이와 관련해 마이애미 내각으로 모인 사람들은 깊은 생각들을 펼쳐냈다. 시델은 유산을 이렇게 폭넓게 규정했다.

"모든 것이 다 유산이 될 수 있어요. 앨범, 그림, 장식용 소품, 그 어떤 것이든 상관없어요. 또 우리는 평생 아이들에게 우리 기분이나 생각을 전달하려고 노력하는데, 그런 이야기들이 나중에 유용하게 쓰일 수도 있을 거예요."

셜리는 자신의 한계를 현실적으로 받아들이면서, 우리가 가족이나 공동체의 정체성을 확립하기 위해 우리가 아무리 열심히 노력하더라도, 우리의 진정한 유산이 무엇인지를 결정하는 것은 우리가 아니라 우리 다음 세대가 될 것이라고 말했다. 그녀는 "우리는 최선을 다하고, 계획을 세운다. 결국 확실한 건 없지만, 그래도 유산을 남기기 위해 노력할 가치는 있다"는 의견을 냈다.

그렇다면 이제 '노년의 문화' 표의 네 번째 '유산' 항목을 작성해보자. 죽은 뒤에 사랑하는 사람들과 지역사회, 문화, 더 넓은 세상에 무엇을 남기고 싶은지 스스로에게 질문해본다. 그 답으로 중요한 결정이나 창조적인 활동이 나올 수도 있다. 어떻게 생각하면 이런 유산은 인생의 10단계로도 볼 수 있다. 죽은 뒤에도 우리가 남긴 의미와 희망이 완전히 사라지지 않고 전해질 것이기 때문이다.

이런 유산은 때로는 군복, 웨딩드레스, 추억이 담긴 장신구처럼 과거부터 있었던 한두 가지 물건이 된다. 어떤 때는 설명이 빼곡히 적힌 조리법 노트, 기도서, 가족 성경처럼 어떤 사람의 노하우나 종교를 전달하는 상징적인 물건이 되기도 한다. 또 말이나 글, 동영상으로 전달하는 이야기, 신념이 담긴 기록, 도덕적인 태도를 담은 가르침이 될 때도 있다.

피터의 경우, 많은 사람들이 모였던 큰 가족행사에서 그가 했던 재미있는 이야기에 어린 친척들이 깊은 관심을 보여 어안이 벙벙해졌던 경험을 떠올렸다. 그리고 그는 자신의 말이 일종의 유산이라는 사실을 깨달았다. 또, 자신의 견해를 공유할 수 있다는 데 감격했다.

피터는 고대 스파르타 시대에 뿌리를 둔 그리스 정교회 가문에서 8남매 중에 일곱째로 태어나서, '럭키 넘버 세븐'으로 살아온 90년의 삶을 회상했다. 그는 가족들에게서 기초 지식과 윤리를 배웠다. 이후로 행운이 늘 따라다녔다고 그는 믿는다. 그는 제2차 세계대전에 미 해군전함 뎀프시의 호위 구축함의 하사관으로 참전했으며, 전쟁 이후 집안의 사업을 돕다가 나중에는 방송 업계로 진출했다. 1962년에 결혼했고 1986년에 부인이 세상을 뜨면서 혼자가 되었으며, 1989년에 재혼했다. 그는 두 부인의 성품을 각각 닮은 사랑스런 딸을 두 명 뒀다. 말년에는 부동산 중개업자로 전문 분야를 바꾸었는데, 2008년 금융위기 때 큰 타격을 입었지만 잘 추슬러서 재개했다.

그는 자리에 모인 마이애미 내각 구성원들에게 '나이 듦'이라는 용어가 쇠락과 최후의 의미에 그치지 않고, 새로운 시작을 의미하는 것으로 받아들여야 한다고 말했다. 그는 90대에 접어든 이후에도 그런 새로운 시작을 경험했다. 그는 104세까지 살았던 자신의 아버지만큼 오래 살지는 못할 것 같지만, 다른 사람들의 말을 경청하고 새겨듣고, 그와 동시에 지혜를 갈구하는 젊은 사람들에게 그의 이야기를 기쁜 마음으로 들려주고 있다고 말했다.

5단계: 축하

나이 듦을 축하하는 의식이나 행사를 계획한다. 우리는 삶의 중요한 전환점마다 축하하는 행사를 갖지만 나이 듦을 축하하는 행사는 거의 없다.[113]

인류학자 바버라 메이어호프는, "노년의 엄연한 시작과 끝에 해당하는" 퇴임식과 장례식을 빼면 나이 든 사람들은 "의식, 행사, 상징" 같은 혜택을 누리지 못한 채로 다수의 전환점을 거친다고 설명한다. 노인들은 생일 축하를 받을 때조차도 나이 듦 자체의 긍정적이고 역동적인 힘을 경험하게 될 것이라고 기대하지 않는다. 오히려 그 반대에 가까워서, 나이 듦을 비웃고 무시하는 경향을 보인다.

다양한 문화권의 일상적인 행사나 의식들 중에 주로 노인들에 관련된 행사들도 분명히 많이 있지만, 그런 행사들 중에 노년으로 넘어가거나 나이 듦의 과정 자체를 특별히 명예롭게 생각하고 기리는 것은 거의 없다. 여러 종교 전통에서 몇몇 성직자들이 상서로운 생일을 기념하는 기본적인 의식을 만든 경우도 있지만, 그중에 주류 문화에 속하는 것은 없다. 미국과 다른 14개국에 조부모의 날이 있지만, 그날을 경축하는 행사로 보기 어려워, 거의 아무것도 없는 상태로 볼 수 있다.

그러니 나이 듦과 나이가 들면서 발달하는 좋은 점을 축하할 방법이 필요하다. 그런 행사나 의식은 중요하고 강력한 상징이 될 수 있다. 생일에 생일축하 노래를 불러주고, 졸업식에 학사모를 쓰고 가운을 입고, 결혼식에서 건배를 하며 축사를 하는 것처럼 대중적인 의식을 치르는 것이 각자에게 어떤 의미가 있는지 한번 생각해보자. 그런 행동은 행복과 위안을 가져다준다.

안드레아 셔먼과 마사 위어너는 노년을 기리는 의식에 관한 지침서 『이행移行의 열쇠Transitional Keys』에서, 어떻게 하면 우리가 삶에서 새로운 역할로 이행하고 노인들의 가치를 기릴 수 있는가를 설명한다.[114] 그런 의식은 동시에 젊은 세대와 더 넓은 지역사회에 나이 듦의 가치를 긍정적으로 보는 관점을 전파시킨다. 그 결과 소외당하는 느낌을 느끼기 쉬운 나이 든 사람들이 의미와 관심, 지지를 받을 수 있게 된다.

지혜 차트, 연령점, 노년의 문화, 노년의 의무를 전체적으로 검토했으면, 다양한 의식이나 축하 행사를 계획해서 모임이나 파티를 여는 것도 고려해보자. 셔먼과 위어너는 그런 축하 행사를 열 때 활용 가능한 다음과 같은 기본 형식을 제안한다.

시작

행사 시작을 알리고, 축하 행사를 열게 된 이유를 밝힌다. 핵심은 당신이나 다른 누군가의 노년의 삶을 축하하는 자리이며, 방문자들이 의미 있고 상징적인 활동에 참여하고 있음을 확실히 해두는 것이다. 행사장 입구를 독특하게 꾸며서, 매우 상징적이고 특별한 행사에 참여하고 있음을 느낄 수 있도록 준비해도 좋다. 또한 의미 있는 음악, 장식, 의상, 모자, 사진, 미술품, 음식, 향기, 상징적인 물건 등 오감을 자극할 수 있는 것들로 행사장을 꾸밀 수 있을 것이다.

중반

행사 주인공을 축하하고 기리는 활동을 진행한다. 참고할 만한 아이디어를 소개하면 다음과 같다.

- 나이가 들면서 얻은 힘, 교훈, 지혜 등을 이야기하는 건배와 축사
- 지혜와 삶의 목적을 대변하는 상징적인 물건을 소개하고 이야기 나누기
- 축하받는 사람에게 수여하는, 나이 듦을 축하하는 의미가 담긴 상징적인 선물
- 축하받는 사람이 참석한 사람들에게 상징적인 선물, 글, 메시지를 전하는 시간
- 관련이 있거나 특별한 의미가 있는 기도, 시, 이야기, 노래를 읽거

나 노래하는 시간

- 특별한 조리법이나 시, 글, 노래 등을 현장에서 만들기
- 자식이나 손주들이 행사 주인공의 가치에 대해 이야기하거나 듣는 시간(예: 축하 연설)
- 성장과 변화를 상징하는 의식(예: 운전을 그만두는 것의 상징으로 자동차 열쇠를 누군가에게 넘겨주고, 대신에 필요할 때 언제든 차를 운전해주겠다고 하는 사람에게서 열쇠를 대신할 무언가를 받는 것처럼, 오래된 상징적인 물건을 새것으로 교환한다.)
- 이 행사나 이 행사의 주인공이 가치 있는 존재라는 것을 인식할 수 있도록 성직자나 지방 공무원이 참석하여 공식 성명서 또는 축사를 낭독하는 등의 기회를 마련

마무리

이 행사의 목적을 다시 설명하고, 행사 주인공의 미래와 유산을 짚어보며 행사를 마무리한다.

이런 아이디어를 적용해서 그냥 평범하게 지나가는 노년의 생일을 더 의미 깊게 의례화하거나, 독특한 축하 문화를 만들 수 있다. 나이 듦을 축하하는 이런 행사에 적당한 이름이 아직 없기 때문에, 각자 의미 있는 용어를 만들어보면 어떨까 한다.

예컨대 오스트레일리아 남서부에 위치한 도시 워넘불에서는 60세

이상인 사람들에게 새로운 활동을 해보도록 권하는 '셀러브레지 페스티벌Celebrage Festival'이 매년 한 차례씩 열린다. 이 자체가 행사는 아니지만 이 축제는 나이 듦에 대한 긍정적인 견해를 품고 있는데, '나이 듦을 축하한다'는 뜻으로 만든 이름 자체도 참 멋지다고 생각한다.

사비나 튜발은 자신의 60세 생일에 노년으로의 이행을 축하하려는 뜻으로 '심챗 초크마(히브리어로 '지혜 속에서 크게 기뻐한다'는 뜻)'라는 의식을 만들어서 열었다. 다른 사람들도 각자의 모국어나 종교, 문화적 전통에서 적당한 용어를 찾아 자신만의 의미 있는 의식을 만드는 데 활용해볼 수도 있을 것이다.

어떻게 보이는가가 아닌
어떻게 발전하는가에 집중해야 할 때

1947년, 두 젊은이가 도박에 나섰다.[115] 한 사람은 로이 월포드라는 의대생이고, 다른 한 사람은 앨버트 힙스라는 수학자였다.

이 두 사람은 네바다 주 리노에 있는 카지노로 가서 룰렛 휠의 움직임을 분석한 통계학적 모델을 시험해보기로 했다. 계산이 맞는다면 이들에게 횡재가 따를 터였다. 처음에는 그들의 계산이 훌륭하게 맞아떨어지는 듯했다. 300달러로 시작했던 밑천은 이내 수천 달러로 불어났다. 하지만 영악한 딜러와 그 관리자들이 룰렛 기계를 꺼버리면서 결국 그들이 노렸던 목표를 이루지는 못했다. 하지만 걱정은 없었다. 수차례 게임을 하며 상금을 꽤 벌었고, 그것으로 그들은 학비를 마련하고 요트를 타고 카리브해 여행도 다녀올 수 있었다.

수년 뒤에 UCLA의 병리학 교수가 된 로이 월포드 박사는 두 번째 도박에 나선다. 쥐를 이용한 실험 결과를 기초로 그는 음식 섭취를 50퍼센트로 줄이면 수명이 두 배로 늘어난다는 사실을 발견했다. 이에 그는 수명을 늘리고 삶의 질을 향상시키려는 목적하에 칼로리 제한식을 스스로 실천했고 이를 환자들에게 처방했다.[116]

이후 그는 수명 연장과 관련한 베스트셀러 두 권을 썼다. 1991년부터 1993년까지는 아주 특별한 도전을 나서기도 했다. 인간이 다른 행성, 또는 주변과 완벽히 차단된 생태계에서 살아갈 수 있을까를 알아보는 모의실험에 자원한 것이다. 그리고 그는 '바이오스피어 2'라는 이름의 대형 테라리엄(식물을 기르거나 뱀, 거북 등을 넣어 기르는 데 쓰는 유리 용기—옮긴이) 안에 들어가 생활하였다. 바이오스피어를 만든 의도는 완전히 그 안에서 키운 음식과 그 안에서 순환된 공기로만 살아가게끔 하려고 한 것이었지만, 월포드 박사는 그 안에서 건강을 지키기 위한 전략으로 칼로리 섭취 제한을 제안했다.

월포드 박사가 칼로리 섭취 제한을 실행한 것은, 그렇게 하면 자신을 포함하여, 그의 딸 리사와 그의 지지자들의 수명을 연장시킬 것이라는 믿음 때문이었다. 하지만 엄격한 운동, 비타민 다량 복용, 새로운 약초 추출물 복용, 글루텐 프리 식이요법, 호르몬 보조제 요법 등등 다른 많은 사람들이 건강하게 오래 살고자 시도했던 이런 방법과 다를 바 없이, 월포드 박사의 방식 또한 일종의 도박이었다.

사실 그런 방법을 일일이 꼽자면 대단히 방대하다. 그런 방법들은 각기 다양한 과학적 토대를 바탕으로 하지만 장기적인 데이터는 거의 없기 때문에 근본적으로는 모두 도박이다. 월포드 박사는 79세에 루게릭병으로 삶을 마감하였는데, 칼로리 제한이 수명 연장에 도움이 되었는지 아니면 방해가 되었는지는 알 길이 없다. 어찌 되었든 그의 딸 리사는 자기 아버지가 진정한 르네상스적인 교양인이자 의사, 과학자, 활동가, 연기자, 작가, 영화 제작자로서 다양한 역할을 소화하며 삶의 풍요를 누렸다고 내게 말했다.

월포드 박사의 이론이나 다른 장수 비법이 언젠가는 인간의 수명이나 삶의 질에 큰 변화를 가져올 것인지는 알 수 없다. 그럼에도 불구하고 우리는 이미 소위 슈퍼에이저(80대, 90대, 그 이후가 되어서까지 정신과 육체가 비범하게 총명하고 활동적인 사람들)의 삶을 통해 노년의 미래를 목격한다. 가령 많은 국가에서 평균 수명이 이미 80대를 넘어섰으며 100세 이상은 단일 연령 집단 중에서 가장 빨리 성장하는 연령 중 하나다. 암에 의한 사망률은 하락하고 있으며, 심지어 치매 발병률도 일부 지역에서는 하락했다.

더 많은 종류의 암을 치료할 수 있게 됐고, 심장 질환을 예방하고 치료하는 효과적인 방법을 더 많이 찾아내고 있다. 궁극적으로 알츠하이머병의 치료법까지 발견한다면 이런 추세는 가속화할 것이다. 그렇게 사망의 3대 요인을 모두 제어하는 시기에 도래하면, 좋은 의료 제도의 혜택을 받고 충분한 영양 상태를 유지할 수 있는 사람들은 일반적인 퇴직 연령 이후 30년에서 40년을 건강하게 더 살 수 있게 된다. 그런 삶은 어떤 모습일까?

그런 삶을 그려보려고 굳이 애쓸 필요는 없다. 우리 스스로나 주위에 있는 다른 노인들을 살펴보는 것만으로도 충분히 짐작할 수 있으니 말이다. 우리는 그런 미래의 삶을 계획할 도구를 예전부터 계속 가지고 있었다.

나는 '나이가 들면 더 강해지는 능력이 있다'는 주장으로 이 책을 시작했으며, 세 가지 질문과 그 답을 중심으로 논리를 펼쳐왔다.

왜 나이가 들까? → 지혜를 키우기 위해서

왜 생존해야 할까? → 목적을 깨닫기 위해서

왜 성장해야 할까? → 새로운 무언가를 창조하기 위해서

우리는 모두 세월이 흐르면 이런 근본적인 질문에 직면한다. 그리고 스스로 답을 찾아나가는 과정에서 우리는 노년의 삶을 살아갈 수 있는 힘을 얻는다.

노년에 들어서면 확실히 보장된 것은 아무것도 없고, 풀어내야 하는 숙제들도 많아진다. 하지만 그래도 희망을 가져야 한다. 장수에 관한 최고의 연구는 노화에 대한 긍정적인 태도와 목적의식을 가지면 단순히 더 오래 살 뿐만 아니라 더 나은 삶을 살 수 있다는 사실을 전하는 것이다.

수백 년간 사람들이 찾아 헤맸던 근본적인 '청춘의 샘'의 비법은 늘 우리 안에 있었다. 역설적이게도 그 비법은 시간을 되돌려 젊음을 되찾는 것이 아니라, 나이 듦 그 자체를 받아들이는 것이다.

그리 오래지 않은 과거에만 해도 나이 든 사람들이 가족이나 부족,

지역사회에 꼭 필요한 기능을 수행했기 때문에 나이 듦은 공경과 숭배의 대상이었다. 나이 든 사람들이 비교적 진귀했기 때문에, 힘든 시기를 겪고 살아남을 정도로 운이 좋은 노인들을 신비롭게 생각했다. 그들의 삶을 소중히 여겼으며, 성경 속 인물들과 마찬가지로 이들의 삶을 신이 내린 보상의 표시로 보았다.

하지만 오늘날에는 노년이 공경받지도, 진귀하지도 않다. 그리고 청렴함이나 목적과 상관없이 사람들 대부분이 노년에 이른다. 그런데 현대에는 독립성, 활동력, 기억력을 다른 무엇보다도 중요한 가치로 생각하면서, 애석하게도 우리가 노년을 바라보는 관점은 갈수록 왜곡되어가고 있다.

우리는 그런 중요한 능력들이 약해지고 불안정해지는 노년을 두렵게 생각한다. 그래서 그러한 노년을 악한 것으로 본다. 대신에 젊음으로 가장한 노년을 염원하고, 그리고 덜 늙은 것처럼 보이고 느껴지게 만들어준다는 거짓 약속을 늘어놓는 치료법에 수십억 달러를 쓴다. 이런 착각 속에서는 보다 넓은 차원의 임무에 신경 쓰지 않고 각자 원하는 좁은 목표만을 생각한다.

나는 노년에 관한 대안적인 견해를 제의했다. 이런 견해는 갈수록 많은 사람들 사이에서 증명되고 있다. 나이가 들면 우리는 세월이 흐르면서 지속적으로 비축되는 정신적인 능력인 지혜를 얻는다.

한편 나이가 들면서 향상되는 회복탄력성은 역경을 헤쳐 나가고, 자신의 가치를 우리 스스로와 다른 사람들에게 증명하며, 삶에서의 진정한 목적을 발견할 수 있게 한다. 우리는 지나온 세월에서 최선의 것을 골라서 새롭게 바꾸거나 일부분은 내려놓고, 우리 자신을 재발명함으로써 나이에 따른 변화에 대응할 수 있다. 이런 변화를 이끄는 건 우리의 창조적인 정신인데, 이 창조적인 정신은 나이가 들수록 발전하고 강화된다.

나는 노년을 바라보는 이런 대체적인 견해가 참되며, 머리말에서 언급했던 로버트 알킹의 나이 듦의 정의처럼 과학적으로도 타당하다고 본다.

> 나이 듦은 누적되고, 점증적이고, 본질적이고, 유해하며, 시간의 흐름에 좌우되는 일련의 기능적·구조적 변화로, 생식 능력이 완성되는 시기에 나타나기 시작해서 죽음에 이르러서야 끝이 난다.

> 그러나 우리가 지금껏 배운 것을 토대로 나이 듦의 정의를 위와 동등하지만 약간은 다른 방식으로 재구성할 수 있다.

> 나이 듦은 일련의 누적되고, 점증적이고, 본질적이고, 긍정적인 일련의 심리적 변화로 경험에 좌우되며, 일반적으로 중년기에 나타나기 시작해서 최종적으로는 행복의 증진으로 끝을 맺는다.

> 나이 듦은 우리가 삶에서 성취하는 가장 의미 깊은 일 중 하나이다.

나이 듦은 세대와 세대를 연결하고, 문화와 역사가 흘러갈 수 있게 한다. 또 우리는 나이가 들면서 각자가 만들어온 노년의 문화의 놀라운 힘을 완전히 수용할 수 있게 된다. 또 우리가 생태계의 핵심 종자와 같아서 그 존재만으로도 건강, 안정, 성장을 도모한다는 사실을 이해하게 된다.

그런 견지에서 나이 든 사람들이 가족, 지역사회, 넓은 사회에서 핵심적인 역할을 한다는 것을 이해한다면, 나이 든 사람들에 대한 공경하는 마음을 다시 품을 수 있다. 궁극적으로 이 메시지는 우리보다 먼저 살았던, 사랑받고, 영향력 있고, 지식과 이해가 깊었던 사람들의 삶에서 가르침을 얻고 영감을 받아서, 나이 듦을 자신만의 고유한 방식으로 만들거나 다시 만들어가야 한다는 행동적 요청이다. 그러니 나이가 들면서 그동안 이룬 성과의 날짜와 세부 내용을 모두 셈해보자. 자신감 있게 지혜의 왕관을 쓰고, 이런 성과를 자신을 아끼는 주위 사람들에게 알리는 것을 절대 부끄러워하지 말라. '어떻게 보이는가'가 아니라 '어떻게 발전하는가'로 스스로를 평가하라.

지금의 자신을 규정하는 과거의 가치와 미덕을 잘 간직하되, 때로는 손에 쥔 것을 내려놓고 두려움 없이 새로운 빛 안으로 걸어 들어가야 한다. 나이, 질병, 장애로 너무 약해져서 그렇게 할 수 없는 사람들이 있다면 방관하지 말고 그들을 부축하여 함께 빛을 발할 수 있도록 도와야 한다.

우리가 진정으로 나이에 맞게 행동할 때, 노년의 힘이 발현되기 시작하며 새로운 삶, 사랑, 오래도록 보존되는 유산을 만들 수 있다. 그렇게 되면 진정으로 우리가 갈망하는 가치 있고 존중받는 사람이 될 것이다. 그것이 나이 듦의 끝이자, 지혜·목적·창조력이 살아 숨 쉬는 나이 듦의 시작이다.

감사의 말

진료를 보고 연구실에 꽂힌 많은 책을 읽고, 나이 듦에 관해 계속해서 연구해오는 동안 나는 수백 가지 훌륭한 명언과 경구를 접했다. 그중에서도 내 믿음의 본질에 가까웠기에 가장 가슴 깊이 와 닿았던 말이 있다. 바로 성경 시편 92편 14절의 대목이다.

'그는 늙어도 여전히 결실하며, 진액이 풍족하고 빛이 청청하니'

2500여 년 전에 이 글을 썼던 다윗의 통찰력과 긍정적인 자세는 이토록 긴 세월이 지난 지금까지 내게 놀라움을 전한다. 당시에는 노년을 맞이하는 경우가 분명히 드물었으며, 그런 게 있었더라도 평탄하지 못했을 시대에 쓴 글이기 때문이다. 질병, 부상, 상실이 임박했을 때 어떤 일을 겪게 될지 폄하하기보다는 나이가 들면서 무엇을 할 수 있는지에 알려 사람들을 감화시키려고 했던 고대의 이 현명하고 너그러운 영혼에게 감사의 말을 전한다.

내가 이 책을 쓰는 데 많은 영감을 주고 도움을 주었던, 마찬가지로 현명하고 너그러운 많은 사람들에게 감사드린다. 우선 내 가족, 아내 로빈과 세 아들 제이콥, 맥스, 샘에게 고맙다는 말을 전한다. 가족들은 사랑과 지원을 아끼지 않았으며, 내게 끊임없는 관심을 쏟아주어서 내가 책을 쓰는 일에서 가끔씩 벗어나서 삶의 더 중요한 일로 시선을 돌릴 수 있도록 해주었다.

그리고 나이 듦의 최고의 롤모델이 되어주신 내 부모님 론 & 벨 아그로닌과 장인 장모님 프레드 & 말린 르프먼이 계셔서 깊이 감사하는 마음이다. 그 누구보다도 그들은 나이 듦이 어떻게 힘이 되는지를 직접 내게 보여주신 분들이다. 연세가 지긋해지셔도 여전히 왕성한 취미활동, 인간관계, 다양한 관심사로 가득한 부모님의 삶은 나와 이 책의 많은 내용에 큰 감화와 영감을 주었다. 장인 장모님도 마찬가지로 연령점을 다룬 장에서 개인적인 이야기를 책에서 다룰 수 있도록 허락해주셨다.

이 글을 쓰면서 내가 1999년부터 일해온 비영리 장기요양 보호기관인 MJH Miami Jewish Health의 동료들에게서 직접적으로 많은 것을 배웠으며 도움을 받았다. 특히 기억력 연구센터에서 함께 일하는 뛰어난 팀원들에게 감사의 인사를 전하고 싶다. 나는 마이애미 중심부에 있는 아름다운 건강센터 건물과 정원에서 지역사회의 노인들에게 최고의 서비스를 제공하기 위해 헌신하는 수많은 사람들과 함께 일하는 행운을 누리고 있다. 우리는 환자들과의 공감대 형성을 기본으로 한 돌봄 프로그램을 토대로, 알츠하이머병과 여러 유형의 치매 환자들을 위한 미국 최초의 마을을 만들기 위해 열심히 노력하고 있다.

내 인터뷰 요청에 응해주고, 실명으로나 익명으로 각자의 이야기를 공유해준 많은 친구, 동료, 환자, 의료진에게도 감사드린다. 그분들의 이름을 일부나마 언급하자면 다음과 같다.

타냐 루어만 박사, 솔로몬 시프 랍비, 토마스 웬스키 대주교, 나셉 칸 이맘, 루이스 리치몬드, 존 프레스턴, 레슬리 겔러, 딜립 제스트 박사, 크리스토퍼 헤르초크 박사, 폴 버헤건 박사, 빅토리아 해프너, 루스 아자리아, 행크 아자리아, 세라 라프러티, 엘크 호논 골드버그 박사, 아이린 와이스버그 지스블랫, 마가리타 카노, 로젤린 에버북, 줄리 뉴마, 뮤리엘 실버맨, 엘린 오크런트, 캐롤 리프 박사, 보디 로카스, 세라 차야 박사, 리즈 러먼, 캐티 헤셀, 퍼트리샤 재거먼 박사, 주디 러스킨, 셜리 팔콘, 켄 존스, 데이비드 레딕, 피터 매너스, 시델 헤릭, 알프레드 헤릭, 짐 뱅크스, 노마 콕스, 마거릿 콕스, 엘리지베스 오콘, 안드레아 셔먼, 리사 월포드, 빌 처카스키, 루디 처카스키, 그리고 마지막으로 앨런 처카스키 박사이다. 그리고 이 책을 홍보하는 데 중요한 역할을 했던 마틴 오가와와 앤드루 헬렌버그에게도 감사의 인사를 전한다.

이 책은 진 코헨 박사에게 영감을 받고 그의 반려자 웬디 밀러에게서 많은 도움을 받아서 쓰게 되었다. 소중한 멘토이자, 친구이자, 동료였던 개브 말레타에 대한 추억도 이 책을 쓰는 데 큰 도움이 됐다. 또 이 책을 쓰는 데 다방면으로 큰 도움을 주었던 제인 그로스, 찰리 웰스, 제이 허쉬, 데메트리아 갤레고스, 크리스티나 루로사, 다이앤 애커먼에게도 감사한다.

그리고 가장 충실한 지원자였던 이 세 명이 없었다면 이 책이 나오지 못했을 것이다. 바로 에이전트 라페 새거린, 편집자 존 래지위츠, 홍보 담당자 리사 워런이다. 이들은 노인정신의학과 의사이자 노화에 관한 작가로서 내가 품은 열정과 사명을 이해해주었다. 이 세 명의 전문가들과 두 번째 책을 만드는 과정은 첫 번째 책을 만들 때만큼 만족스런 경험이었으며, 이들의 인도의 손길이 없었다면 이 두 권의 책이 나오지 못했을 것이다. 또한 내 책을 검토하고, 편집하고, 디자인하고, 홍보해준 다카포 출판, 페르세우스 출판그룹, 아쉐트 출판그룹의 모든 팀원에게 나의 고마운 마음을 전하고 싶다.

. . . .

내 친할아버지인 사이먼 체라스키 박사는 죽음을 몇 달 앞두고, 암 치료를 받는 동안 말동무가 되어주어 고맙다며 한사코 내게 선물을 사주겠다고 고집했다. 내가 어렸을 땐 할아버지에게서 진료를 받았는데, 이제는 경력 많은 노령의 의사가 막 수련 과정을 마친 신참 의사에게서 조언을 받는 상황이 되었으니 불편하기도 했을 것이다. 하지만 이는 필연적인 변화의 결과였다.

나는 할아버지와의 관계를 상징할 만한 물건이 무엇이 있을까 생각해보았다. 그러다 고민 끝에. 평범한 의사 진료가방보다 두 배 정도 큰 예스러운 디자인의 아름다운 가죽 가방을 골랐다. 회의 때나 진료를 볼 때 그 가방을 항상 가지고 다니면 할아버지를 늘 떠올릴 수 있을 것이라고 기대했기 때문이다. 그런데 실은 나를 포함한 대부분의 의사들이 이제는 더 이상 진료가방을 가지고 다니지 않기 때문에, 선물로 받은 그 가방은 지금 우리 집 내 책상 밑에 쓸쓸히 놓여 있다. 그 가방에는 오래된 학술지 논문, 제약회사에서 만든 책자, 빈 약통, 반사작용 검사용 낡은 고무망치, 그리고 가방 윗면과 손잡이 틈으로 두텁게 쌓인 먼지만 남았다.

그 가방은 그 자체로 중요하고 아름답지만, 내 할아버지는 아니다. 가방은 내가 할아버지와 직접 만나서 시간을 보내는 순간처럼 내 일에 직접적으로 영감을 불어넣지는 못한다. 내가 할아버지에게 배웠던, 환자를 주시하며 면밀히 살피는 방법, 뒤로 물러나 앉아서 신뢰감을 주는 손동작을 취하는 방법처럼 도움을 주는 것도 아니다. 그 가방에서 내가 나이 든 할아버지에게서 느끼던 존경이나 경외감 같은 것을 느낄 수는 없다.

나는 할아버지에게 받은 물건(가방, 할아버지가 쓰던 의학 서적, 낡은 청진기, 그리고 그의 책상에 있는 모든 것) 때문에 지금의 내가 된 것이 아니라, 할아버지와 시간을 보내는 동안 할아버지가 세월이 흐르며 얻은 지식, 지혜, 성품을 흡수할 수 있었기 때문에 지금의 내가 될 수 있었다. 나는 그가 남긴 중요한 유산의 일부이며, 내가 의사가 되어 해온 모든 좋은 일도 마찬가지로 그의 유산이다.

또한 나는 지난 시절에 함께했던 나이 든 분들을 동경하지만, 지금 내 곁에는 그에 못지않게 위안과 감화를 주는 어른이 두 분 계시다. 바로 내 할아버지와 생김새가 꼭 닮은 그의 남동생들, 즉 나의 작은할아버지인 '빌'과 '루디'이다.

빌은 93세인데, 과거에 공무원으로 일했고 제2차 세계대전에 참전했으며 청동성장(공중전 이외의 용감한 행위를 한 군인에게 수여하는 훈장—옮긴이)을 받았다. 그는 지금도 골프를 즐기고, 이메일을 즐겨 사용하며, 집안을 대표하는 가장이다.

루디는 89세이며, 그린 베이 남부 최고의 크림 도너츠를 만드는 빵집을 운영하다가 퇴직했다. 지금도 스키를 즐기고, 형제들과 마찬가지로 이메일을 즐겨 쓰며, 집안의 가장 큰 어른으로서 역할을 하고 있다. 나는 이 두 분이 이 책을 쓰는 데 주신 많은 조언과 가르침에 깊이 감사한다.

두 작은할아버지는 우리 집안의 모두를 위해서 나이 듦의 미래의 본보기를 보인 진정한 롤모델이다. 이들은 지혜롭고, 회복력이 강하며, 창조적이다. 또 각자 평생의 가치에 뿌리를 두고 있지만 상황에 맞게 조절하고 변하는 것을 두려워하지 않는다. 우리 가족들은 우리 집안에 이 두 어른이 계신 것을 큰 복으로 여기고 있다. 그리고 우리 모두 나이가 들면 두 어르신처럼 지혜로우며, 사교성 있고, 유머감각 있는 사람이 되기를 마음 깊이 바라고 있다.

미주

지은이의 말: 노년을 어떻게 바라볼 것인가

1 Hilary Spurling, *The Unknown Matisse: A Life of Henri Matisse: The Early Years*, 1869–1908 (New York: Alfred A. Knopf, 1998), 29.

들어가는 말: 늙음이 문제라면 나이 듦은 해결책이다

2 수퍼센티네리언(supercentenarian)은 110세 이상까지 사는 사람을 뜻하는 신조어다.

3 센티네리언(centenarian)에 관해 연구한 내용 중에 가장 뛰어난 것으로 토머스 펄스의 연구를 꼽을 수 있다. 그의 초기의 연구 내용들은 다음 책에 자세히 정리되어 있다. Thomas T. Perls and Margery Hutter Silver, *Living to 100: Lessons in Living to Your Maximum Potential at Any Age* (New York: Basic Books, 1999). 연구 내용을 요약한, 최근의 글로는 다음 문헌을 참조. P. Sebastiani and T. T. Perls, "The Genetics of Extreme Longevity: Lessons from the New England Centenarian Study," *Frontiers in Genetics* 3 (2012): 277. 한편, 장수마을에 해당하는 '블루존(Blue Zone)'의 개념은 다음 문헌에 자세히 나와 있다. Dan Buettner, *The Blue Zones: 9 Lessons for Living Longer* (from the people who've lived the longest), 2nd ed. (Washington, DC: National Geographic, 2008/2012).

4 Marc E. Agronin, *How We Age: A Doctor's Journey into the Heart of Growing Old* (Cambridge, MA: Da Capo Press, 2011).

5 Susan Jacoby, *Never Say Die: The Myth and Marketing of the New Old Age* (New York: Pantheon Books, 2011)

6 Ezekiel Emanuel, "Why I Hope to Die at 75," *Atlantic*, October 2014, accessible at https://www.theatlantic.com/magazine/archive/2014/10/why-i-hope-to-die-at-75/379329/.

7 Kent Russell, "We Are Entering the Age of Alzheimer's," *New Republic*, September 2, 2014, accessible at https://newrepublic.com/article/119265/alzheimers-disease-statistics-show-illness-will-define-our-times.

8 Marcus Tillius Cicero, "On Old Age," in *The Basic Works of Cicero*, ed. M. Hadas (New York: Random House, 1951 [44 BC]), 125–58. 키케로의 에세이 전문은 인터넷 검색으로 비교적 쉽게 찾을 수 있다.

9 영국의 이집트 학자 배티스컴 조지 건이 프타호테프의 글을 번역한 다음 문헌에서 인용했다. Battiscombe G. Gunn, *The Instruction of Ptah-Hotep and the Instruction of Ke'Gemni: The Oldest Books in the World* (London: John Murray, 1906). 이 책의 전문은 '구텐베르크 전자책

프로젝트' 2009년 11월 20일에 등재되어 있어서 구텐베르크 프로젝트 인터넷 사이트에서 찾아 읽을 수 있다. https://archive.org/stream/theinstructionof30508gut/pg30508.txt.

10 Aubrey de Grey, with Michael Rae, *Ending Aging: The Rejuvenation Breakthroughs That Could Reverse Human Aging in Our Lifetime* (New York: St. Martin's Griffin, 2007); Ray Kurzweil and Terry Grossman, *Fantastic Voyage* (New York: Plume, 2005).

11 로버트 알킹(Robert Arking)이 규정한 나이 듦의 정의는 다음 문헌에서 찾아볼 수 있다. *The Biology of Aging: Observations and Principles*, 3rd ed. (New York: Oxford University Press, 2006), 11.

제1부 왜 나이가 들까?

12 "Sailing to Byzantium, by W. B. Yeats, in *The Tower* (New York: Scribner, 2004[facsimile edition])에서 발췌한 것이다. 이 시가 처음 발표된 것은 1928년이며, 다음 인터넷 사이트에서 찾을 수 있다. https://www.poetryfoundation.org/poems-and-poets/poems/detail/43291.

13 Matis Weinberg, *Frame Works: Bereishit/Genesis* (Boston: Foundation for Jewish Publications, 1999), 112-113. 저자의 허가를 받아서 사용했다.

1장 나이 듦에 관한 심판

14 배티스컴 조지 건이 번역한 다음 문헌에서 인용했다. Battiscombe G. Gunn, *The Instruction of Ptah-Hotep and the Instruction of Ke'Gemni: The Oldest Books in the World* (London: John Murray, 1906). 이 책의 전문은 구텐베르크 프로젝트 인터넷 사이트에서 찾아 읽을 수 있다. https://archive.org/stream/theinstructionof30508gut/pg30508.txt.

15 Aubrey de Grey, with Michael Rae, *Ending Aging: The Rejuvenation Breakthroughs That Could Reverse Human Aging in Our Lifetime* (New York: St. Martin's Griffin, 2007), 10.

16 라이프니츠는 신이 만든 세상에 어째서 악이 존재하는지에 관한 자신의 생각을 담아 1709년에 '신정론(Theodicy)'이란 글을 썼다. 그 자세한 내용은 다음 웹 사이트를 참조. *Stanford Encyclopedia of Philosophy* at https://plato.stanford.edu/entries/leibniz-evil/.

17 이 이론을 잘 설명한 글은 다음 웹 사이트를 참조. http://www.senescence.info/evolution_of_aging.html.

18 조지 베일런트는 이 개념을 다음 두 권의 책에서 다루었다. *Aging Well* (Boston: Little,Brown, 2002), *Triumphs of Experience: The Men of the Harvard Grant Study* (Cambridge, MA: Belknap Press, 2012).

19 인류학자 크리슨 헉스가 처음 제시한 이 가설을 다룬 과학 논문은 상당히 많다. 좋은 논문을 두 가지 소개하면 다음과 같다. K. Hawkes, J. F. O'Connell, and N. G. Blurton Jones, "Hadza Women's Time Allocation, Offspring Provisioning, and the Evolution of Long Postmenopausal Life Spans," *Current Anthropology* 38, no. 4 (1997): 551-557. 이 책의 내용은 다음 웹 사이트에서

찾을 수 있다. https://collections.lib.utah.edu/details?id=702745; K. Hawkes, J. F. O'Connell, N. G. Blurton Jones, H. Alvarez, and E. L. Charnov, "Grandmothering, Menopause, and the Evolution of Human Life Histories," *Proceedings of the National Academy of Sciences of the United States of America* 95 (1998): 1336–339, 이 책은 다음 웹 사이트에서 찾아볼 수 있다. http://content.csbs.utah.edu/~hawkes/Hawkes_al98gramsHumanLifeHistory%20 PNAS.pdf. 또 제임스 G. 헌든의 논문도 읽어보기 바란다. "The Grandmother Effect: Implications for Studies on Aging and Cognition" *Gerontology* 56, no. 1 (January 2010): 73–79, accessible at https://www.ncbi.nlm.nih.gov/pmc/articles/PMC2874731/.

20 Solomon Schiff, *Under the Yarmulke: Tales of Faith, Fun, and Football* (Miami: Chai Books, 2011).

21 From Louis Ginzberg, *Legends of the Bible* (New York: Simon & Schuster, 1956), 139.

22 『선조들의 어록(*Pirke Avot*)』은 탈무드의 경구 모음집이다. 시프 랍비는 제1장에 있는 다음 구절 (1:6)을 언급했다. "여호수아 벤 페라크야는 스승을 찾고, 친구를 구하고, 모든 사람을 호의적으로 평가하라고 말했다."

23 Abraham Skorka, Marcelo Figueroa, and Jorge Mario Bergoglio [Pope Francis], *The Bible: Living Dialogue—eligious Faith in Modern Times* (Philadelphia: American Bible Society, 2015), 139.

24 이 부분은 성경의 열왕기상 12장 8절을 참조한 것이다.

25 Lewis Richmond, *Aging as a Spiritual Practice: A Contemplative Guide to Growing Older and Wiser* (New York: Gotham Books, 2012).

26 노인을 차별하는 일반적인 믿음과는 다르게 나이 듦의 긍정적인 측면을 이야기하는 데 앞장서는 대표적인 인물들 중에는 연령 비평가이자 이론가인 마거릿 모간로스 굴렛(Margaret Morganroth Gullette)이 있으며, 특히 책 『나이에 관해서(*Agewise*): 미국의 새로운 노인 차별에 맞서기』 (Chicago: University of Chicago Press, 2011)에 잘 설명되어 있다.

27 B. R. Levy, M. Slade, S. Kunkel, and S. Kasl, "Longevity Increased by Positive Self-perceptions of Aging," *Journal of Personality and Social Psychology* 83 (2002): 261–70.

28 Ellen J. Langer, *Counterclockwise: Mindful Health and the Power of Possibility* (New York: Ballantine Books, 2009).

29 이 연구에서는 18세에서 40세 사이 남녀를 30년 이상 추적했다. 더 자세한 정보는 다음 웹 사이트를 참조. http://www.blsa.nih.gov.

30 Levy et al., "Longevity."

31 이 문서의 전문은 다음 웹 사이트를 참조. http://www.midus.wisc.edu.

32 Laura L. Carstensen, *A Long Bright Future: An Action Plan for a Lifetime of Happiness, Health, and Financial Security* (New York: Broadway Books, 2009).

33 Erik H. Erikson, *Childhood and Society* (New York: W. W. Norton, 1950).

34 Erik H. Erikson and Joan M. Erikson, *The Life Cycle Completed* (New York: W. W. Norton, 1997), 107.

35 Marcus Tillius Cicero, "On Old Age," in *The Basic Works of Cicero*, ed. M. Hadas (New York: Random House, 1951 [44 BC]), 125–58.

36 서두의 이야기는 CNS News 9, no. 10 (October 2007): 24–25에 출간했던 '선사인'이라는 제목의 내 글을 기초로 하고, 그 일부 구절을 빌려와서 작성한 것이다.

37 D. V. Jeste, L. L. Symonds, M. J. Harris et al., "Non-dementia Nonpraecox Dementia Praecox? Late-Onset Schizophrenia," *American Journal of Geriatric Psychiatry* 5 (1997): 302–17.

38 D. V. Jeste and I. V. Vahia, "Comparison of the Conceptualization of Wisdom in Ancient Indian Literature with Modern Views: Focus on the Bhagavad Gita," *Psychiatry* 71, no. 3 (2008): 197–09.

39 노년의 인지적 변화를 설명한 문헌 중에 눈여겨볼만한 몇 가지를 추천하면 다음과 같다. B. W. Palmer and S. E. Dawes, "Cognitive Aging," *Successful Cognitive and Emotional Aging*, ed. C. A. Depp and D. V. Jeste (Washington, DC: American Psychiatric Publishing, 2010), 37–4; P. Verhaeghen and C. Hertzog, *The Oxford Handbook of Emotion, Social Cognition, and Problem Solving in Adulthood* (New York: Oxford University Press, 2014); and T. A. Salthouse, *Major Issues in Cognitive Aging* (New York: Oxford University Press, 2010).

40 C. Jennifer, J. C. Weeks, and L. Hasher, "The Disruptive—nd Beneficial—ffects of Distraction on Older Adults' Cognitive Performance," *Frontiers in Psychology* 5 (2014): 133.

41 폴 발테스가 제안한 지혜의 모델 관련한 유용한 정보를 제공하는 웹 사이트는 다음과 같다. http://www.berlinwisdommodel.weebly.com.

42 이 인용문은 그리스 철학자 엠페도클레스(기원전 490~430년)의 시적인 작품 〈정화〉 중 현재까지 전해 내려오는 부분 중에서 발췌한 것이다.

43 brain reserve: A. M. Brickman, K. L. Siedlecki, and Y. Stern, "Cognitive and Brain Reserve," in *Successful Cognitive and Emotional Aging*, ed. C. A. Depp and D. V. Jeste (Washington, DC: American Psychiatric Publishing, 2010), 157–72.

44 scaffolding theory of aging and cognition: D. C. Park and P. Reuter-Lorenz, "The Adaptive Brain: Aging and Neurocognitive Scaffolding," *Annual Review of Psychology* 60, no. 1 (2009): 173–196.

45 CRUNCH: J. O. Goh and D. C. Park, "Neuroplasticity and Cognitive Aging: The Scaffolding Theory of Aging and Cognition," *Restorative Neurology and Neuroscience* 27 (2009): 391–03. Also see D. C. Park and P. Reuter-Lorenz, "Human Neuroscience and the Aging Mind: A New Look at Old Problems," *Journals of Gerontology, Series B, Psychological Sciences and Social Sciences* 65B, no. 4(July 2010): 405–15.

46 R. T. Krampe and K. A. Ericsson, "Maintaining Excellence: Deliberate Practice and Elite Performance in Young and Older Pianists," *Journal of Experimental Psychology General*

125, no. 4 (December 1996): 331-59.

47 F. W. Sun, M. R. Stepanovic, J. Andreano, L. F. Barrett, A. Touroutoglou, and B. C. Dickerson, "Youthful Brains in Older Adults: Preserved Neuroanatomy in the Default Mode and Salience Networks Contribute to Youthful Memory in Superaging," *Journal of Neuroscience* 36, no. 37 (September 14, 2016): 9659-668.

48 Elkhonon Goldberg, *The Wisdom Paradox* (New York: Gotham Books, 2006).

49 성인의 인지 능력 발달을 가장 강력하게 주장하는 학자들 중에 기셀라 라보비 비에프(Gisela LaBouvie-Vief)가 있다. 그녀가 1982년에 쓴 '생애 전체적인 관점에서 본 성장과 노화'라는 제목의 다음 논문을 읽어보면 좋다. "Growth and Aging in Life-span Perspective," *Human Development* 25, 65-8. 그녀는 탈형식적 사고 혹은 변증법적 사고라고 불리는 사상을 기본으로 한다. 이런 개념을 상세히 다룬 책은 다음과 같다. R. A. Nemiroff and C. A. Colarusso, eds., *New Dimensions in Adult Development* (New York: Basco Books, 1990). 한편 로버트 스턴버그(Robert Sternberg)는 지혜가 다양한 관심, 환경, 잠재적인 결과 사이에 균형을 잡아 결정을 내리는 필연적인 과정에 관여한다고 믿기 때문에, 그가 제시한 지혜의 균형 이론에서는 인지 능력에서의 이런 변화를 예견한다.

50 노년의 뇌의 이런 변화를 설명한 훌륭한 자료로 다음 책을 참조. Louis Cozolino, *The Healthy Aging Brain: Sustaining Attachment, Attaining Wisdom* (New York: W. W. Norton, 2008).

51 Irene Weisberg Zisblatt and Gail Ann Webb, *The Fifth Diamond* (Ithaca, NY: Ithaca Press, 2008).

52 '후견인'에 관한 설명은 다음 문헌에 가장 잘 정리되어 있다. George E. Vaillant, *Triumphs of Experience: The Men of the Harvard Grant Study* (Cambridge, MA: Belknap Press,2012), 155.

53 관련 내용을 가장 훌륭하게 정리한 문헌은 다음 두 편의 논문이다. J. N. Beadle, A. H. Sheehan, B. Dahlben, and A. H. Gutchess, "Aging, Empathy, and Prosociality," *Journals of Gerontology, Series B: Psychological Sciences and Social Sciences* 70, no. 2 (2015): 213-222. Y. C. Chen, C. C. Chen, J. Decety, and Y. Cheng, "Aging Is Associated with Changes in the Neural Circuits Underlying Empathy," *Neurobiology of Aging*, 35, no. 4 (2014): 827-836.

54 마가리타의 그림 〈자유(¡Libertad!)〉는 다음 웹사이트에서 감상할 수 있다. http://www.floridadreaming.net/margarita-cano/. 한편 그녀의 말(첫 번째 인용문)은 다음의 링크를 참조. http://calendar.mdc.edu/EventList.aspx?view=EventDetails&eventidn=14189&information_id=56739&type=&syndicate=syndicate. 또 예술가로서의 심정을 진술한 두 번째 인용문은 다음 웹 사이트에서 찾을 수 있다. http://www.crematafineart.com/artists/Cano/bio.html.

55 코헨의 저서 두 권을 참조하라. *The Creative Age: Awakening Human Potential in the Second Half of Life* (New York: HarperCollins, 2000). *The Mature Mind: The Positive Power of the Aging Brain* (New York: Basic Books, 2005).

56 코헨은 『성숙한 마음(*The Mature Mind*)』에서 발달 지능을 '개인이 고유의 신경학적, 감정적, 지적, 심리적 능력을 드러내는 정도'라고 정의한다.

57 See A. Maercker and S. Forstmeier, "Healthy Brain Ageing: The New Concept of Motivational Reserve," *Psychiatrist* 35 (2011): 175-77.

58 '고급 스타일 프로젝트'에서 사진이 찍힌 여성들은 다음 웹 사이트에서 확인 가능하다. http://www. advanced.style.

59 힐고스나 다큐멘터리 관련 정보는 다음 웹 사이트를 참조. http://www. irememberbetterwhenipaint.com.

60 Dan Blazer and Keith Meador, "The Role of Spirituality in Healthy Aging," in *Successful Cognitive and Emotional Aging*, ed. C. A. Depp and D. V. Jeste (Washington, DC: American Psychiatric Publishing, 2010), 73-6.

61 자세한 내용은 다음 책을 참조. Lars Tornstam, *Gerotranscendence: A Developmental Theory of Positive Aging* (New York: Springer Publishing, 2005).

제2부 왜 생존해야 할까?

62 이 인용문은 로버트 버틀러(Robert Butler)의 퓰리처상 수상작인 다음 책에서 발췌했다. *Why Survive?: Being Old in America* (New York: Harper & Row, 1975).

3장 연령점: 삶을 뒤흔드는 위기 또는 기회의 시기를 맞아

63 노화의 탈참여 현상은 일레인 커밍(Elaine Cumming)과 윌리엄 얼 헨리(William Earl Henry)가 1961년 책에서 처음 제시한 현상으로, 나이가 들면 사회적 관계에서 탈참여하는 과정이 자연스럽게 일어난다고 진술했다. Elaine Cumming and William Earl Henry in their 1961 book *Growing Old* (New York: Basic Books). 이들은 이런 변화가 나이가 들면서 기술과 역할에 손실이 생김에 따라 기존의 사회적 연계가 약화되는 것과 관련이 있다고 보았다. 그러나 이런 주장에 반대하는 학설도 두 가지가 있다. 우선 '활동 이론(activity theory)'은 사회 활동이나 상호관계에 참여함으로써 나이 듦을 각자 최적화할 수 있다고 주장한다. 자세한 내용은 다음 논문을 참조. R. J. Havighurst, "Successful Ageing" *Gerontologist* 1(1961):8-13. 두 번째로 '연속성 이론(continuity theory)'은 사람들이 나이가 들면서 예전에 하던 취미 활동이나 인간관계를 유지하는 경향이 있다고 설명한다. 마찬가지로 자세한 내용은 다음 논문을 참조. R. C. Atchley, "A Continuity Theory of Normal Aging," *Gerontologist* 29, no. 2(1989):183-190.

64 Marie de Hennezel's *The Art of Growing Old: Aging with Grace* (New York: Viking, 2012), 152-153에서 발췌.

4장 회복탄력성을 가지고, 목적의식을 갖는다는 것

65 노년에 심각한 스트레스에 처했을 때의 두뇌와 신체의 반응에 관한 논의를 다룬 좋은 글이 있으니, 다음 책을 참조하라. Ruth O'Hara and colleagues' "Stress, Resilience, and the Aging Brain," in *Successful Cognitive and Emotional Aging*, ed. C. A. Depp and D. V. Jeste (Washington,

DC: American Psychiatric Publishing, 2010), 173–196.

66 Ellis Anderson, *Under Surge Under Siege: The Odyssey of Bay St. Louis and Katrina* (Jackson: University Press of Mississippi, 2010).

67 회복탄력성에 관한 내용을 훌륭하게 정리한 문헌으로 다음 책을 추천한다. Steven Southwick and Dennis Charney *Resilience: The Science of Mastering Life's Greatest Challenges* (Cambridge, UK: Cambridge University Press, 2012).

68 Ibid., 215–17.

69 Y. Barak, "Posttraumatic Stress Disorder in Late Life," in *Principles and Practice of Geriatric Psychiatry*, 2nd ed., ed. M. E. Agronin and G. J. Maletta (Philadelphia: Lippincott Williams & Wilkins, 2011), 515–522.

70 S. Hrostowski and T. Rehner, "Five Years Later: Resiliency Among Older Adult Survivors of Hurricane Katrina," *Journal of Gerontological Social Work* 55, no. 4 (2012): 337–51.

71 1장의 주석에서 언급했던 것과 마찬가지 내용이다. 자세한 내용은 다음 문헌을 참조. Margaret Morganroth Gullette, *Agewise: Fighting the New Ageism in America* (Chicago: University of Chicago Press, 2011).

72 Erik H. Erikson and Joan M. Erikson, *The Life Cycle Completed* (New York: W. W. Norton, 1997), 107. 이밖에 다음 책도 추천한다. Erik H. Erikson, Joan M. Erikson, and Helen Q. Kivnick, *Vital Involvement in Old Age* (New York: W. W. Norton, 1986).

73 George E. Vaillant, *Aging Well* (Boston: Little, Brown, 2002) and *Triumphs of Experience: The Men of the Harvard Grant Study* (Cambridge, MA: Belknap Press, 2012).

74 Howard Friedman and Leslie Martin, *The Longevity Project: Surprising Discoveries for Health and Long Life from the Landmark Eight-Decade Study* (New York: Plume, 2012).

75 캐롤 리프 박사는 지난 30년간 위스콘신대학교 매디슨 캠퍼스 심리학부 교수로 있었으며, 그 대학에서 노화연구소 소장을 겸임했다. 그 외에 국가 차원에서 실시한 건강과 행복에 관한 종단연구 프로그램인 MIDUS(Midlife in the United States)의 책임자로도 일했다. 행복 모델에 관한 연구 결과를 더 자세히 알아보고 싶다면, 다음에 추천하는 논문 세 편을 읽어보는 것을 권한다. C. D. Ryff, A. S. Heller, S. M. Schaefer, C. van Reekum, and R. J. Davidson, "Purposeful Engagement, Healthy Aging, and the Brain," in *Current Behavioral Neuroscience Reports*, published online October 22, 2016; C. D. Ryff and B. H. Singer, "Best News Yet on the Six-Factor Model of Well-being," *Social Science Research* 35 (2006): 1103–1119; and C. D. Ryff and B. H. Singer, "Know Thyself and Become What You Are: A Eudaimonic Approach to Psychological Well-being," *Journal of Happiness Studies* 9 (2008): 13–39.

76 앙리 마티스가 했던 이런 진술을 바꾸어 표현한 것이다. "내가 병을 앓은 뒤에 만든 작품들이 자유롭고, 해방된 내 진정한 자신이다… 내가 하고 싶은 말을 할 수 있는 단계에 이르기 위해 이 모든 시간이 필요했다." 이 인용문과 마티스가 나타낸 노년의 창조성에 관한 자세한 내용은 다음 인터넷 사이트에서 찾아볼 수 있다. http://www.henri-matisse.net/cut_outs.html, http://www.luxebeatmag.com/henri-matisse-cut-outs-tate-modern/.

77 이런 연구 중에 특히 주목할 만한 연구는 다음 문헌을 참조하라. A. A. Stone, J. E. Schwartz, J.

E. Broderick, and A. Deaton, "A Snapshot of the Age Distribution of Psychological Well-being in the United States," *Proceedings of the Academy of National Sciences* 107, no. 22 (2010): 9985-9990.

제3부 왜 성장해야 하는가?

78 Quote by Gene Cohen in *The Creative Age. Awakening Human Potential in the Second Half of Life* (New York: HarperCollins, 2000), 66.

5장 노년 갱년기의 시작과 끝

79 온라인 사전인 어번 딕셔너리에는 '젊음주의자(youthist)'라는 은어의 뜻으로 이런 설명이 등재되어 있다. '젊음·자신감·유머·정의감을 많이 가졌으며, 있는 그대로의 자기 자신과 하는 일, 자신의 방식을 즐기며, 사람들의 의견을 두려워하지 않는 사람으로, 카리스마 있고 쾌활하다.' (http://www.urbandictionary.com/define.php?term=Youthist). 이런 식의 정의는 젊음을 활력, 진정성, 행복과 상응하는 것으로 보고, 마치 노년에는 그런 요소들이 결여되어 있는 것처럼 치부한다. 이 용어와 관련한 내용은, 노화 방지 제품과 '나이를 초월한' 피부 전략을 홍보하는 웹 사이트인 http://www.youthist.com에도 자세히 나와 있다.

80 이와 관련한 내용은 다음 문헌을 참조. W. Y. Cheung, T. Wildschut, C. Sedikides, E. G. Hepper, J. Arndt, and A. J. Vingerhoets, "Back to the Future: Nostalgia Increases Optimism," *Personality and Social Psychology Bulletin* 39, no. 11 (2013):1484-1496; and W. A. van Tilburg, E. R. Igou, and C. Sedikides, "In Search of Meaningfulness: Nostalgia as an Antidote to Boredom," *Emotion* 13, no. 3:450-461. 그리고 스베트라나 보임의 저서 『향수의 미래(*The Future of Nostalgia*)』(New York: Basic Books, 2001)를 토대로 쓴 '향수와 그에 대한 불만'이라는 제목의 흥미로운 에세이는 다음 인터넷 사이트에서 찾아볼 수 있다. https://pdfs.semanticscholar.org/cfcb/eba8cb80315ffebfcf16fe4d17fa6f31286e.pdf.

81 이 인용문은 1941년에 처음으로 발표된 저명한 영국 작가 C. S. 루이스의 에세이 '영광의 무게(The Weight of Glory)'에서 따온 것으로, 다음 인터넷 사이트에서 찾아볼 수 있다. http://www.verber.com/mark/xian/weight-of-glory.pdf (page 3).

6장 재탄생, 재창조, 창조적인 나이 듦

82 C. S. Lewis essay "The Weight of Glory," first published in 1941, accessible at http://www.verber.com/mark/xian/weight-of-glory.pdf (page 6).

83 이 개념에 관한 자세한 사항은 D. W. 위니콧의 저서를 참조. D. W. Winnicott, *The Child, the Family, and the Outside World* (New York: Penguin, 1973).

84 이 개념은 많은 문헌에서 사용되어 왔지만, 여기서 내가 말하는 '성공적인 노화'는 존 로우와 로버트 칸이 제시한 정의를 의미한다. 자세한 내용은 다음 저서를 참조. John W. Rowe and Robert L.

Kahn, *Successful Aging: The MacArthur Foundation Study* (New York: Pantheon Books, 1998).

85 Robert D. Hill, *Positive Aging: A Guide for Mental Health Professionals and Consumers* (New York: W. W. Norton, 2005).

86 P. B. Baltes and M. M. Baltes, "Psychological Perspectives on Successful Aging: The Model of Selective Optimization with Compensation," in *Successful Aging: Perspectives from the Behavioral Sciences* (Cambridge, UK: Cambridge University Press, 1990), 1-4.

87 진 코헨의 연구는 그의 저서 두 권을 통해서 확인할 수 있다. *The Creative Age: Awakening Human Potential in the Second Half of Life* (New York: HarperCollins, 2000), *The Mature Mind:The Positive Power of the Aging Brain* (New York: Basic Books, 2005). 진 코헨의 생애를 훌륭하게 풀어낸 다음 논문을 참조하라. W. Andrew Achenbaum, "Gene D. Cohen, MD, PhD: Creative Gero-Psychiatrist and Visionary Public Intellectual," *Journal of Aging, Humanities, and the Arts* 4 (2010): 238-250.

88 Cohen, *The Creative Age*, 126.

89 Ibid., 17.

90 캐티 헤셀의 블로그에는 마티스의 종이로 오려 만든 작품이 2014년 파리 패션쇼에서 어떤 영향을 주었는지가 아주 훌륭하게 묘사되어 있다. 자세한 내용은 다음 인터넷 사이트를 참조. http://www.fashioneditoratlarge.com/tag/katy-hessel/.

91 앙리 마티스에 관한 내용 대부분은 다음의 책 세 권의 내용을 토대로 했다. Hilary Spurling, *The Unknown Matisse: A Life of Henri Matisse—he Early Years*, 1869-908 (New York: Alfred A. Knopf, 1998); *Matisse the Master: A Life of Henri Matisse, The Conquest of Color*, 1909-1954 (New York: Alfred A. Knopf, 2005); Olivier Berggruen and Max Hollein, eds., *Henri Matisse: Drawing with Scissors—asterpieces from the Late Years* (Munich: Prestel Berlag, 2006).

92 Spurling, *Matisse the Master*, 402.

93 Spurling, *The Unknown Matisse*, 46

94 Spurling, *Matisse the Master*, 415.

95 Spurling, *The Unknown Matisse*, 29.

96 This quote by Matisse can be found at http://www.henri-matisse.net/cut_outs.html.

97 Spurling, *The Unknown Matisse*, 29.

98 마사 그레이엄의 이 말은 낸 로버츤(Nan Robertson)의 다음 기사에서 발췌했다. "Martha Graham Dances with the Future," *New York Times*, October 2, 1988, 인터넷 사이트 http://www.nytimes.com/1988/10/02/arts/martha-graham-dances-with-the-future.html?pagewanted=all.

99 Ezekiel Emanuel, "Why I Hope to Die at 75," *Atlantic*, October 2014, accessible at https://www.theatlantic.com/magazine/archive/2014/10/why-i-hope-to-die-at-75/379329/.

100 이 무용 공연에 관한 애나 키셀코프의 비평은 다음 기사를 참조하라. "Eyes of the Goddess,' a Fragment Left by Graham," *New York Times*, October 10, 1991, 인터넷 사이트 http://

www.nytimes.com/1991/10/10/arts/review-dance-eyes-of-the-goddess-a-fragment-left-by-graham.html.

101 마사 그레이엄의 회복에 관한 내용은 그녀의 자서전 『고뇌의 기억(Blood Memory)』 (New York: Doubleday, 1991) 237페이지에 자세히 나와 있다.

102 Ibid., 276.

103 창조성에 관한 그녀의 견해는 다음 문헌을 참조. Liz Lerman, *Hiking the Horizontal: Field Notes from a Choreographer* (Middleton, CT: Wesleyan University Press, 2011).

104 인간의 잠재력 단계는 진 코헨의 다음 책에서 확인할 수 있다. *The Mature Mind: The Positive Power of the Aging Brain* (New York: Basic Books, 2005).

105 헨리 머리의 글은 다음 책에서 찾아볼 수 있다. *Endeavors in Psychology, Selections from the Personology of Henry A. Murray, ed.* Edwin S. Shneider (New York: Harper & Row, 1981). 포레스트 G. 로빈슨은 『전해진 사랑의 이야기: 헨리 머리의 생애(*Love's Story Told, A Life of Henry A. Murray*)』(Cambridge, MA: Harvard University Press, 1992)라는 헨리 머리의 전기를 남겼다. 내가 개인적으로 머리를 만났을 때의 회상은 내가 썼던 다음 논문에 언급되어 있다. "Personality Is as Personality Does," *American Journal of Geriatric Psychiatry* 15, no. 9 (2007): 729-733.

106 하버드대학 정신과 병동을 상징하는 문장이 담긴 메달의 디자인과 기원에 관한 내용은 다음 인터넷 사이트를 참조하라. http://web.utk.edu/~wmorgan/tat/medall.htm.

107 이 인용문은 헨리 머리의 논문에서 발췌했다. H. E. Murray, "What Should Psychologists Do About Psychoanalysis?" *Journal of Abnormal and Social Psychology* 35 (1940): 50-175 (인용문은 160-161페이지에 나온다).

108 Diane Ackerman, *One Hundred Names for Love: A Stroke, a Marriage, and the Language of Healing* (New York: W. W. Norton, 2011), 302.

4부 건강한 노년을 설계하는 실천 계획표

109 이 인용문은 다음 인터넷 사이트에서 찾아볼 수 있다. http://www.henri-matisse.net/cut_outs.html.

7장 나이 듦을 재규정하기

110 Margaret Morganroth Gullette, *Agewise: Fighting the New Ageism in America* (Chicago: University of Chicago Press, 2011).

111 Described in Margret Stuffmann, "Jazz: Rhythm and Meaning," in *Henri Matisse: Drawing with Scissors—asterpieces from the Late Years*, ed. Olivier Berggruen and Max Hollein (Munich: Prestel Berlag, 2006), 24.

112 Described in Gene Cohen's *The Mature Mind: The Positive Power of the Aging Brain*

(New York: Basic Books, 2005).

113 B. Myerhoff, "Experience at the Threshold: The Interplay of Aging and Ritual," in *Remembered Lives. The Work of Ritual, Storytelling, and Growing Older*, ed. Mark Kaminsky (Ann Arbor: University of Michigan Press, 1992). 바버라 메이어호프(Barbara Myerhoff)의 탁월한 저서 『넘버 아워 데이즈(*Number Our Days*)』(New York: Simon & Schuster, 1978)를 꼭 읽어보라고 권하고 싶다. 이 책과 같은 제목으로 다큐멘터리가 제작되어 아카데미상을 수상하기도 했다.

114 Andrea Sherman and Marsha Weiner, Transitional Keys. *A Guidebook: Rituals to Improve Quality of Life for Older Adults* (New York: Transitional Keys, 2004). 더 자세한 내용은 다음 사이트를 참조. http://www.TransitionalKeys.org

에필로그: 어떻게 보이는가가 아닌 어떻게 발전하는가에 집중해야 할 때

115 로이 월포드의 모험에 관한 자세한 내용은 그의 사망 기사가 실린 다음 웹 사이트를 참조. http://www.articles.latimes.com/2004/may/01/local/me-walford1/2. 이 일화와 관련한 보다 흥미롭고 자세한 내용은 다음 문헌을 참조. Russell T. Barnhart, *Beating the Wheel: The System That Has Won over Six Million Dollars* (New York: Lyle Stuart, 1992).

116 Roy Walford, *Maximum Life Span* (New York: Avon, 1984) and *The 120 Year Diet* (New York: Simon & Schuster, 1986).

지금부터 다르게
나이 들 수 있습니다
개정판

1판 1쇄 발행 | 2019년 1월 18일
2판 1쇄 발행 | 2023년 5월 17일

지은이 마크 아그로닌
옮긴이 신동숙
펴낸이 김기옥

경제경영팀장 모민원 기획 편집 변호이, 박지선
마케팅 박진모
경영지원 고광현, 임민진
제작 김형식

인쇄 · 제본 민언프린텍

펴낸곳 한스미디어(한즈미디어(주))
주소 04037 서울특별시 마포구 양화로 11길 13(서교동, 강원빌딩 5층)
전화 02-707-0337 | 팩스 02-707-0198 | 홈페이지 www.hansmedia.com
출판신고번호 제 313-2003-227호 | 신고일자 2003년 6월 25일

ISBN 979-11-6007-927-2 13510